Human Body Structure, Function and Diseases

公認心理師カリキュラム準拠

人体の構造と機能 及び疾病 第2版

武田克彦
岩田　淳 編
小林　靖

医歯薬出版株式会社

■編集

武田克彦　文京認知神経科学研究所

岩田　淳　東京都健康長寿医療センター脳神経内科

小林　靖　防衛医科大学校解剖学講座

■執筆（執筆順）

武田克彦　編集に同じ

小林　靖　編集に同じ

五石圭司　国立国際医療研究センター小児科

堀田晴美　東京都健康長寿医療センター研究所自律神経機能研究

渡辺信博　東京都健康長寿医療センター研究所自律神経機能研究

荒木　厚　東京都健康長寿医療センター糖尿病・代謝・内分泌内科

石木寛人　国立がん研究センター中央病院緩和医療科

柳井優子　国立がん研究センター中央病院精神腫瘍科

古賀道子　東京大学医科学研究所先端医療研究センター感染症分野

田中貴大　東京大学医科学研究所附属病院感染免疫内科

四柳　宏　東京大学医科学研究所先端医療研究センター感染症分野

山田　深　杏林大学医学部リハビリテーション医学教室

岩田　淳　編集に同じ

黒川勝己　川崎医科大学総合医療センター神経内科

篠田裕介　埼玉医科大学病院リハビリテーション科

中原康雄　帝京大学医学部附属病院リハビリテーション科

水本深喜　松蔭大学コミュニケーション文化学部／国立成育医療研究センターこころの診療部

立花良之　国立成育医療研究センターこころの診療部乳幼児メンタルヘルス診療科

松岡弘道　国立がん研究センター中央病院精神腫瘍科

清水　研　がん研有明病院腫瘍精神科

鈴木はる江　人間総合科学大学大学院人間総合科学研究科心身健康科学専攻

朴峠周子　筑波大学体育系

This book is originally published in Japanese
under the title of :

Kōninsinrishi Karikyuramu Junkyo
Jintai No Kouzou To Kinou Oyobi Sippei
(Based on the Curriculum for Licensed Psychologists :
Human Body Structure, Function and Diseases)

Editors :
TAKEDA, Katsuhiko et al
TAKEDA, Katsuhiko
　Director,
　Bunkyo Cognitive Neuroscience Laboratory

© 2019 1st ed., © 2024 2nd ed.

ISHIYAKU PUBLISHERS, INC.
　7-10, Honkomagome 1 chome, Bunkyo-ku,
　Tokyo 113-8612, Japan

第2版　序

　『人体の構造と機能及び疾病』の第1版は2019年に出版されたが，幸い，公認心理師を目指す多くの読者に好評であった．国試における問題などをふまえて，改訂を加えたのが本書である．この改訂においては，最初から本書の企画を担当していただいている医歯薬出版の編集担当者にたいへんお世話になった．ここに感謝申し上げる．

　今回の改訂の要点を記すと，初版では序章となっていた「人体の理解と医学知識」を1章とした．また脳血管疾患，機能性疾患の章を新たに設けて，それぞれに含まれる病気の病態，治療などについて解説した．感染症（免疫），緩和ケア・終末期のケアについてはそれぞれ内容を一新した．それ以外の章は初版を受け継いではいるが，この間の進歩やそれぞれの記載を改めた内容になっている．

　ここで，本書ではあまり語られていない医師という職業について述べてみる．医師については，新人の頃からまだ何の力もないのに先生と呼ばれる．数年もすると選ばれた人間であるかのようになり，プライドだけはある．こう思っている方も多いだろう．だが，医師はときに生死に直接関わるような判断を要請される．裁判官は法の定めに従って死刑を宣告する資格を与えられているが，医師もそのような役割をもつ．正確に診断し，適正な治療を行い得るよう精一杯の精進を続けなければいけない．ただ，医師は科学的・理性的でありさえすれば良いわけではない．心情的・人間的であることも強く求められている．

　このような立場に置かれた医師は，この荒波をとても単独で乗り切ることはできない．そこにチーム医療の大事さがある．心理職をはじめそれぞれの研鑽を積んだ医療の従事者がチームを作り，チーム全体が共通の理解のもとに協力し，その活動が病人に捧げられる体制が今は不可欠で，厚い体制に支援されてはじめて医療は遂行しうる．心理職の方が心理検査を行うと，医師の仕事の軽減にもなる．皆さんにかかる期待は大きいのである．

　さて，医学の未来というと，手術室ではコンピュータによって完全にコントロールされた最新の機械が置かれている．医師は画面に向かい，患者の体の内部や提示された数値を見ている．この際，必要な勉強は分子生物学，AI，英語と思っている方もおられるだろう．だが，そうではないと私は思う．個々の患者は，分子，細胞，遺伝，環境，社会などの無数の影響の産物であり，これらは健康や病気を決定づけるために複雑に相互作用している．医学は，多くの科学の交わるところであり，分析的思考や定量的評価，ヒトの生物学の複雑なシステムの分析のみでなく，文学，言語，ヒトや社会の科学などを含む自由なアートの教育が必要な分野である．患者（家族を含めて）との，また医師や看護師などの医療スタッフ同士の，コミュニケーションがますます大事となる．観察したことを明晰な文章で記載することは今後も求められる．あらゆることに興味をもつこと，このことが医療に携わる方すべてに大切である．

2023年7月20日

編者を代表して

武田克彦

第1版　序

　この本は，公認心理師を目指している方に向けて「人体の構造と機能及び疾病」について解説したテキストである．公認心理師とは，「保健医療，福祉，教育その他の分野において，心理学に関する専門的知識と技術をもって心理に関する様々な支援を行う者」とされている．疾病を有する患者の心理について相談を受けたり助言したりするのであるから，多岐にわたる疾病についてよく知っておく必要がある．

　本書では，生活習慣病をはじめとする内科疾患，骨折をはじめとする整形外科疾患，うつ病などの精神疾患，脳血管障害などの神経疾患，がん，感染症，さらに難病疾患についての解説がある．人の一生を縦断的にみて，周産期医療，小児の成長発達とそれに伴う疾患，加齢とそれに伴う疾患も述べられている．医学では，病気の原因を治療する方法が最も重視される．しかし，臓器に障害があっても能力低下の軽減を図り，生活機能を高め，社会的な役割を再獲得させるという試みもなされる．それがリハビリテーションである．また，本書では健康やICFの理解についてもふれられている．

　疾病を理解するにも，人体の構造や機能について理解することが必要である．この点でも本書には，様々な身体部位の構造と機能について詳しい説明がある．そもそも心理学は生物学と離れて存在するものではない．脳の病気が，たとえば言語，行為，感情などに障害を与える．心理学の対象は，心の器官の構造や働きと結びついている．本書が生物学的・医学的に，人について深い理解をもたらす一助になることを願っている．

　さて，いろいろな心理学的症状を示している患者の状態を観察し，その状態を分析することが公認心理師の仕事となる．その観察をふまえて，患者本人に助言指導をするのであるが，公認心理師の役割はそれだけではない．その観察が医療関係者に重要な情報をもたらすことにもなる役割をもつ．

　眼前の患者が今日はこれまでとは少し違うなということに心理職の方が気づいたとする．そのとき，医師などの医療関係者がそうした変化に気づいていなかったとしたら，大変有用な情報を医療チームにもたらすことになる．このとき，その観察結果を他の医療者が読んでわかるように，できるだけ正確に記載することも忘れないでいただきたい．筆者は，自身は診察したことがない患者のカルテを見て，その人の診断などを考える作業をすることがある．その患者の病態を理解するうえで，看護師やリハビリテーションスタッフなど医師以外の医療従事者が書いた観察記録が，重要な情報を提供することをしばしば経験する．

　では，そうした観察眼はどうしたら得られるだろうか．ある女優は，電車に乗っているときなどはずっと前に座っている人を観察しているという．またある喜劇俳優は，喫茶店に座って外を通る人を見ていて，通りかかったその人はこういう人だろうと心に思い浮かべることをよくしているという．そしてあるとき，たまたま通ったその人がどういう人かどうしても思い描けず，思わずその人の後をつけて行ったというエピソードをテレビで話していた．こういうことを読者にしなさいということではないが，人と接する仕事をする人には，このくらい人に興味を持ち続けることが必要ではないか．そういう人が臨床の経験を積み重ねていけば，医学の診断や治療にもきっと貢献できる．自身のスキルを磨いて，ぜひ良きプロフェッショナルになっていただきたい．

2019年4月

編者を代表して

武田克彦

目次

本文，カバーデザイン　美柑和俊＋滝澤彩佳（MIKAN-DESIGN）

1章 心理職に求められる人体の理解と医学知識

到達目標 ....

- ● 科学的な物の考え方，生物学的な見方を概説できる．
- ● 病気が内因と外因からなることを概説できる．
- ● 病気の診断過程を概説できる．
- ● 病気の治療では，EBM について概説できる．
- ● 医療の倫理について概説できる．
- ● 医療制度，診療報酬について概説できる．

アウトライン

　医学は科学を基礎としている．科学的な物の見方とは，分析的手法で対象に働きかける方法である．人体は循環器系をはじめいくつかのシステムからなり，その基本的単位が細胞であるという生物学的見方が大切である．医学を歴史的にみると，ヒポクラテス，ハーヴィ，モルガーニ，ウィルヒョウなどの巨人が医学の発展に貢献してきたことがわかる．

　さて，遺伝子などの異常などの内因，環境要因などの外因が合わさって病気になる．病気の診断では，検査だけでなく，問診なども重要である．病気の治療では，原因療法，対症療法などがあり，医師の経験やカンなどだけに頼るのではなく，EBM という考え方が重視されている．

　科学としての医学だけでなく，医療は苦悩する病人への人間的対応であることを忘れてはならない．また医学・医療における倫理では，患者の自立性が重視されインフォームド・コンセントというプロセスが実際の現場で行われている．最後に医療制度，診療報酬について述べたが，医療に従事する者はわが国の現状がどうなのかについて関心をもたなければいけない時代となっている．

〔キーワード〕科学としての医学，分子生物学，医学の歴史，病気の原因，病気の診断，病気の治療，医師と患者の関係　医療の倫理　医療保障制度　診療報酬

1. 科学としての医学

1）哲学，科学，医学

　医学という学問を考えるのに，デカルトによる「学問の樹」という例えから始める．デカルトは，学問全体が一本の樹のようなもので，その根は哲学，幹は科学，この幹から出る枝は他のすべての諸学で，そこに医学もあると述べた．医学はこのように**哲学，科学**を基礎にしている．ここで言う哲学は，知識を愛するということで，徹底的に考える，自分で考えてみるということである．

　では科学とはどのような学問か．**科学的方法**とは，生命現象などを対象として取り上げ，分析的手法で対象に働きかける方法であるとだけここでは述べておく．ベルナールによる一酸化炭素の研究を例に，科学的方法を説明しよう．ベルナールは，現代でも読みつがれている名著『実験医学序説』でよく知られている．巧みな実験法を開発し，いかなる現象も実験で解明できるという確信を多くの人に抱かせた人物である．

　当時，一酸化炭素が有毒であることは知られていたが，どうしてそれにより中毒が生じるのかは明らかではなかった．そこで，まずベルナールは，犬に一酸化炭素を吸わせて死後直ちに解剖をした．血液は動脈でも静脈でも心臓の中でも，緋紅色（濃い赤色）であることがわかった．このことを他の動物でも確かめた．これが**観察**である．そしてベルナールは，なぜ緋紅色に血液がなるのかの**仮説**をたてる．動脈血が赤いのは酸素があるからなので，中毒後，静脈血にも酸素があるから赤いのではないか．これが仮説である．そこで，すぐ静脈血の酸素量を測った．ところが，問題の静脈血には酸素はなかった．彼の仮説は間違っていたのである．ただ，ここで1つ発見があった．動脈血にも酸素はなかった．化学の法則を勉強していた彼は，一酸化炭素が酸素を追い出したのではと考える．彼は酸素と一酸化炭素を試験管内で接触させるという**実験**を工夫する．その結果，血中のある物質—ヘモグロビン—が，酸素より一酸化炭素に容易に結合することを見出した．ここに至って彼の仮説は**学説**となった．事実をありのままに把握する観察，与えられた事実を説明すべき理論を科学者が立てる仮説，そして自身で実験を工夫して行って学説が生まれるという流れが理解できることと思う．

　近代科学の歴史を考えると，ケプラー，ガリレオ，ニュートンに代表される天文学や物理学から，科学は始まった．その後，化学，生物学が展開され，これらの学問領域は**自然科学**と呼ばれる．一方，哲学，宗教，歴史などは人文科学，さらに経済学や社会学は社会科学と呼ばれ，両者は**人文社会科学**と呼ばれる．医学はこれらのどの分野にも入っていない．医学は科学には違いないが，自然科学とは同じではない．医学の分野には，医療経済学などの学問もあり，人文社会科学の学問も含まれている．

　医学は**応用科学**の1つと考えることもできる．応用科学とは，人文社会学や自然科学の知識をふまえる学問領域で，医学のほかには農学，工学なども含まれる．その特徴は，ある目標ないし目的をもつ学問ということにある．医学の目標は「いかにして病気を治療し，また予防し，人々の健康を増進する」ことである．

2）人体の生物学的見方—特に分子生物学など—

　医学は**生命**を対象とするため，生命とは何かということについての理解も必要である．

まず，人体をシステムとしてみることができる．循環器系，呼吸器系，消化器系，泌尿器系，内分泌系（ホルモン），神経系，免疫系，運動器系，感覚器系，生殖器系などから人体は構成されている．これらについては，本書の2，3章で学ぶことになる．たとえば消化器系は，食道，胃，十二指腸などの**臓器（器官）**から構成される．さらに胃は，粘膜組織，筋組織などの**組織**からなり，組織は**細胞**からなる．

人体の構造上の基本的単位は，細胞と考えられている．細胞は細胞膜に囲まれ，中に核と細胞質がある．基本構造は同じであるが，形態学的には神経細胞などは独特な構造をしている．細胞は絶えず自身に必要な物質を取り込み，不要なものを処理することを行っている．細胞には様々な分子があるが，生命現象の本質は分子間の相互作用として理解されるという立場があり，この立場にたって生命現象を研究するというのが**分子生物学**である．

分子生物学によって，複雑で多様な生命現象が，遺伝子などの分子レベルで説明が可能になってきた．これにより，記述的な学問であった生物学が，少数の基本的な法則からこの世界の現象を説明するという物理学に近づいてきたと言える．分子生物学は，実際の医療にも役立っている．

3）歴史的に医学をみる

医学とは何かを知ろうとすれば，医学の歴史を知る必要がある．多くの先達に言及する必要があるが，紙数に限りがあるので，数名の人物だけについて，それも19世紀までの学者について言及する．その後の医学の発展などを含めて，詳しくは参考文献を参照されたい．

現代医学はギリシャに始まる医学を源流としている．おそらく紀元前6世紀頃に始まった，ギリシャ医学の最高峰に位置する医師が**ヒポクラテス**（Hippocrates）である．ヒポクラテスは，病気を自然の現象として科学的に観察し，正確に記述することが必要であることを強調した．その1つの表れが，神聖な病とされていたてんかんという病気を脳の病気とみなしたことである．神聖な病気とか神聖でない病気というものがあるのではなく，すべてが先行する原因をもっているとみなした．さらに医学において自然の環境，食事や生活と病気の関係を知ることが必要であるとし，医術を呪術から引き離した人でもある．また症状は生体防御の現れであるので，自然治癒を重視し，「良いことをするか，少なくとも悪いことはしない」という方針を述べたと言われる．

アラビア圏内で発展したアラビア医学は，ギリシャや後のローマの医学，東方からインド，中国の影響も受けて独自の医学を作った．**イブン・スィーナー**（Ibn Sina）のような偉大な医学者を輩出し，彼の書いた「医学典範」はヨーロッパに導入され，最高学府の定本となった．この権威に，後述するヴェサリウス，ハーヴィが挑戦をした．

中世の医師たちは手仕事に対する軽蔑などがあって，解剖などに熱心ではなかった．16世紀になると，外科職人等からも解剖の技術を学んだ**ヴェサリウス**（A. Vesalius）は『人体構造論』という新しい解剖学書を出版して，先人の業績を絶対視していた人々を驚かせた．解剖学で人体を正確に知るということが，その後の西洋医学の発展に大きく寄与した．また，**ハーヴィ**（W. Harvey）は17世紀に，血液は循環しているということを綿密な観察，また正しい論理で示した．従来は，左室と右室の間にははっきりと孔は観察されないものの，そこを通って血液が流れると考えられていた．しかしハーヴィは，まず静脈内の血流が静脈弁の配置などから一方通行であることを明らかにした．さらに，心臓内でもそ

の弁の存在と心拍の伝達で血液が一方向に流れることを100種類にも及ぶ動物の心臓を調べて確かめたという．また心臓の心筋の比較などから，この心臓の血液駆出作用によって動脈内においても血液は一方通行すること，また動脈や静脈を結紮する（血管を結ぶ）実験を行って動脈から静脈に血液が一方通行することを示した．

モルガーニ（G. B. Morgagni）はイタリアでこつこつと研究を行い，その成果を1761年，79歳のときに『解剖によって明らかにされた病気の座と原因』という書物にまとめる．彼は，亡くなって剖検された所見と生前の症状を多数例で綿密に比較検討した．病気の範囲は，頭，胸，腹，性器，四肢に分類して，決まった病気には決まった病変が現れることを突き止めた．病気は限局していて（局在という），器官に宿り，病的作用の働きで解剖学的変化が器官に生じるとモルガーニは述べた．たとえば，心臓の冠状動脈の閉塞性変化が狭心症の原因であり，脳血管障害は血管の病気であると指摘した．このようにモルガーニは，病気を解剖学的変化と結びつけるという方法を編み出したのであり，ここに至って現代の病理解剖学の枠組みが出来上がった．

19世紀に入り，顕微鏡や組織の染色法などの改良により，組織学が進み細胞が発見された．**ウィルヒョウ**（R. Virchow）は，「動物は動物以外の何ものからも生じることはできず，植物は植物以外の何ものからも生じることはできないのと同様に，細胞が生じるところには，それ以前に細胞が存在していたにちがいない」と述べた．このことを，「すべての細胞は細胞から」という有名な金言のかたちで具体化した．そして，組織の単位は細胞であるとし，病気を"病的刺激に対する細胞の変化"ととらえた．またウィルヒョウは，血栓の形成には血管壁，血液成分，血流の変化の3つが重要な因子であるとした．ウィルヒョウは，臨床観察，動物実験，死体解剖の3脚に医学は出発することを述べた．

4）病気の原因

病気を，外部から身体に加わる要因である**外因**（**環境因**）と，主として遺伝的に受け継いだ**内因**とに分けるのは，ヒポクラテスに発する．病気の多くが外因と内因が合わさって発症する．

内因では，**遺伝子**や**遺伝**についての理解が必要である．人間の染色体はDNAから構成される．DNAを構成する4種類の塩基の組み合わせで遺伝情報がコードされる．遺伝子とは，DNAの中で蛋白質の一次構造（アミノ酸配列）を決定する情報をもった領域のことである．DNAの塩基配列部分の異常による疾病を**遺伝病**と呼ぶ．遺伝子検査をして原因となる遺伝子に病的変異が認められれば，その患者の診断は確定する．たとえば，一部のアルツハイマー病では，ある遺伝子の異常により脳内にアミロイドベータという物質が増えることがわかっており，それが認知症の症状発現につながると考えられている．疾患に罹患することに有意な影響を及ぼす遺伝子は，感受性遺伝子と呼ばれる．

外因である環境因としては，**栄養の不足と過剰**，**化学物質**，**医薬品**，**物理的原因**などがある．長期にわたる飢餓，高度の栄養不足は死に至る．低栄養状態では感染症にかかりやすく，重症となり治りにくい．一方，高度の肥満などは，心臓に負担となり糖尿病や高血圧を発症しやすくなる．化学物資としては，農薬，アスベスト，水質汚染，大気汚染などがある．様々な医薬品が副作用をもつことも知られている．物理的原因の病気としては，高山病，潜水病，熱傷，放射線障害などがある．

そのほかに**生活習慣**，**ストレス**などが病気の重要な要因と考えられている．食生活，運

動習慣，飲酒，喫煙などの生活習慣が様々な病気に関与していることはわかっている．それらの病気を**生活習慣病**と呼ぶ．肉親の死，転職などは心理的ストレスになり，精神病を引き起こすことがある．心理的ストレスは，高血圧，がんなどの身体の病気にも関与する．

5）病気の診断

まず**診断**とは，疾病の本態・全貌を知ることである．患者が，身体的あるいは精神的に健康状態から逸脱した状態を主観的に訴える．そのときに，他覚的に認められるものを**症状**ないし**所見**という．自覚した症状を，患者を診察することによって得られた他覚的所見を基礎に，必要な臨床検査を行い，総合的に思考する．これが診断に達する過程である．

患者から自覚症状を聴取することを**問診**という（病歴をとるともいう）．問診は，問題となる疾病がどう始まりどのような経過をたどったか（**現病歴**）を知るのに最も重要である．家族に類似した病気があるか（**家族歴**）を聞くのも診断に寄与する．過去にどういう病気があるか（**既往歴**）を聞くことも大事である．患者の訴えを正しくかつ深く理解するために，綿密に誠実な努力を傾ける（**傾聴**という）必要がある．このことは患者との信頼関係を作る一歩ともなる．患者について知り得た情報は，秘匿する．

診察には，**視診**，**聴診**，**触診**などがある．患者の態度，歩き方，表情などに注目する．**臨床検査**には，血液検査，超音波，レントゲン検査，CT スキャン，MRI 検査などがある．これらの詳細は省くが，病歴を軽んじてこれらの検査だけを重視するのは良くない．臨床検査にはそれぞれの歴史があり，その意義をきちんと知って，条件を守り正しい手続きを知って行う．検査を患者本位で選ぶことが大事である．具体的には鑑別診断に価値のある，しかも侵襲度の低いものから選ぶ．検査結果をよく説明することも大事である．

ここで，実際の診療場面の診断の進め方をみてみる．まず患者が胸痛を訴えて来院したとする．医師は「心筋梗塞ではないか」と考えたとしよう．これは，胸痛の原因は何かという課題に対する 1 つの仮説をたてたということになる．そして診察をして，心電図や血液検査をする．これはその仮説の検証であり，それらの値を読むというのは実験結果の分析にあたる．その結果，心筋梗塞であると考えた場合は，その治療をする．心筋梗塞が否定されたとき，胸痛がまだ続いていれば，「これは大動脈解離ではないか」などと考えて，あらたな課題が設定される．先にベルナールの実験を例に述べたように，医学では科学的思考に従って診断が行われていることがわかる．

診断のプロセスにおいて多くの情報が発生する．**情報**は必要なときに瞬時に取り出し，必要とする場所に迅速かつ正確に伝達できることが重要である．医師の書くカルテだけでなく，看護記録，薬剤師カルテなどもありそれぞれに有用な情報が含まれる．今ではそれらの記録が，紙ではなくコンピュータのデータベースに蓄積されることがほとんどである．これを電子カルテと呼ぶ．院内の様々な地点からアクセスすることができ，スタッフ間の情報共有に役立つ．患者にとっても診療データの正確な管理，複数の科に行っても情報が共有されるなどのメリットがある．また医療の質の向上に寄与する．

6）病気の治療

生命の**自然治癒力**を重視したのはヒポクラテスである．病気の原因となる侵襲がおさまれば修復が起こり，病気は治癒する．たとえば皮膚などは組織細胞が再生する能力が高い．また細菌に対して免疫機構が発動する．こうした治癒を妨げているものを除くことが大事

である．それと同時に，たとえば住環境を整える，寝具や衣服を整える，安静に過ごす，栄養を十分にとることなどが治癒の過程では重要である．

　病気の原因を取り除くのが**原因療法**である．たとえば細菌に対して抗生物質を与えるなどである．病気の原因を取り除くことはできなくても，病苦を和らげるのが**対症療法**である．頭痛があるとき頭痛薬を投与するなどである．**補充療法**とは，甲状腺機能低下症に対して，甲状腺ホルモンを投与するなどである．その他，**食事療法**がある．これは糖尿病の患者に1日に摂取すべきエネルギー量を定め，それを満たす食事方法にするなどがある．高血圧があるときに降圧薬を与えるなどが**薬物療法**である．

　ここでEBMについて説明する．個々の患者の診療にあたって，医療者が自分の経験や勘だけに頼るのではなく，最新のエビデンスを活用することを**エビデンスに基づく医療**（evidence based medicine：EBM）という．患者の臨床的問題を明確にして，その問題に関連する質の高い臨床研究の論文を効率よく検索し，検索した論文をよく吟味し，患者の価値観などもふまえて，最適な医療を提供するということである．

　もう少し説明を加えると，医学的知識・臨床技能，臨床研究からのエビデンス，患者の価値観，この3つを統合したものがEBMである．診察患者の臨床上の疑問点に関して，医師が関連文献などを検索して，それらを批判的に吟味したうえで患者への適用の妥当性を評価する．さらに患者の価値観や意向を考慮したうえで臨床判断をくだし，専門技能を最大限に活用して理にかなった医療を行うこと，これらの実践的な手法の総称がEBMであるといえる．臨床医学には不確実な側面が多く，実際の患者の治療で100%の確信をもつ方法はない．改善する確率の高い治療を行うことが最善の策である．このためには，自身の臨床経験だけに頼るのではなく，自身の臨床経験と臨床試験の知識の両者が必要である．

　このEBMのなかで，質の高い研究として**ランダム化比較試験**がある．ある物質が薬物と認められるには，どういう疾病に効果があるか，有害な作用はないかなどが確認されることが前提である．ただ薬を投与しても，それだけでは真の効果は判定できない．たとえば，**偽薬効果（プラセボ効果）**がある．プラセボ効果とは，鎮痛薬の成分が入っていないのに，それを鎮痛薬といって患者に飲ませると疼痛が収まることがある現象を指す．真の効果は，ランダム化比較試験といって，対象となる患者集団をくじ引きと同じようにランダムに治療群と対照群に割り付け，治療群には薬を，対照群にはそれと外見上はまったく区別が難しい偽薬を投与して，その両群間で効果を比較する．実薬と偽薬のどちらが与えられたかは医師も患者自身も知らない状態で試験は行われ，それらの結果を第三者が判定する．この試験への参加には，患者本人の自発的自由な意思によることが必須である．

　薬物療法以外にも，輸血，放射線療法，外科的療法，人工透析，臓器移植，遺伝子治療，精神療法，リハビリテーションなどの治療があるが，それらについては本書の各章で述べられる．

　ここで，**臓器の移植**と**脳死**についてふれる．従来の死の判定は，脳（脳幹を含めての全脳），心臓，肺臓の3臓器の生物学的活動の停止で定義されてきた．心臓拍動の不可逆的停止，自発呼吸の停止，瞳孔散大と対光反射の消失の3徴により判定された．重視されるのは特に心臓の停止であり，停止後まもなく脳の活動が停止する．ところが，全脳が先に機能停止し，それに続いて心臓拍動などが停止することがある．この場合，人工呼吸器などによって全脳が機能停止しても，一定期間心臓拍動などを保持することができる．

脳死は，日本では全脳死をもって定義される．脳死では，大脳皮質の活動のみならず，脳幹機能も廃絶している．自発呼吸や対光反射などの種々の脳幹反射もみられない．わが国の脳死判定基準が設定されており，現在，脳死での臓器提供を前提とした場合にだけ，脳死の判定が行われる．臓器を提供しない患者は，従来通り心臓死（呼吸の停止，心拍停止，瞳孔散大）をもって死亡判定がなされる．

2010年に改正臓器移植法が施行された．今までは15歳以上でないと脳死の判定ができなかったが，その年齢制限が撤廃された．また，大人であっても本人の生前の意思表示がなくても，家族の承認で臓器提供が可能となった．ただ脳死状態の身体からの臓器摘出と移植は，改正臓器移植法施行後も，アメリカのようには増えてはいない．この問題は，日本人の身体観，死生観などの影響を受けている．たとえば心臓を移植するには脳死の状態から行うしかないが，まだ日本では脳死を人の死とすることや移植医療そのものについて，国民的合意は得られていないのかもしれない．

2. 医学における人間感

1）患者との人間的対応

1節で述べたように，客観的立場をとり，人間から離れた現象として病気をとらえ，自然科学的方法を取り入れることが医学で重要なことに疑いはない．だが，血液検査結果や画像の所見からわかる器官や組織の働きの異常だけを重視して，目の前の患者の訴えなどは二の次となってしまったとしたら，その数値異常の背後にある身体の異常の是正だけを問題としてしまったとしたら，それで良いのだろうか．

「医師は病気を治すのではなく，病人を治せ」と，すでに1882年ヘルマン・ノートナーゲル（C. W. Hermann Nothnagel）というウィーン大学の教授が述べたという．

医療とは，患者の求めによって始まり，縁があって患者となり医師となった2つの人格の間に，一種の契約に基づき患者の病気に対して最善の処置をすることである．

また**病気**とは，患者にとっては生物学的なできごとであると同時に，一生のなかのできごとである．**健康**とは生体のすべての臓器がよく調和して完全に機能を営み，生活している環境によく調和している状態ととらえられる．**疾病**とは，身体的，心理的，精神的，社会的な面での異常が起き不調和であることとなろう．これらから病気を，単なる生物学的ではなく，患者の置かれている心理的，社会的，文化的背景などの点をふまえて，人と人との間のものと考える**人間観**からみる必要がある．

人は親から固有の遺伝的形質を多く受け継ぎ，家庭環境，社会環境のなかでそれぞれ独自の生活体験を重ね，精神的生命と人格を形成し，社会活動を営んでいる．だが，ひとたび病気にかかると，病気の予後に不安をもち，家庭を案じ，社会人として果たす役割に心を痛める．病気によって，病人としての内的世界の構築が始まるといえる．疾病が重くなり長くなると，疾病それ自体に基づく症状や身体的障害が出現する．それに加えて，思考パターンは変化し，理性的でなく感情的になることもある．依存性が著しく助長され，不安と抑うつに陥ることもある．判断は錯誤し，自己抑制が失われることもある．この心的世界は，人によって大きく異なり，疾病の重さ，疾病のタイプなどにも依拠する．また疾病の理解度によっても異なる．さらに，個人の社会的・経済的・文化的環境によっても，

生活体験や信条によっても左右される．医師にはこの内的世界への対応という難しい問題が課せられている．医療は苦悩する病人への人間的対応であることを忘れてはならない．

ここで，**チーム医療**が欠かせないことを述べたい．学問の進歩は必然的に専門化を促す．医学においても同様である．医療における分化は医師だけではない．特に病院では，多くの専門職種の人々が働いている．医師，看護師，保健師，助産師，薬剤師，理学療法士，作業療法士，言語聴覚士，公認心理士（心理職），義肢装具士，診療放射線技師，臨床検査技師，臨床工学士等が含まれる．そのほか歯科医師，視能訓練士，管理栄養士，社会福祉士，精神保健福祉師等がいる．

それぞれの研鑽を積んだ医療の従事者がチームを作り，チーム全体が共通の理解のもとに協力し，その活動が病人に捧げられる体制が不可欠になっている．科学的・理性的であると同時に，心情的・人間的であることを求められている医師の業務は，このような厚い体制に支援されてはじめて遂行しうる．具体的には，情報を収集し，チームでその情報を共有し，問題点や治療方針を策定し治療を行う．メンバー間のコミュニケーションが重要であり，この場合，発声の抑揚，表情などの非言語的な部分でもコミュニケーションは図られるので，それらについても医療者は身につけておく必要がある．

連携は，さらに医療機関同士の間でも行われる．複数の医療機関が「連携パス」と呼ばれる診療計画を作成している．集中的な治療を行う急性期病院，症状が回復してきて移る回復期リハビリテーション病院や在宅治療を行う診療所などがあり，役割分担をして治療にあたる．このパスが継続的な診療に不可欠となる．また退院機関から在宅あるいは介護保険機関への移行にあたっては，退院の前から一緒にカンファレンスを行うことなども必要なことである．

2）医療における倫理

倫理とは，人間が守るべき責務，規範である．ギリシャ人たちは紀元前に，驚くべき高度の倫理的見解に至っていた．このことは，ヒポクラテス全集の中に見出される．ヒポクラテスは，ギリシャの自然哲学的思考の影響を受けた合理的な考え方をした人物であるが，時代を超越する医師の倫理の基本を定めた．たとえば，あらゆる措置はもっぱら病人に役立つかどうかの観点から判断し，それに合致しなくてはならないとヒポクラテスの誓いには書かれている．時代はずっと下り，1948年に世界医師会は**ジュネーブ宣言**を決議した．これは，ヒポクラテスの誓いと多くの点で共通している．医師はその有する権力を濫用すべきではなく，人間に対する愛情と人間の生命の尊厳に対する畏敬の念をもつことが不可欠という医師のモラルを説いている．

医学研究史上最大の反倫理的な出来事は，ナチス医師たちによる国家的規模の犯罪である．このナチスの戦争犯罪者の裁判がニュルンベルグで行われ，後にニュルンベルグ綱領と呼ばれる10か条が提示された．医学研究においては，研究の対象となる人間の自発的承認が必要である．試験対象者が承諾を決意する前に，研究のテーマ，期間，目的などが知らされなくてはならないと明記されている．1964年には**ヘルシンキ宣言**が行われた．これは世界医師会が決めたもので，医学の進歩のために人間を対象とした実験が不可欠であることをはっきりと認めている．被検者の個人の利益と福祉を，科学や社会に対する寄与よりも優先すべきであるという原則にたって，臨床研究の倫理を守るための具体的な手続きを明らかにした．

ここから**インフォームドコンセント**（informed consent：IC）について述べる．歴史的にみると，病気については素人である患者に任せてはいけない．患者から判断と処置を委ねられた医師が，家父長的に（パターナリズム）ひたすら患者のために尽くすという考えが主流であったといえよう．長い間，このような倫理のもとに医療が行われてきた．20世紀の後半からは，医療については患者が決めることである（患者の自立性）という考えが浸透してきている．一般の人の医療に対する期待，そして関心や知識が高まったこと，患者の権利，人権の擁護の主張が強くなってきたことなどが，医療は患者が決めるものという医の倫理の原則であるという考えが生じてきた．医療情報の提供の内容を十分に説明し，わかりやすい説明，患者本人の同意があり，医師が説明する医療を患者が受け入れて初めて医療行為ができるという考えが浸透してきている．人間に対する臨床実験については，十分に説明を受けたうえで対象者が自由な意志による同意をすることが必要であるという考えも広まってきている．実際の場面で，**説明と同意**（**インフォームド・コンセント**）が，医師と患者の間の信頼感を築くうえで重要となっている．

さらに，延命治療よりも患者の**生活の質・生命の質**を重視するという考えも出現している．生活の質・生命の質は Quality of life（QOL）と呼ばれる．たとえば乳がんの手術で，再発の危険が少しあるとしても乳房をなるべく残す手術を行うなどである．QOL とは，ある定義では，「個人が生活する文化や価値観のなかで，目標や期待，基準および関心に関わる自身の人生の状況についての認識」とある．

3. 公衆衛生と保健

公衆衛生とは，public health の訳であり，その本来的な意味は人々の健康である．現代では，伝染病予防，生活習慣病やがんの予防，母子保健，学校保健，精神保健，環境保健など広い領域がその対象となる．公衆衛生の行政では，厚生労働省がその多くを担当するが，環境省，文部科学省なども関係がある．

保健所とは，医師や保健師など多くの専門家で構成され，公衆衛生を推進するための行政機関である．疾病予防，環境衛生，食品衛生などの公衆衛生活動に関する地域における中心的機関として専門的な役割を果たしている．そのほか市町村保健センターがあり，保健師が中心となって健康相談，保健事業などを行う身近な存在である．

4. 医療保障制度

現在の医療は，公的な**医療保険**という枠組みのなかで行われており，医療保険制度，社会保障の考え方を理解する必要がある．

少子高齢化，人口減少，また高齢者世帯が増加傾向にあり核家族化が進んでいる．また疾病の構造が変化して，死亡原因では感染症が減って（といっても covid-19 が近年大きな問題となっているが），脳血管疾患，悪性腫瘍，心疾患などの慢性疾患が多くなった．

日本の憲法によって，「すべての国民は健康で文化的な最低限の生活を営む権利を有する」と規定されている．政府は国民の生存権の保障につとめ，社会福祉，社会保障，公衆

衛生における制度を整備してきた．これには**社会保険**，**公的扶助**などの柱がある．公的扶助とは，貧困者の対策として，生活保護法に基づく**生活保護制度**がある．その実務は市町村の福祉事務所が担当する．生活保護制度の給付は扶助と呼ばれる．

　社会保険とは，病気やけがなどによって生活がおびやかされたときの社会保障のため，一定の給付を行う公的保険である．**医療保険**，**介護保険**などがあり，以下この2つについて述べる．

1）医療保険と診療報酬

　医療保険とは，疾病などの「保険事故」に起因して発生する医療の費用負担を目的とする社会制度である．保険事業を行うのを「**保険者**」といい，保険料を納付して保険給付の対象となる者を「**被保険者**」と呼ぶ．被保険者に扶養されている者を「**被扶養者**」といい，そちらも保険給付の対象となる．

　わが国では，ほぼ全員が公的医療保険に加入する国民皆保険制度を1961年に導入した．74歳以下で企業に雇用されている人は，健康保険に加入する．健康保険の保険者には，大企業ごとに設立されている健康保険組合，中小企業を対象とする全国健康保険協会があり，さらに公務員などは共済組合に加入する．74歳以下でこれらの保険の対象とならない居住者は，市町村が保険者である国民健康保険の被保険者となる．75歳以上の高齢者（後期高齢者）は，後期高齢者保険制度の被保険者になる．

　国民は全国のどの医療機関でも，保険証を提示すれば保険診療を受けられる．被保険者が医療機関に受診した際には，一部自己負担金のみを医療機関の窓口で払う．一部自己負担は3割が原則である．自己負担割合が3割でも，医療費全体が高額になると，一定額を超過した場合の自己負担金を軽減する制度として高額療養費制度がある．保険医療機関は，審査支払い機関を通じて保険者に患者の一部負担金を除いた診療報酬の請求をする．その額が保険者から審査支払い機関を通じて保険医療機関に支払われる．

　このように**診療報酬**とは，医療保険から医療機関にその対価として支払われる費用である．診療報酬は，医療行為の一つひとつの点数を足し合わせて算出された額である．保険診療で認められる各診療行為や医薬品などの価格は全国一律であり，診療報酬点数表，薬価基準に規定されている．具体的には，国が医療行為や医薬品代について，細目にわたって1点10円の点数のかたちで公定されている．医療費とは，診療報酬点数に10円を掛け算することで計算される．診療報酬の点数は，社会や経済の状況に応じるため，2年ごとに改定される．

　心理職の行う業務は，**心理検査**，**心理療法**や**心理的支援**などがある．心理検査，集団精神療法などが診療報酬化されているが，ここでは心理検査についてだけ述べる．心理検査は，①発達及び知能検査，②人格検査，③認知機能検査，その他の心理検査に区分されている．さらに，この①②③のうちで，操作が容易なもの，操作が複雑なもの，操作が極めて複雑なものに分けて請求点数の配分が決められている．心理職がこれらの検査を行って検査の所見を作成すると，それがこれからの診療などの重要な資料となるだけではなく，患者，その家族，他の医療スタッフへの助言，教育的役割を果たすことになる．また診療報酬というものが，医療機関にとっての収入であることをよく理解する必要がある．心理職も組織の中で働く一員であるため，診療報酬への貢献を忘れてはならない．

2）介護保険

　団塊の世代とは，第二次世界大戦直後のいわゆる第一次ベビーブームの時期に生まれた世代である．団塊の世代の人々が75歳以上になる2025年以降は，介護の需要がさらに増加することが見込まれている．長期の介護を要する高齢者にとって病院は必ずしも適した場所ではないという考えから，**在宅ケア**への推進がなされている．そして**地域包括ケアシステム**の構築とは，高齢者の尊厳の保持と自律した生活の支援を目的にして，可能な限り住み慣れた地域で，自分らしい生活が最期までできるようにすることで，地域完結型の包括的な支援・サービスを提供する体制のことである．地域包括ケアでは家庭医がその中心になるので，その育成が課題となっている．このように，少子高齢化，核家族化などにより介護の社会化が進められている．

　介護とは，身体上精神上の傷害により日常生活に支障がある者に対して，心身の状況に応じて食事，入浴，排泄の介助や身のまわりの世話を行うことである．2000年に介護保険法が施行され，介護が公的なサービスとして受けられるようになった．

　介護保険の保険者は市町村である．主に65歳以上の高齢者が被保険者である．40歳から65歳未満の特定疾病に該当する患者も，認定されれば介護保険サービスを利用できる．介護保険の財源は税金と介護保険料がほぼ50％ずつである．40歳以上の者から，毎月介護保険料が徴収される．

　介護保険サービスを受けるには，まず保険者である市町村に申請し，**要介護状態**または**要支援状態**に該当するかどうか，またその介護度について認定を受けなければならない．要介護1〜5までの5段階，要支援は1と2の2段階に区分される．要介護者が必要なサービスを利用するには，サービス事業者と連絡調整するなどの利用者を支援する役割が必要となる．こうした役割を担う事業者が，**介護支援専門員（ケアマネジャー）** という資格をもった人を配置している．ケアマネジャーは，利用者にかかわり居宅サービスの計画（ケアプラン）を作成し，その計画に従ってサービス利用ができるようにする．

　最後に，医療に携わる者は政治経済にも無関心であってはならない．1961年に発足した国民保険制度は，医療における平等主義，いつでも・どこでも・誰でも同じ医療をというスローガンの達成実現へ向けての一歩であった．日本では，診断などで質の違いによる価格差を認めないことが原則となっており，入院時の室料などでわずかに違いがあるのみになっている．皆保険であるため受診頻度が高くなり，3時間待ち3分診療などと言われてきた．

　国家の経済が安定的に成長を続けているときであれば，社会保障にかける予算が潤沢にあった．だが，いまや経済は停滞し，わが国での財政赤字は深刻になっている．社会保障を手厚くすることは望ましいが，その社会保障を際限なく拡大することはできない．高齢化に伴って，一人あたりにかかる医療費はどうしても高額になる．また医療技術が高度化していくことも，国民医療費は増大することを促す．介護の需要はますます増えていく．働く世代の支払う税金，保険料の負担には限界があるので，医療費増加をどう抑制するのかが大きな課題である．限られた資源を活用して効果的・効率的に医療を行うには，費用対効果の考え方を医療現場にも導入する必要がある．効果が同程度であれば，最も費用がかからない方法を選択することが必要である．

心理職に求められる人体の理解と医学知識

Q1 診断について述べた文章のうち，正しいものを1つ選びなさい.

1. 診断とは検査を行うことである.
2. 診断では患者が訴えることはできるだけ排除して，客観的データを重視する.
3. 診断とは現在の病気を見つけることで，過去の病気のことは問う必要がない.
4. 問診は患者と医療者の関係構築にも役立つ.
5. 最初に検査をして次に問診をする.

Q2 EBMについて述べた文章のうち誤ったものを1つ選びなさい.

1. 確率の考え方が必要である.
2. 患者個人の価値観についても考慮する.
3. ランダム化比較試験が質の高い試験である
4. 質の高い研究論文が重視され，医師の経験などは考慮されなくてよい.
5. 薬の効果の判定にはプラセボ効果も考慮する.

Q3 インフォームド・コンセントについて述べた文章のうちで正しいものを1つ選びなさい.

1. 医療者が最善と思う方針にできるだけ患者が同意するように導く.
2. その選択にリスクがあるときは，そのリスクを少なめに話す.
3. 説明が難しい治療法であっても，十分に説明するようにする.
4. この治療を拒否したときの負の結果については強調するようにする.
5. このインフォームド・コンセントの考え方の基準には，医師が患者の判断を導くという考えがある.

Q1 **A**……4

解説

　病気の診断では，検査だけでなく，問診が重要である．通常問診が先で検査は後である．その問診では，患者の既往を聞くことが必要である．今の症状が前の病気と関連していることはよくある．また問診は，患者と医師の人間関係を構築するのにも役立つ．診断では，患者の身体の中で起きている異常だけに注目せず，患者自身が訴える内容がどのような意味を持っているかを考えることが大事である．患者の訴えから，患者が自身の病気をどう考えているかもわかる．

Q2 | A……4

解説

EBM は個々の患者の診療にあたり，医療者は自身の経験技能，臨床研究から得られるエビデンス，患者の価値観を統合して診療を行うというものである．臨床医学では 100% 正しいなどということはなく，確率の高い治療を選択するなどが必要となる．EBM のなかで質の高い研究としてランダム化比較試験がある．また，プラセボ効果があるので，薬を投与して効いたと単純に考えてはいけない．

Q3 | A……3

解説

インフォームド・コンセントとは説明と同意のことであり，説明は十分にしっかりと行われる必要がある．また患者が強制されることなく，自由意志で同意したり拒否したりできなければならない．医療者は同意を導いたり，その治療を拒否したときの負の結果を強調しすぎたりしてはならない．またリスクを正確に話すことも必要である．この考え方のもとには，患者自身が医療について決めるという考え方がある．

参考文献

1）澤瀉久敬：医学概論　第一部 科学について（新装版），誠信書房，2000.

2）澤瀉久敬：医学の哲学（増補），誠信書房，1981.

3）砂原茂一：医者と患者と病院と　岩波新書，岩波書店，1983.

4）川喜田愛郎：医学概論　ちくま学芸文庫，筑摩書房，2012.

5）小坂樹徳：医学概論　新版看護学全書 別巻9，メヂカルフレンド社，1993.

6）森岡恭彦，村上陽一郎・他編著：新医学概論，産業図書，2003.

7）森岡恭彦：医学の近代史　苦闘の道のりをたどる，NHK 出版，2015.

8）杉岡良彦：医学とはどのような学問か，春秋社，2019.

9）小川鼎三：医学の歴史　中公新書，中央公論新社，1964.

10）梶田　昭：医学の歴史　講談社学術文庫，講談社，2003.

11）小坂樹徳：保健医療論　新版看護学全書 別巻8，メヂカルフレンド社，1997.

12）池上直己，JC キャンベル：日本の医療　統制とバランス感覚　中公新書，1996.

13）社会福祉学習双書編集委員会：社会福祉学習双書2010 第14巻 医学一般　人体の構造と機能及び疾病/医療サービス，全国社会福祉協議会，2010.

14）池上直己：日本の医療と介護　歴史と構造、そして改革の方向性，日本経済新聞社，2017.

15）康永秀生：系統看護学講座　専門基礎分野 健康支援と社会保障制度［1］医療概論，医学書院，2021.

（武田克彦）

2章 人体の構造と機能

到達目標

● 人体の構造の基本について概説できる.
● 体を形成する細胞, 組織, 器官, ならびに器官系について概説できる.

アウトライン

一人のヒトの体全体を個体と呼ぶ. 個体は皮膚や粘膜によって外界と仕切られている.

外から見た人体は体幹, 頭部, 頸部, 上肢, 下肢に分かれる. 体は分子から成り立っているが, そこには階層性があり, 分子が集まって細胞を, 細胞が集まって組織を, 組織が集まって器官を, 器官が集まって器官系を, 器官系が集まって個体を形成する. 各器官系は決まった役割を果たしており, それらがまとまって個体が生存し, 子孫を残していくことができる.

1. 体の基本

人類は動物の中の哺乳類に分類され, さらに, その中の霊長類の1種である. われわれの体はこれらの動物と大筋では共通の構造をもち, また人類に特徴的な構造ももっている. ここではその基本構造を見ていく.

1) 体内と体外

われわれに限らず, ある程度高等な動物の体は**細胞**が非常に多く集まってできている. そして, 体の内 (**体内**) と外 (**体外**) の境界も細胞によって区切られている. たとえば, 皮膚の細胞は体の表面で体内と体外を区切り, 物質が自由に出入りできないようにしている. 皮膚からは汗が出るが, 汗は汗腺の細胞が分泌したものである. 食べ物は口から飲み込まれたあと, 消化管の中を通っていく. 食べ物がそのまま入って行ける消化管の中の空間は体外であり, 栄養が体内に入るためにはそこから消化管の粘膜の細胞を通って取り込

〔キーワード〕 体内と体外, 基準面, 方向, 細胞, 細胞小器官, 組織, 器官, 器官系

まれる必要がある．肺に至る空気の通り道も同様で，鼻や口から吸い込まれた空気がそのまま通っていける空間は体外で，酸素が体内に取り込まれるには肺の中の細胞の層を通り抜ける必要がある．

　このように，体内と体外は細胞によって隔てられており，日常用語で体内と呼んでいる空間であっても，生物学的・医学的には体外のことがあるため注意が必要である．何らかの原因で体内と体外のバリアが壊れると（たとえば怪我をして皮膚が破れると），本来体内にあってはいけない微生物や異物が体内に入ってしまい，病気の原因となることがある．また病気にかかると体内と体外のバリアが弱くなって，体外からさらに有害なものが入ってきたり，体内に留めておくべき物質が漏れ出したりすることがある．

2）人体の区分

　外から見た人体は**体幹**，**頭部**，**頸部**，**上肢**，**下肢**に分かれる［図1］．体幹は日常用語でいう胴体の部分を指し，動物の体の基本型を示す．上肢と下肢は魚のヒレのような器官として現れ，進化の過程で発達したものである．頭部は脳や特殊な感覚器を備えるとともに，消化器や呼吸器の入口をつくっている．頸部は体幹が変形したもので，頭部とつながっている．

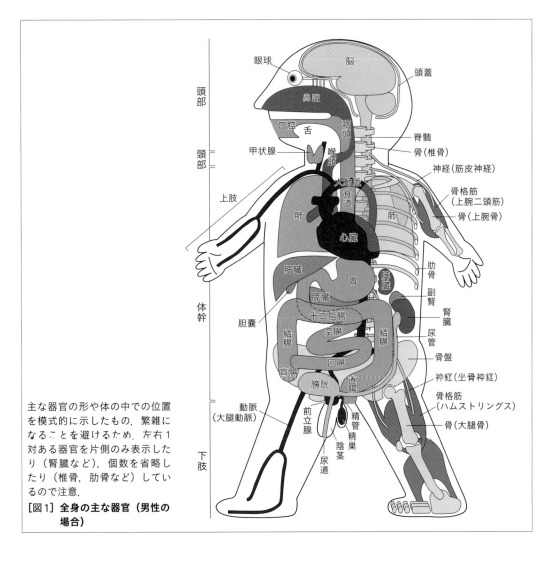

主な器官の形や体の中での位置を模式的に示したもの．繁雑になることを避けるため，左右1対ある器官を片側のみ表示したり（腎臓など），個数を省略したり（椎骨，肋骨など）しているので注意．

［図1］全身の主な器官（男性の場合）

上肢と下肢が左右に1本ずつあったり，目や耳が左右に1つずつあったりするように，人体は原則として左右対称にできている．ただし利き手とそうでない手では筋肉の付き方に差があるように，左右である程度の差が存在する．また，一部の内臓のように左右対称でないものもある．たとえば心臓やそこから出る大きな血管は左右非対称であるし，胃や腸，肝臓なども左右対称には配置されていない．

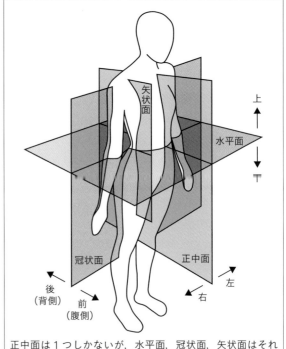

正中面は1つしかないが，水平面，冠状面，矢状面はそれぞれ無数に存在する．
[図2] 体の基準面

3）基準面，方向を表す語

人体の様々な部分の位置関係を正確に説明するために，基準となる姿勢と方向を表す言葉が決められている．

基準となる姿勢である解剖学的正位は，「気を付け」の姿勢で立って，手のひらだけ前に向けた姿勢である[図2]．この状態で地面や床のある方向を**下**，反対を**上**，おなかの向いている方を**前**または**腹側**，背中側を**後ろ**または**背側**と呼ぶ．人体のいろいろな高さに地面や床に平行な平面を考えることができる．それらを全て**水平面**と呼ぶ．

人体を左右に分ける平面を**正中面**，それに平行なすべての面を**矢状面**と呼ぶ．水平面にも矢状面にも垂直な，人体を前後に分けるような平面をすべて**冠状面**または**前額面**と呼ぶ．人体のある部分を考えたとき，それより正中面に近い方向を**内側**，遠い方向を**外側**と呼ぶ．また，人体のある2つの構造に注目したとき，それらが左右の同じ側にあることを**同側**，反対側にあることを**対側**と呼ぶ．

上下肢は診察などの際に位置を大きく変えて見ることが多いので，どの位置をとったときにもわかりやすいように，上下肢のある部分に対して，より体幹に近い側を**近位**，遠い側を**遠位**と呼ぶ．神経に関しては脳や脊髄に近い側を**中枢側**，遠い側を**末梢側**と呼ぶ．

2．細胞

1）細胞の基本

人体は**細胞**と細胞がつくり出す物質からできている．細胞は直径数〜数十μm［マイクロメートル：1mmの千分の一］の大きさだが，なかには数cmやそれ以上の長さに伸びているものもある．表面は細胞膜で覆われていて，人体と同じく内と外が仕切られている[図3]．

細胞膜は脂質が主成分のため脂質に溶けにくい水やその他の分子は通り抜けることが

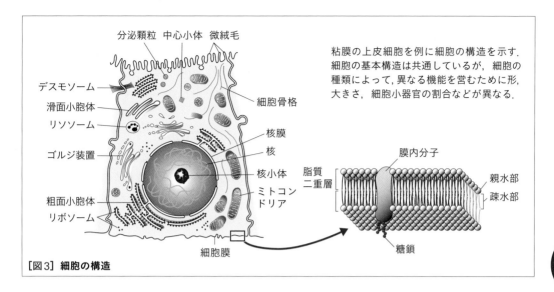

分泌顆粒　中心小体　微絨毛

粘膜の上皮細胞を例に細胞の構造を示す．
細胞の基本構造は共通しているが，細胞の
種類によって，異なる機能を営むために形，
大きさ，細胞小器官の割合などが異なる．

デスモソーム

滑面小胞体

リソソーム

ゴルジ装置

粗面小胞体

リボソーム

細胞骨格

核膜

核

核小体

ミトコン
ドリア

膜内分子

脂質
二重層

親水部

疎水部

糖鎖

細胞膜

[図3] 細胞の構造

できない．細胞膜にはチャネルや輸送体と呼ばれる分子が埋め込まれていて，これらの分子を通して細胞膜を通りにくい分子が移動できる．チャネルや輸送体は細胞によって異なり，その細胞の機能に必要な分子のみが細胞内外を移動できる．また，細胞膜や細胞内部には受容体と呼ばれる分子があり，細胞外の変化や様々な情報を受け取る窓口となっている．薬剤が細胞に作用する際にも重要である．

　細胞の内部には核，リボソーム，小胞体，ゴルジ体，ミトコンドリアといった微細な器官があり，**細胞小器官**と呼ばれる．次に，それらと細胞のはたらきを見ていこう．

2）分子の合成

　細胞は様々な分子を合成する．その設計図は**核**の中の**遺伝子**に保存されている．遺伝子はDNA（**デオキシリボ核酸**）と呼ばれる非常に長い分子でできており，それを構成する4種類の塩基の並び方が情報を表している．

　蛋白質の分子を合成する際には，DNAの塩基配列がRNA［リボ核酸］分子の塩基配列に写し取られ（転写），そのRNAが核の外の細胞質に出ていく．細胞質にあるリボソームがこのRNAの塩基配列に基づいて20種類あるアミノ酸を順につなげていくことで蛋白質の分子ができる．

　蛋白質の分子は種類によって，細胞の構造を維持したり，酵素として細胞内の化学反応を触媒したりする．コラーゲンのように細胞外に分泌される蛋白質もある．そうした蛋白質は小胞体の表面に**リボソーム**が多数ついた**粗面小胞体**で合成され，小胞体の内部に貯蔵されて必要に応じて細胞外に分泌される．小胞体は合成された蛋白質分子を正しい形に整えたり，カルシウムイオンを貯蔵したりするはたらきがある．

　ゴルジ装置は蛋白質や脂質に糖鎖と呼ばれる分子を追加して修飾するはたらきをもつ．細胞表面の蛋白質や脂質には糖鎖のついたものが多くあり，細胞の種類を識別したり，細胞外からの情報を受け取ったりしている．

　酵素としてはたらく蛋白質は，糖質や脂質の合成にも関与している．合成された分子は小胞体などに貯蔵されたり，細胞内ではたらいたり，細胞外に分泌されたりする．

3）エネルギーの吸収と貯蔵

　細胞が形を変えて運動したり，物質を合成したり輸送する際にエネルギーを必要とする．細胞内ではエネルギーを**アデノシン三リン酸（ATP）**の形で蓄え，これをアデノシン二リン酸や一リン酸に分解することでエネルギーを取り出している．ATPは細胞のエネルギー通貨と呼ばれ，**ミトコンドリア**で合成される．

　ミトコンドリアはブドウ糖などを分解してエネルギーを取り出し，それを用いてATPを合成している．ミトコンドリアは酸素がなくてもATPを合成できる（嫌気的解糖：ブドウ糖1分子からATPを2分子合成）が，酸素があるとより効率的に多くのATPを合成できる（好気的解糖：ブドウ糖1分子からATPを38分子合成）．そのためミトコンドリアは酸素を多く消費し，細胞における呼吸の場といわれる．

4）細胞の興奮

　細胞の内外ではイオンの組成が異なり，ふつう細胞内が細胞外より電位が低い（電荷がマイナスになっている）．細胞膜は通常イオンをわずかしか通さないので，この電位は一定している．しかし，筋や神経をつくる細胞にはこの細胞内電位を急激に高くする（活動電位を起こす）しくみがあり，筋細胞の収縮や神経細胞の情報伝達に利用している．活動電位が起きることを**細胞の興奮**と呼ぶ．すなわち，筋細胞や神経細胞は興奮性をもつ．

5）細胞の分裂

　細胞は分裂することで数を増やす．分裂の際に，遺伝情報を記録したDNA分子は密に折りたたまれて，1本ずつが顕微鏡で見える構造（**染色体**）をつくり，それぞれが2本に分かれて新しい細胞に入っていく．ヒトの場合，染色体は23種類46本あり，22種類は**常染色体**と呼ばれ，各細胞に同じ形の染色体が2本ずつ存在する．残りの1種類は**性染色体**と呼ばれ，男女によって構成が異なる．性染色体にはX染色体とY染色体があり，女性はXが2本，男性はXとYを1本ずつもっている．精子には性染色体のうちXかYのどちらか一方が入っており，卵子にはXが1本入っている．卵子に精子が入って受精したときに，Xをもつ精子であれば受精卵の性染色体がXXとなり女性，Yをもつ精子であれば受精卵の性染色体がXYとなるので男性になる．

　体の通常の細胞は，分裂したあとも同じ数の染色体をもっているが（体細胞分裂），精子や卵子をつくるための分裂では染色体の数は半分になる（減数分裂）．

3. 組織

　組織とは，特定の種類の細胞がある機能を果たすように集まったものである．組織には**上皮組織，支持組織，筋組織，神経組織**の4つの基本型がある［図4］．

　上皮組織は皮膚や粘膜などの表面を覆う薄い組織で，細胞と細胞の間が密着してすき間が少なく，組織を通り抜けて物質が自由に移動できないようになっている．物理的な刺激が多いか，分泌や吸収をさかんにするかなど，その部位に必要な機能によって上皮組織の構造が異なっている．分泌に特化した上皮組織を**腺**と呼び，汗や消化液を分泌する**外分泌腺**とホルモンを分泌する**内分泌腺**がある．

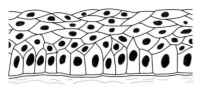

上皮細胞の間が密着

a．上皮組織（重層扁平上皮）

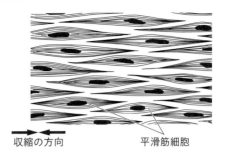

収縮の方向　　　　　　　平滑筋細胞

c．筋組織（平滑筋）

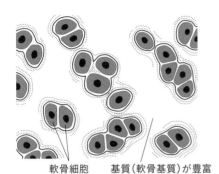

軟骨細胞　　基質(軟骨基質)が豊富

b．支持組織（軟骨）

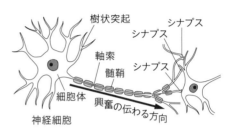

樹状突起　　　　シナプス
シナプス
軸索　　　　　シナプス
髄鞘
細胞体　　　　　興奮の伝わる方向
神経細胞

d．神経組織

4種類の組織分類の例を示す．

[図4] 組織の種類

　支持組織は逆に細胞と細胞の間にすき間が多く，そこは細胞が分泌した物質（基質）で満たされている．細胞間にある物質の性質によって**骨組織，軟骨組織，結合組織**などに分類される．骨組織は細胞間にリン酸カルシウムやコラーゲン線維が多く，堅くてかつ折れにくい性質をもつ．軟骨組織は水分の含有量が多く，表面が滑らかで弾力があり衝撃を吸収できる．結合組織は皮膚の下や器官の周囲を埋めており，皮下脂肪もその一部である．

　筋組織は収縮できる組織で，いわゆる筋肉をつくる**骨格筋組織**，心臓の壁をつくる**心筋組織**，消化管の壁など内臓に多い**平滑筋組織**がある．

　神経組織は神経細胞が長い突起を伸ばして，興奮を遠くに伝え情報処理を行う組織である．神経細胞のはたらきを助ける支持細胞も多く存在する．

4．器官と器官系

1）物質の取り込み：消化器系，呼吸器系

　細胞が物質を取り込むように個体も物質を取り込む．これを司るのが**消化器系**と**呼吸器系**である．両者ははじめ口から肛門までの1本の管として発生し，のどの部分から枝分れした管が胸部に伸びていって気管，気管支，肺をつくり呼吸器系となる．残りの部分は1本の管（消化管＝口腔・咽頭・食道・胃・小腸・大腸）と，そこから派生する腺（唾液腺，肝臓，膵臓など）になり，消化器系をつくる**[図5]**．

（1）消化器系

　消化管は食べたり飲んだりしたものの**消化**と**吸収**を行う．消化には物理的な力で食物を細かく砕く物理的消化と，消化酵素などのはたらきで分解する化学的消化がある．消化酵

素を含む消化液として，唾液腺から唾液，肝臓から胆汁，膵臓から膵液が分泌される．また，消化管の粘膜に存在する小規模の腺からも消化液や粘液が分泌される．

ヒトは1日に約2Lの水分を摂取する．さらに消化管内に分泌される消化液は7Lにも及ぶ．消化管全体で9L近くが吸収されることにより，最終的に0.1～0.2L程度が便の中の水分として排泄される．そのため分泌と吸収のバランスで便の量や水分量が変化する．消化液の分泌が亢進したり，消化管が食物を送り出す速度が速くなったりすれば，十分な吸収ができずに水分の多い便が出る（下痢）．

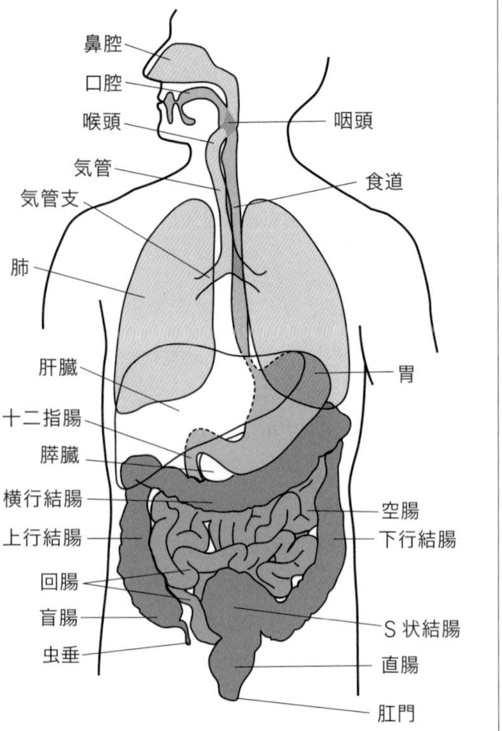

口腔には歯があり，顎や舌の筋の運動によって食物をかみ砕いたりすりつぶしたりする物理的消化が行われる．唾液腺からはアミラーゼを多く含む唾液が分泌される．これによってデンプンなどの糖質の化学的消化も行われる．食物は口腔から頸部にある咽頭，胸部にある食道を短時間で通り抜けて胃に達する．食物を飲み込む動作を**嚥下**と呼ぶ．

消化器系は口腔と肛門をつなぐチューブ（消化管）とそこから派生した腺（膵臓，肝臓など）からなる．呼吸器系はガス交換の場である肺と鼻腔から肺まで空気を送る気道からなる．喉頭から肺までは消化管である咽頭の前壁が伸び出してできたものである．咽頭が消化器系と呼吸器系の両方に属することに注意したい．

[図5] 消化器系と呼吸器系

胃の粘膜から分泌される胃液には塩酸と蛋白質分解酵素が含まれていて，胃壁の動きによって攪拌され，蛋白質をアミノ酸やペプチド（アミノ酸がいくつかつながったもの）に分解する．

小腸は**十二指腸**，**空腸**，**回腸**からなる．胃から十二指腸に移ると消化液がアルカリ性になり，胃酸を中和して別の消化酵素がはたらきやすい状態をつくる．十二指腸では胆汁と膵液が分泌され脂肪，蛋白質，糖質のいずれも消化が進む．空腸と回腸はこうして分解

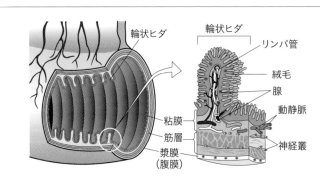

小腸は，口腔から始まる消化作用が続くとともに，分解された栄養や水分が最も多く吸収される部位である．そのために輪状ヒダと絨毛で凹凸をつくり，表面積を広げている．さらに，図示されていないが細胞膜の突起である微絨毛もあって，吸収面積を著しく拡大する．粘膜内の血管は糖質や蛋白質を，リンパ管は脂質を輸送する．

[図6] 小腸の構造

された栄養を吸収する．小腸の粘膜はヒダが多く，絨毛と呼ばれるビロード状の突起も密に存在する［図6］．さらに，その表面の細胞の細胞膜にも微絨毛と呼ばれる微細な突起がある．これらはすべて小腸内面の表面積を増大させ，すべて広げると 30 m² にもなる．広い面から吸収することで，限られた長さの消化管で効率的に栄養を取り込んでいる．小腸も大腸も順序よく収縮と弛緩を繰り返す蠕動運動で内容物を下流に送っていく．

大腸は盲腸，結腸，直腸からなる．右下腹部で回腸の末端が大腸に接続している．接続部から下が盲腸で，さらに下に虫垂という細い管状の突起がある．接続部から上は結腸と呼ばれ，上腹部を回って左側を下行し，下腹部で直腸に接続する．大腸は主に水分を吸収して便をつくる．便は直腸に一時蓄えられたあと，肛門から排泄される．

消化管は空腹時にはあまりはたらかず，食物を摂取すると活発に分泌や運動を開始する．その際，自律神経系や，胃や腸の粘膜にある細胞が分泌する消化管ホルモンが消化管や腺の活動を制御している．

消化管の大部分で吸収された糖質とアミノ酸は毛細血管に取り込まれ，脂肪はリンパ管に取り込まれる．毛細血管は集まって門脈と呼ばれる特殊な静脈をつくり肝臓に向かう．リンパ管は集まって太いリンパ本幹につながり，頸のつけ根で静脈に合流する．肝臓に向かう血液には，栄養が含まれるだけでなく毒物も混入している．肝臓は栄養を貯蔵したり，身体に使いやすい形に変換したり，毒物を解毒したりしたあと，心臓につながる静脈に血液を送る．

肝臓と膵臓は消化管から分かれてできる外分泌腺で，それぞれ胆汁と膵液を分泌する．胆汁は胆管に集められていったん胆囊に蓄えられる．胆囊は胆汁から水分を吸収して胆汁を濃縮し，食物が消化管に入ると収縮して胆汁を十二指腸に送り出す．胆汁は胆汁酸と胆汁色素を含む．胆汁酸は脂肪を微粒子にして水の中で安定させ，消化酵素が働きやすくする．胆汁色素は主にビリルビンと呼ばれる色素からなる．便の色はビリルビンが腸内で変化した物質の色である．

膵臓が分泌する膵液には糖質，脂質（脂肪や脂肪酸），蛋白質のそれぞれを分解する消化酵素が含まれている．代表的な酵素として，糖質を分解するアミラーゼ，脂質を分解するリパーゼ，蛋白質を分解するトリプシン，キモトリプシンなどがある．膵臓には外分泌腺の組織の間に膵島（ランゲルハンス島）と呼ばれる小さな内分泌腺組織が散在する(3章，049頁の図14参照)．

(2) 呼吸器系

呼吸器系は空気と血液の間のガス交換の場である肺と，外気を肺まで送る通り道（気道）である鼻腔，咽頭，喉頭，気管，気管支からなる［図5］．ガス交換とは外気から酸素を取り込んで二酸化炭素を排出することである．気道の内面は粘膜に覆われる．

鼻腔の壁には凹凸があって粘膜の面積を広げ，空気に温度と湿度を与えている．鼻腔は咽頭につながる．

咽頭は消化器系と呼吸器系を兼ねた器官で，食物も空気も通る．咽頭下部の前壁には喉頭の入り口が開いている．そのため，食物を飲み込む動作がうまくできないと食物が喉頭から気管へ吸い込まれることがある（誤嚥）．

喉頭は軟骨の骨組みをもち，その中の甲状軟骨は男性の場合のどの前方に突出して，いわゆる「のどぼとけ」をつくる．喉頭内部の粘膜には声帯というヒダがあり，筋によって位置を変えることができる．肺からの空気が吐き出される（呼息）際に左右の声帯が近づ

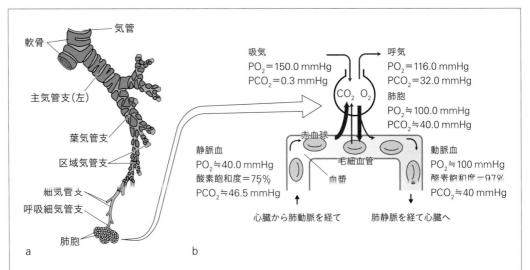

気管

軟骨

主気管支（左）

葉気管支

区域気管支

細気管支

呼吸細気管支

肺胞

a

b

吸気
PO_2 = 150.0 mmHg
PCO_2 = 0.3 mmHg

呼気
PO_2 = 116.0 mmHg
PCO_2 = 32.0 mmHg

肺胞
PO_2 ≒ 100.0 mmHg
PCO_2 ≒ 40.0 mmHg

CO_2 O_2

赤血球

毛細血管

血漿

静脈血
PO_2 ≒ 40.0 mmHg
酸素飽和度 = 75%
PCO_2 ≒ 46.5 mmHg

動脈血
PO_2 ≒ 100 mmHg
酸素飽和度 = 97%
PCO_2 ≒ 40 mmHg

心臓から肺動脈を経て

肺静脈を経て心臓へ

a. 空気は気管から気管支，さらに分岐を繰り返して，しだいに細くなる気管支の枝を通って肺胞に達する．
b. 肺胞では空気と血液の間で酸素と二酸化炭素の交換が行われる．図は模式的に示してあるが実際の毛細血管は肺胞よりずっと細く，肺胞の壁に張りめぐらされている．

[図7] 気管から肺胞までと肺胞でのガス交換

いて間が狭くなっていると，声帯が振動して声が出る．声帯の長さや緊張度によって声の高さが変化する．

　喉頭の下は気管につながっている．気管は約10 cmで左右に分かれ気管支となり，肺の中に入ると何度も枝分れしながら細くなって，最後は**肺胞**（はいほう）と呼ばれる微細な袋につながる**[図7]**．肺胞の壁はきわめて薄く，中に毛細血管が張りめぐらされている．ここで酸素が空気から血液に，二酸化炭素が血液から空気に移動する．

　肺への空気の出入り（**換気**（かんき））が不十分になったり，肺胞の壁が炎症などで空気を通しにくくなったり，肺胞の毛細血管への血液の流れが減少したりすると，血液の酸素濃度が低下して脳の細胞に酸素が供給できなくなり，意識状態に影響を及ぼす．

2）物質の循環と排泄：血液，循環器系，泌尿器系

（1）血液

　消化器系や呼吸器系で取り込まれた栄養や酸素は血液に溶け込んで，循環器系によって全身をめぐる．血液は液状であるが細胞成分（**赤血球，白血球，血小板**（けっしょうばん））を多く含む．

　赤血球はヘモグロビンがつまった袋であり，酸素はヘモグロビンに結合することで水に溶解するよりもはるかに多く血液中に溶け込むことができる．白血球には顆粒球（かりゅうきゅう），リンパ球，マクロファージなどがあり，免疫細胞として重要なはたらきをもつ．血小板は血液の凝固に重要な役割を果たす．また，血液が凝固する際には血液中のフィブリノゲンがフィブリンという線維成分に変化して血球をからめ取り，**血餅**（けっぺい）と呼ばれる塊をつくって血管の破れた部分を塞ぐ．血液から細胞成分を取り除いた液体を**血漿**（けっしょう），血漿からフィブリノゲンやフィブリンを除いた液体を**血清**（けっせい）という．

（2）循環器系

　循環器系は**心臓**というポンプとそれにつながる血管のループからなる**[図8]**．

　心臓から血液を送り出す血管を**動脈**と呼び，**肺動脈**と**大動脈**の2種類がある．心臓に血液を戻す血管を**静脈**と呼び，**肺静脈**（左右2本ずつ）と**大静脈**（上下2本）の2種類がある．

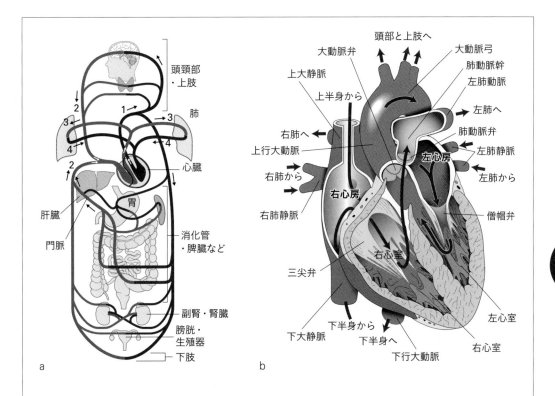

a．血液の循環する経路．赤で示したのは酸素を多く含む動脈血が流れる血管と心臓の部分．灰色で示したのは酸素の少ない静脈血が流れる血管と心臓の部分．全身に血液を送る大動脈(1)とその枝，肺から心臓に血液を戻す肺静脈(4)に動脈血が流れ，全身からの血液を心臓に戻す大静脈(2)と心臓から肺に血液を送る肺動脈(3)に静脈血が流れる．

b．心臓の構造と血液の流れ（赤矢印）を示す．全身から上・下大静脈を通って心臓に戻った血液は，右心房，右心室，肺動脈を経て肺に向かう．肺動脈幹とは肺動脈が左右に分かれる前の部分．肺から肺静脈を通って心臓に戻った血液は左心房，左心室，大動脈を経て全身に向かう．上行大動脈とは大動脈の最初の部分．

[図8] 循環器系の全体像と心臓

心臓には**右心房，右心室，左心房，左心室**の４つの部屋がある．肺動脈は右心室から出ると枝分れを繰り返してやがて肺胞の毛細血管になり，それらが合流して肺静脈となって左心房につながる．大動脈は左心室から出ると枝分れを繰り返して肺以外の全身の毛細血管になり，それらが合流して上半身からは上大静脈，下半身からは下大静脈にまとまって右心房につながる．右心室から肺をめぐって左心房に戻る経路を**肺循環（小循環）**，左心室から肺以外の全身をめぐって右心房に戻る経路を**体循環（大循環）**と呼ぶ．

安静時に心臓から大動脈と肺動脈に送り出される血液の量（**心拍出量**）はそれぞれ毎分約５Lに達する．血液全体の量が約５Lであるから，血液は約１分間で体循環と肺循環を回ることになる．血液は肺で酸素を多く含んだ鮮やかな赤色の血液（**動脈血**）となり，全身に酸素を供給して二酸化炭素を回収し，暗い赤色の血液（**静脈血**）となる．

心房は静脈からの血液を集め，心室に送り出す．心房の壁は薄く，送り出す力は弱い．心室は心房から受け取った血液を動脈に送り出す．心室の壁は厚く，送り出す力が強い．特に右心室より左心室の壁が厚いので，肺動脈よりも大動脈の血圧が高い．その高い圧で心室から心房に血液が逆流しないように心房と心室の間には**房室弁**（右は三尖弁，左は僧帽弁と呼ばれる）がある．同様に心室が収縮を終えて再び広がるときに動脈から心室に血液が戻らないように，肺動脈には**肺動脈弁**，大動脈には**大動脈弁**がある．

大動脈やそこから分岐する太い動脈は弾性動脈と呼ばれ，壁が弾力をもっているので，心臓が収縮したとき（**収縮期**）に伸びて，心臓が拡張しているとき（**拡張期**）に収縮しながら血液を押し出すことができる．動脈の血圧が拡張期も 0 にならず，60 ～ 80 mmHg 程度に保たれているのはそのためである．これより細い動脈は壁に平滑筋が豊富で，自律神経系やホルモンの作用で収縮したり弛緩したりできる．収縮すると動脈の直径が細くなってそれより下流の血流が減り，弛緩すると太くなって血流が増える．こうして各器官へ供給する血液の量が調節されている．

全身の**毛細血管**は赤血球がかろうじて通ることができる程度の太さで，

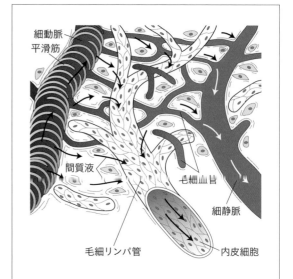

細動脈から分かれた毛細血管は壁が薄く，血漿の一部がしみ出して間質液となる．毛細血管は細静脈に注ぐ．間質液は毛細血管にも戻るが，残りは毛細リンパ管に入る．毛細リンパ管も壁が薄い．毛細リンパ管は合流してしだいに太いリンパ管となり，やがて静脈に合流する．
[図9] 毛細血管とリンパ管

その壁は非常に薄く，細胞1層からなる**[図9]**．そのため酸素濃度の低い血管外の組織に酸素が浸透し，二酸化炭素が組織から血管に入る．また栄養が組織に浸透し，不要な老廃物が血管に入る．毛細血管は合流してしだいに太い静脈をつくり，上半身からの血液は上大静脈，下半身からの血液は下大静脈に集まって心臓に戻る．

組織の細胞の間を満たす間質液は毛細血管からしみ出した液体である．一部は再び毛細血管に回収されて血液に戻るが，残りは**毛細リンパ管**と呼ばれる細い管に回収される**[図9]**．この液体を**リンパ**と呼ぶ．毛細リンパ管は合流してしだいに太いリンパ管となり，さらに太いリンパ本幹にまとまって，やがて静脈に合流する．

毛細リンパ管の中に病原体や微細な異物が混入することがある．リンパ管の途中にはリンパ節と呼ばれる直径数 mm の器官があり，そこで免疫細胞が病原体や異物を処理し，適切な免疫反応を起こして体を防御している．

白で表示した腎臓，尿管，膀胱，尿道は泌尿器系で，灰色で表示した精巣，精巣上体，精管，精嚢，前立腺，陰茎が男性生殖器，赤で表示した卵巣，卵管，子宮，腟，陰核，大陰唇，小陰唇などが女性生殖器である．男性の尿道は尿と精液の通り道を兼ねるので，泌尿器系と生殖器系の両方に属する．

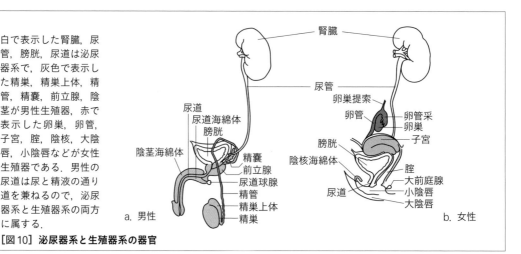

[図10] 泌尿器系と生殖器系の器官

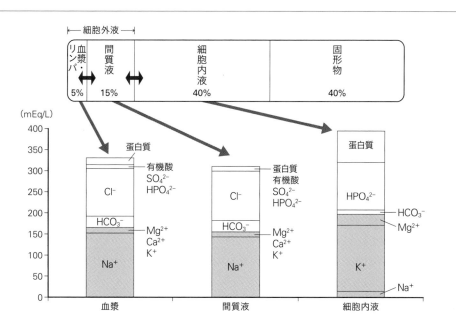

体の重量の40％を固形物，60％を液体が占める．液体には細胞内液，細胞外液があり，細胞外液はさらに血液の液体成分である血漿と，組織の中で細胞と細胞の間にある間質液に分かれる．これらの調節は呼吸器系，消化器系，腎臓，皮膚などによって，血漿を介して行われる．血漿，間質液，細胞内液は異なる成分をもつ．細胞外液にナトリウムイオン（Na^+），塩化物イオン（Cl^-）が多いのに対し，細胞内液はカリウムイオン（K^+），蛋白質，リン酸水素イオン（HPO_4^{2-}）が多い．

[図11] 体の中の液体と，そこに溶けている成分の割合

（3）泌尿器系

　血液に入った老廃物のうち，二酸化炭素は肺で排出される．コレステロールなどは消化管で分泌されて排泄される．それ以外の多くの成分の排泄を行っているのが泌尿器系である．泌尿器系ではまず**腎臓**で尿がつくられ，**尿管**を通して**膀胱**に尿が蓄えられる．尿はある程度貯まると**尿道**を通して体外に排泄される [図10]．

　人体は約60％が液体で構成されていて，その半分強は細胞の中にあり（**細胞内液**），残りは細胞の外にある（**細胞外液**）[図11]．細胞外液の約半分が細胞の間にあり（**間質液**），約1/6が血液の液体成分である血漿である．細胞が正常に働くためには細胞内液と間質液の成分が適切な範囲になければならない．体は血漿の成分を調整することでこれらの液体を制御している．

　腎臓は腹腔の後ろの壁の中に左右1対あり，片側で約150 gのソラマメ型の器官である [図12]．腎臓には大動脈の枝である腎動脈から心拍出量の1/5〜1/4の血液が入ってくる．大量の血液を処理することが体液の量と成分の調節を行う腎臓にとって重要である．腎動脈は分岐して細い動脈になり，**糸球体**と呼ばれる小さな組織につながっている．

　糸球体は血液を濾過して尿の元となる**原尿**をつくる．原尿は血液から血球成分と蛋白質を除いたもので，1日に約160 Lもつくられる．原尿は糸球体を包むボウマン嚢を満たし，それにつながる尿細管に流れていく．原尿は尿細管に導かれて水やナトリウムイオン，ブドウ糖など，体に必要だが濾過されてしまった成分が再吸収され，尿酸など不要な成分がさらに分泌される．尿細管から連続する集合管でも水やナトリウムイオンが再吸収され，原尿は1/100ほどの量に減って尿ができる．

　体が摂取する水分やナトリウムなどの量は日によって大きく異なる可能性がある．腎臓

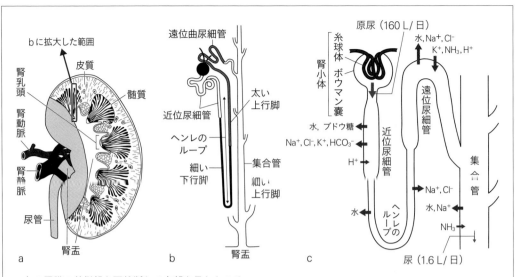

a. 左の腎臓の外側部を冠状断して内部を見たところ.
b. ネフロンと集合管. ネフロンは腎小体と尿細管からなり, 1個の腎小体に1本の尿細管がつながっている.
c. 腎小体でできた原尿が尿細管, 集合管を経て尿になるまで. 各部分で様々な成分が再吸収されたり, 分泌されたりする.

[図12] 腎臓の構造と機能

は尿細管と集合管における再吸収や分泌を調整することで, 尿の量や濃度を大きく変化させ, 体液を適正な条件に保っている.

　集合管を通り抜けた尿は腎臓内部の空間である**腎盂**（じんう）を通って尿管に入り膀胱に運ばれる. 膀胱は平滑筋に富んだ壁をもつ容積 500 mL 程度の袋状の器官で, 尿を一次的に貯める. 膀胱に尿がある程度貯まると, その情報が神経系に伝えられて尿意として感じられる. 脳からの指令で膀胱壁の収縮を抑制し, 尿道を取り囲む外尿道括約筋（骨盤の底をふさぐ筋の一部で骨格筋であり, 自分の意思で収縮させることができる）を収縮させておくことができる. 排尿できる状況になって脳が指令を出すと膀胱壁が収縮して外尿道括約筋が弛緩し, 尿道を通して尿が体外に排泄される.

　尿道は膀胱の底部から体外に続く管状の器官で, 女性の場合は数 cm 下方の外陰部で体外に通じる. 男性の場合は膀胱のすぐ下にある前立腺を貫いて, さらに陰茎を通って体外に通じる. 前立腺の中で精液を通す精管が接続するため, 男性の尿道は尿だけでなく精子の通り道にもなっている.

3）個体の複製：生殖器系

　個体には寿命がある. 生物が種として存続するためには子孫をつくって生命をつないでいかなければならない. 細菌など原始的な生物は分裂して2つになることで個体を複製するが, 多くの生物には**雌雄**（しゆう）があって, それぞれがつくった**配偶子**（**精子**と**卵子**）が結合して新しい個体をつくっていく. また受精してできた胚（はい）を体外でも育つ段階まで成熟させるのも生殖器系の役割である.

　そのため**生殖器系**は男性と女性で最も差の著しい器官系である [図10]. 生殖器系の器官としては, 男性の場合, **精巣**（せいそう）, **精巣上体**（せいそうじょうたい）, **精管**（せいかん）, **精嚢**（せいのう）, **前立腺**（ぜんりつせん）, **陰茎**（いんけい）とその内部の尿道がある [図13-a,b]. 女性の場合, **卵巣**（らんそう）, **卵管**（らんかん）, **子宮**（しきゅう）, **腟**（ちつ）がある [図13-c,d].

　精子は精巣の中にある細い管（**精細管**（せいさいかん））の中で形成される. 精子は成熟すると精巣上体

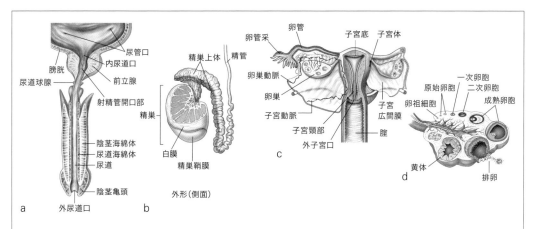

a. 男性の尿道．膀胱の底部にある内尿道口から前立腺と陰茎の内部を通って外尿道口で体外に開くまで．
b. 精巣と精巣上体の構造（外観と一部の断面）を示す．
c. 卵巣，卵管，子宮，腟の構造．各器官の前方部分を切り取って内部が見えるようにしたところ．
d. 卵胞の成熟．卵巣内部で卵胞が一次卵胞から成熟卵胞へと変化し，排卵のあと黄体になるまでを模式的に示す．

[図13] 生殖器系の器官

に向かって移動する．性交などによって性的興奮が高まると，陰茎の内部に血液が充満して硬く大きくなり（**勃起**），精子は精管を通って前立腺のほうに送り出される．そこに前立腺などからの分泌液が加わって**精液**となり，尿道を通って射出される（**射精**）．

　卵巣では卵子の元となる**卵祖細胞**が多数あり，思春期になると順に成熟が進む．卵細胞の周りに**卵胞**と呼ばれる組織が形成されて，やがて卵胞は卵巣の表面を破って，そこから**卵子**が腹腔内に放出される（**排卵**）．卵子は卵管に入って卵管内の液の流れに乗ってしだいに子宮に向かう．一方，精液が腟内に入ると，その環境によって精子が活性化し，尾部を波打たせて子宮から卵管へと移動する．ちょうど排卵された卵子が卵管で精子と出会うと，精子の頭部が卵子の中に入って精子の遺伝子が卵子の遺伝子と合わさり，体細胞と同じ染色体数になる．これが**受精**である．

　受精卵は細胞分裂を繰り返しながら卵管内を子宮に向かって進み，子宮の粘膜に定着する（**着床**）．受精卵からは次世代の個体をつくる**胚**と，胚を囲む**細胞群**が形成される．後者から**胎盤**がつくられて母体の血液から受け取った酸素や栄養素を胚に送り，胚の二酸化炭素や不要物を母体の血液に送るようになる．胚は受精後8週で**胎児**と呼ばれる段階になって成長を続け，受精後約40週で体外に出る．その際はオキシトシンというホルモンの作用で子宮が収縮し，子宮の入口や腟が弛緩して，胎児が体外に向かって送り出される（**分娩**）．胎児が産まれて新生児となると，胎児と胎盤をつないでいた**臍帯**の血管は収縮して胎盤に血液を送らなくなり，やがて臍帯は胎児の臍から脱落する．

4）形の維持と運動：運動器系

　体の形を維持して，さらにそれを積極的に動かして運動を可能にするのが**運動器系**である．**骨格系**と**筋系**からなる．

（1）骨格系

　骨には次の5つの機能がある．

　①体の各部を支持し，形状を維持する．②筋の力を伝えて体の各部の形を変える．③内臓などを取り囲んで保護する．④カルシウムを貯蔵する．⑤内部に骨髄を入れて造血の場

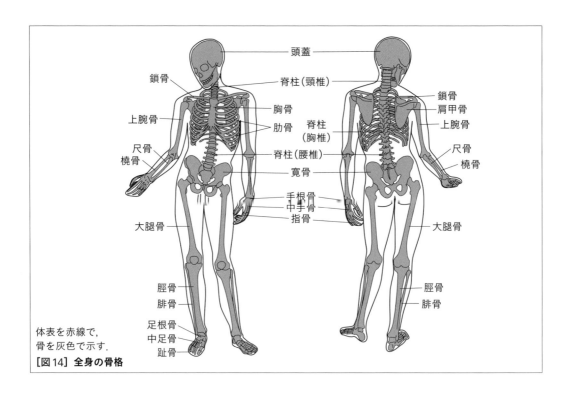

頭蓋
鎖骨　　　　脊柱（頸椎）
上腕骨　　　胸骨
　　　　　　肋骨
尺骨　　　　脊柱（胸椎）
橈骨　　　　脊柱（腰椎）
　　　　　　寛骨
　　　　　　手根骨
　　　　　　中手骨
　　　　　　指骨
大腿骨

鎖骨
肩甲骨
上腕骨
尺骨
橈骨
大腿骨

脛骨
腓骨
足根骨
中足骨
趾骨

脛骨
腓骨

体表を赤線で，
骨を灰色で示す．
[図14] 全身の骨格

を提供する．

　骨の主な成分はリン酸カルシウムと膠原線維で，リン酸カルシウムは圧迫に強く膠原線維は引っ張る力に強い．鉄筋コンクリートにたとえると，前者がコンクリートの役割を，後者が鉄筋の役割を果たしている．また，骨組織は表面の緻密な部分と内部のスポンジ状の疎な部分がある．

　また，長い骨の中央部はパイプ状になっていて，緻密な骨の内部に空洞（髄腔）があり，軽量でかつ丈夫な構造になっている．例えば上肢や下肢の内部には長い骨が多く入っていて，体重を支えたり手を大きく動かしたりできる．頭部の上部を覆う骨は彎曲した板状で，内部にある脳を取り囲んで保護している．人体には約200個の骨があり，変化に富んだ形をしているが，その部位に応じた最適な形をとっている **[図14]**．

　隣り合う骨の一部は互いに線維や軟骨によって連結していて，わずかにしか動かない．発生や成長の途中で継ぎ目が骨に置き換わって完全に一体化した骨もある．それに対して，軟骨に覆われた骨と骨が可動性をもって連結している関節もある．関節が動くことのできる方向は，関節の互いに接する軟骨面の形状で決まる．外傷や加齢などで損傷して軟骨面が変形すると本来の運動ができなくなる．骨には様々な突起やくぼみがある．それらの一部は関節を形成し，その他の多くは表面積を広げて多くの筋が付着できるようにしたり，運動の支点からの距離を離して，てこの原理で筋の出す力を増幅したりする．

　体には器官を入れるスペース（**体腔**）がある．体腔は全体あるいは部分的に骨格で取り囲まれていて，内部の器官を保護している．**頭蓋腔**は頭の骨の中の空間で，脳が入っている．**胸腔**は胸部の中の空間で，胸椎，肋骨，胸骨で囲まれ，肺，心臓，大動脈，食道などが入っている．**腹腔**は腹部の中の空間で，上部の一部は肋骨で，下部は骨盤で囲まれ，消化器系，泌尿器系，生殖器系などの多くの器官が入っている．腹腔の最下部で骨盤に囲まれる部分は**骨盤腔**と呼ばれ，直腸，膀胱，子宮などが入っている．

カルシウムは全身の細胞で必要な元素であるが，骨には大量のリン酸カルシウムが含まれていて，カルシウムの貯蔵庫の役割も果たしている．また骨の内部の空洞には骨髄があって，血液細胞を産生している．

本書で全身の骨を詳しく述べることはできないが，重要な骨のみ以下に挙げる．

頭蓋をつくる骨のうち，頭蓋腔の壁を構成するのは前頭骨，側頭骨，頭頂骨，後頭骨，篩骨，蝶形骨である．それ以外の頬骨，鼻骨，上顎骨，下顎骨などは鼻腔と口腔を囲んでいる．篩骨は鼻腔の天井や正中部の仕切り（鼻中隔）にも関わっている．上顎骨と下顎骨には歯が固定されていて，下顎骨が側頭骨と関節をつくって可動性があるため，食べ物を噛む（咀嚼）際に重要な役割を果たす．舌骨は他の骨から離れているが筋や靱帯でつながっており，舌に向かう筋が付着する場所となっているため，舌の運動や嚥下に重要な骨である．

体幹の骨は椎骨，肋骨，胸骨からなる．椎骨は前に円柱状のかたまりがあって体重を支え，後ろに縦方向に孔の開いた骨である．縦に並ぶことで脊柱を形成し，体幹の中心となる．後方の孔も縦につながり脊柱管をつくり，その中に脊髄が入っている．椎骨は上から頸椎（7個），胸椎（12個），腰椎（5個），仙椎（5個），尾椎（3～5個）があり，胸椎（片側で12個）は肋骨，胸骨とともに胸郭をつくる．仙椎は融合して1個の仙骨をつくり，尾椎もしばしば融合していて尾骨と呼ばれる．それぞれの椎骨は上から順に番号をつけて，たとえば第1頸椎，第3腰椎と呼ばれる．

上肢と下肢はある程度共通した構造をもつ．上肢の骨は，左右それぞれ近位（体幹に近い側）から上肢帯（鎖骨と肩甲骨）－上腕骨－前腕骨（尺骨と橈骨）－手根骨（8個）－中手骨（5個）－指骨（14個）の順につながり，下肢の骨は下肢帯（寛骨）－大腿骨－下腿骨（脛骨と腓骨）－足根骨（7個）－中足骨（5個）－趾骨（14個）の順につながる（趾は足の指を意味する漢字で，趾骨のかわりに指骨と書かれる場合もある）．上肢帯，下肢帯は体幹の骨と連結している．上肢帯も肩関節も可動性が大きく，上肢が自由に運動できるようにしている．下肢帯をつくる寛骨と仙骨の間の関節は可動性に乏しく，股関節も丈夫な構造で可動域が肩関節より狭いが，体重をしっかり下肢に伝えられる．寛骨は仙骨，尾骨とともに骨盤をつくる．

（2）筋系

骨格筋は多くの場合，隣接する骨と骨に付着し，両者の間の関節を動かす．ただし一部の筋は皮膚に付着していて皮膚を動かす．そうした筋を皮筋といい，ヒトでは顔面から頸部前面に多く，顔面筋あるいは表情筋と呼ばれる．瞼や口を閉じる筋はその一部である．

骨格筋の骨への付着部位は，起始，停止と呼ばれる．上肢と下肢の筋の場合，体幹に近い付着部位を起始，遠い付着部位を停止という．体幹の筋の場合，正中に近い側や下側を起始，反対側を停止ということが多い．筋が収縮したときに停止部の骨がどう動くかを，筋の作用と呼ぶ．

筋は力を発揮して収縮することはできるが，自ら伸長して元の長さに戻ることはできない．そのため，それぞれの関節には必ず逆の作用をもつ筋があって，一方が収縮すると他方が伸長するようになっている［図15］．そうした逆の作用の筋を拮抗筋と呼ぶ．また，ある関節を1方向に動かすのに複数の筋が作用する場合もある．それらの筋を協同筋と呼ぶ．例えば，上腕の前面にあって肘関節を屈曲させる筋として上腕二頭筋がある．上腕の後面には肘関節を伸展させる筋として上腕三頭筋がある．これらは拮抗筋である．肘関節

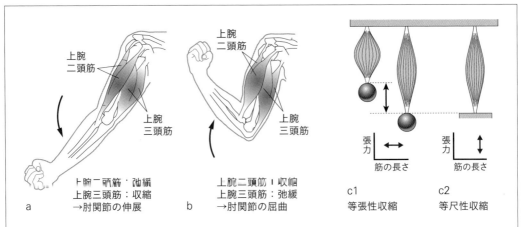

上腕
二頭筋

上腕
三頭筋

上腕
二頭筋

上腕
三頭筋

上腕二頭筋：弛緩
上腕三頭筋：収縮
→肘関節の伸展

a

上腕二頭筋：収縮
上腕三頭筋：弛緩
→肘関節の屈曲

b

張力

筋の長さ

c1
等張性収縮

張力

筋の長さ

c2
等尺性収縮

a, b. 肘関節を動かす筋の例. 上腕二頭筋と上腕三頭筋は拮抗筋の関係にある.
c. 等張性収縮と等尺性収縮. 等張性収縮（c1）とは筋が一定の重量のものをきわめてゆっくり持ち上げる場合にあたり，筋の長さが変化しても張力は一定である. 等尺性収縮（c2）は筋の両端が固定されていて長さが変わらない場合の収縮で，筋の張力が変化しても長さは一定である. 実際の筋の収縮は両方の要素を含むことが多い.

[図15] 骨格筋の作用

を屈曲させる筋には他にも上腕筋がある. 上腕二頭筋と上腕筋は肘関節の屈曲に関して協同筋といえる. 関節によっては屈曲・伸展以外の様々な運動が可能である. 例えば肩関節には屈曲・伸展，内転・外転，内旋・外旋という動きがある. これらの動きには拮抗筋や協同筋として多くの筋が関わっている.

　骨格筋が力を発揮するとき，必ず筋が短くなるとは限らない. ある重さの荷物をゆっくり持ち上げる場合，筋は一定の力で引っ張りながら短くなっていく，これを**等張性収縮**と呼ぶ. 持ち上げたあと一定の位置に保持するような場合，筋は長さを変えないで力を発揮する. これを**等尺性収縮**と呼ぶ.

　筋は神経系からの指令に従って収縮するだけでなく，筋がどれくらい収縮したかを神経系に伝えている [図16]. 筋の長さをモニターしているのは**筋紡錘**と呼ばれる小さな組織で，筋の中に多数組み込まれている. 筋が長くなると筋紡錘の中の特殊な筋線維も引き伸

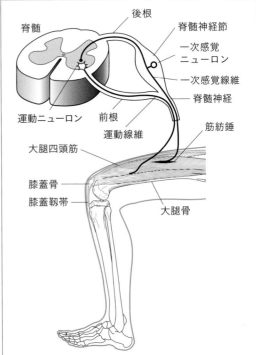

膝蓋腱反射のような伸長反射は末梢の感覚器から末梢神経系と中枢神経系（ここでは脊髄）を経由して骨格筋に至る，2つの神経細胞の連絡で行われる作用で，無意識のうちに毎回同様の反応が起こる. 筋の張力はこうした自動的な反射で刻々と調節されている. 脊髄は細胞が示せるように，一部のみ取り出して筋よりもはるかに拡大して描いてあるので注意.

[図16] 筋の作用の自動的な調節

ばされ，それが刺激となって筋紡錘に入っている感覚神経が興奮する. その興奮が脊髄や脳幹に伝えられる.

　例えば，膝関節を伸展させる大腿四頭筋と呼ばれる筋は大体の前面にある大きな筋で，

下部は膝蓋骨の下の腱となって脛骨に停止している．この腱を叩くと一瞬遅れて膝が少し伸びる（下腿が前に出る）反射がある．この**膝蓋腱反射**では，叩かれた腱が曲がった分だけ大腿四頭筋が引き伸ばされる．この伸びを大腿四頭筋の中の筋紡錘が検出して神経に伝える．この情報は脊髄に伝わって大腿四頭筋を収縮させる神経細胞を興奮させる．その興奮が再び神経を通って大腿四頭筋に伝わり，大腿四頭筋が収縮し，膝関節が伸びることになる．日常生活では，ある重さを支えながら関節を一定の角度に保持する場合がある．そのとき，筋の収縮力が弱まると関節の角度が変化する．この反射はその兆候をとらえて筋の収縮力を修正し，一定の姿勢を保つのに重要な役割を果たしている．同様の反射がほかの関節にもあり，まとめて**伸長反射**と呼ばれる．

5）全身の機能の統合：感覚器系，神経系，内分泌系

　動物は変化する環境の中で生活しているので，その変化をとらえて適切に対応しなければ生き延びることができない．個体の外の環境を**外部環境**，中の環境を**内部環境**と呼ぶ．

　体には両者の変化をとらえて神経系に伝える感覚器が数多く存在する．前述の筋紡錘も感覚器である．神経系は感覚器からの情報を処理し，他の感覚器からの情報と統合して，適切な指令を運動器に送る．多くの場合，様々な運動器に異なる指令を送って体全体が協調した反応を示さなければならない．このように神経系は全身の統合を司っている．

　内分泌系も，ほかのホルモンなどの影響や神経系からの情報に基づいて適切なホルモンを分泌する．ホルモンは血液に入って全身をめぐり，様々な器官の作用を変化させる．内分泌系も全身の統合に重要な器官系である．次章でこれらの器官系について詳しく学ぶ．

2章　Q and A

Q1 細胞小器官とそのはたらきの組合せで正しいものを1つ選びなさい．
1. 核 　－　細胞内外の物質移動の制御
2. 細胞膜 　－　細胞における呼吸
3. 小胞体 　－　遺伝情報の保存
4. リボソーム 　－　蛋白質の合成
5. ミトコンドリア 　－　カルシウムイオンの貯蔵

Q2 器官とそのはたらきの組合せで正しいものを1つ選びなさい．
1. 胃 　－　脂肪の分解
2. 肺 　－　血液への酸素供給
3. 胆嚢 　－　胆汁の産生
4. 子宮 　－　卵子の産生
5. 腎臓 　－　尿の一時的な貯留

Q3 血液の循環の経路の一部を示す．正しいものを 1 つ選びなさい．

1．右心房→右心室→肺動脈→肺→肺静脈→左心房
2．右心房→上大静脈→毛細血管→大動脈→左心室
3．左心房→左心室→肺動脈→肺→肺静脈→右心室
4．左心室→大動脈→肺→大静脈→右心房→右心室
5．左心室→肺静脈→肺→肺動脈→右心室→右心房

Q1 | **A**……4
解説

核は遺伝情報の保存，細胞膜は細胞内外の物質移動の制御，小胞体はカルシウムイオンの貯蔵を行っている．ミトコンドリアは酸素を消費して ATP を合成するので，細胞における呼吸の場といわれる．

Q2 | **A**……2
解説

胃は主に蛋白質を分解し，脂肪を分解するのは主に小腸である．胆嚢は肝臓が産生した胆汁を貯蔵・濃縮して，必要なときに十二指腸に送る．卵子を産生するのは卵巣である．尿の一次的な貯留は膀胱のはたらきである．

Q3 | **A**……1
解説

全身を巡ってきた静脈血は上大静脈と下大静脈から右心房に入り，そのあと右心室→肺動脈→肺→肺静脈→左心房→左心室の順に流れて大動脈に入り，再び全身に向かう．

（小林　靖）

3章 心に関わる統合器官系

到達目標 ··

● 感覚器系，神経系，内分泌系の構造と機能の基本を概説できる．
● それらの器官系と心の関わりについて概説できる．

アウトライン

　心は人体によって生じる現象である．心に直接影響を及ぼすのは感覚情報をもたらす感覚器系，その情報を処理する神経系，神経系に影響を与える内分泌系などである．

　感覚器系は多数の感覚器からなるが，感覚器の種類ごとに特定の刺激を受容し，神経系に伝えられる情報に変換する．神経系は感覚情報を処理して生きるために重要な情報を取り出し，異なる感覚種を統合し，それらを記憶として貯蔵したり必要に応じて取り出したりし，また感覚情報と記憶情報にもとづいて個体が置かれた状況をとらえ，適切な行動を選択する．神経系は運動器を介して外界や個体内部に影響を与える．内分泌系は神経系と相互に影響を及ぼし合い，心のはたらきに関わっている．

---

1. 感覚器系

1) 感覚器のはたらき

　感覚器は体の外部や内部でおこる変化を刺激として受け取り，神経細胞を電気的に興奮させる．こうして感覚器は神経系が感覚情報を受け取る際の窓口となる．**感覚情報**は末梢神経を通って中枢神経系に伝えられ，様々に利用される．感覚情報が大脳皮質に伝えられると，私たちは**感覚**を意識する．

〔キーワード〕感覚器，モダリティー，閾値，受容野，中枢神経系，脊髄，脳幹，小脳，大脳，末梢神経系，脊髄神経，脳神経，自律神経系，内分泌系，ホルモン，フィードバック抑制，神経内分泌

[表1] 感覚種（モダリティー）と感覚器

感覚種（モダリティー）		感覚刺激の種類	感覚器	感覚受容器の種類
嗅覚 きゅうかく		匂い分子	嗅粘膜	嗅細胞
視覚 しかく		光	網膜	視細胞（杆体細胞 かんたい，錐体細胞 すいたい）
聴覚 ちょうかく		音	内耳の蝸牛	有毛細胞
平衡感覚 へいこうかんかく		頭部の傾き，加速度，回転	内耳の前庭と半規管	有毛細胞
味覚 みかく		味分子	味蕾	味細胞
皮膚感覚	触覚	力	皮膚	マイスネル小体，メルケル細胞，ルフィニ小体，パチニ小体
	温度感覚	温度	皮膚	自由神経終末
	痛覚	力，化学物質，熱	皮膚	自由神経終末
固有感覚 こゆうかんかく		筋の長さ	骨格筋	筋紡錘
		腱の張力	腱	腱紡錘

このほかに内臓感覚などがある．

　一つの感覚器の中には多数の**感覚受容器**がある．感覚受容器は独立した感覚細胞のこともあれば，神経線維の末端のことも，神経線維の末端と他の細胞が組み合わさって感覚受容器をつくる場合もある．例えば眼は感覚器であるが，その網膜の中にヒトの場合，1億個以上の感覚細胞（視細胞）がある．

　感覚受容器にはいろいろな種類がある．それぞれ特定の**刺激**に応答し，異なる種類（**モダリティー**）の感覚を生じる**[表1]**．例えば網膜の視細胞はある範囲の波長の光のみを受け取る．網膜が受け取ることのできない波長の光（例えば紫外線）を当てても，音を当てても網膜から出る神経は興奮しない．ある感覚器が受け取ることのできる刺激を**適刺激** てきしげきという．網膜の適刺激はおよそ400 ~ 800 nm（ナノメートル：1mmの100万分の1）の波長の光で，これを**可視光** かしこうと呼ぶ．

　また，網膜は可視光であっても弱すぎる光には反応できない．感覚受容器が受け取って神経に情報を伝えられる最小の刺激の強さを**閾値** いきちという．閾値が低いことを感度が良いともいう．感覚刺激には様々な強さがある．その強さを区別することも感覚器の重要な役割である．刺激の強さは神経の活動電位の頻度によって伝えられる．

　ある部屋に入ったときに感じた匂いがしばらく経つとわからなくなるように，同じ感覚刺激が続いたときに感覚器の反応が低下することがある（**感覚の順応** じゅんのう）．嗅覚は順応が早い感覚，聴覚は遅い感覚の例である．

2）感覚の種類と感覚器

(1) 嗅覚

　嗅覚 きゅうかくは鼻腔の上部にある**嗅粘膜**が感覚器である**[図1]**．匂いの原因となる様々な分子が嗅粘膜の表面にある粘液に溶けて，嗅細胞の突起（嗅線毛）に埋め込まれている**嗅覚受**

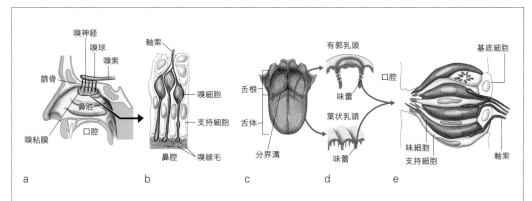

嗅覚器は鼻腔上部の嗅粘膜である（a）．その粘膜上皮に嗅細胞があって鼻腔側の表面の嗅線毛にある受容体で嗅覚を受容する（b）．嗅細胞の軸索は集まって嗅神経をつくり，篩骨にある孔を通って脳に情報を伝える．味覚器は舌の表面にある乳頭（c, d）の溝に面した味蕾である（e）．味蕾にある味細胞は，口腔に面した表面にある受容体で味覚を受容し，味細胞に接する軸索に興奮を伝え，それが脳幹に伝えられる．

[図1] 嗅覚器と味覚器の構造

容体（細胞膜に埋め込まれた特別な蛋白質）に結合すると嗅細胞が興奮する．嗅覚受容体は非常に多くの種類があり，**嗅細胞**によって異なる受容体をもっているため，特定の匂い分子は特定の嗅細胞しか興奮させない．嗅細胞の軸索が集まって**嗅神経**となり，脳の嗅球に入る．嗅覚情報は**嗅球**で処理されて，大脳皮質の**嗅覚野**に達する．

（2）味覚

　味覚の受容器は**味蕾**という小さな器官で，舌の粘膜にある乳頭と呼ばれる突起の側面に分布する［図1］．味蕾には**味細胞**（**味覚受容細胞**）や**支持細胞**がある．食べ物や飲み物に含まれる味の原因となる分子が味細胞表面の味覚受容体に結合して細胞が興奮する．味覚には塩味，甘味，酸味，苦味，うま味という基本味が5種類あって，それぞれ受容体が異なり，5種類の組み合せで味が決まると考えられている．辛味は味細胞が感じるのではなく粘膜にある神経線維が受け取る痛覚の一種なので，味覚には含まれない．

（3）視覚

　視覚は眼球の**網膜**で受容される．**眼球**はカメラに似た構造で，ほぼ球形の部屋でできており，前方にレンズの役割を果たす**角膜**と**水晶体**，絞りにあたる**虹彩**があり，後方にセンサーである網膜が広がっている［図2］．

　光は角膜で屈折したあと虹彩の中央に空いた**瞳孔**を通って水晶体でさらに屈折し，網膜に像を結ぶ．虹彩には2種類の平滑筋があって，そのうち縮瞳筋が収縮すると瞳孔が狭くなり，散瞳筋が収縮すると瞳孔が広くなる．虹彩のすぐ後方には**毛様体**があり，そこから出た線維（毛様体小帯）が弾力をもった水晶体を外方に引っ張って薄くしている．毛様体にも平滑筋があり，収縮すると毛様体小帯がゆるんで水晶体は厚みを増し，近くを見るときに網膜に焦点が合うように調節している．

　眼球の壁のうち，角膜で覆われる前方部以外は膠原線維に富んだ丈夫な強膜でできている．毛様体より後方ではその内面に血管に富んだ**脈絡膜**が，さらに内面に**網膜**が広がる．脈絡膜と網膜の最外層はメラニン色素が豊富で黒く，光が散乱しないようになっている．網膜と水晶体のあいだには透明なゼリー状の**硝子体**がある．

　視細胞には**杆体細胞**と**錐体細胞**の2種類がある．杆体細胞にはロドプシン，錐体細胞にはイオドプシンという色素があり，光が当たると細胞の興奮状態を変化させる．イオド

プシンには赤，緑，青の3原色に反応する3種類があり，それぞれの錐体細胞はそのうち1種類のみもつ．杆体細胞は感度が高いが色は識別できない．錐体細胞は感度の点で劣るが色を識別できる．視野の中心を担当する網膜の中央部には錐体細胞が非常に密に分布し，周辺部に行くほど杆体細胞が多くなる．網膜にはほかに数種類の神経細胞があって視覚情報を処理し，最後に神経節細胞の軸索が集まって視神経となり，情報を脳に伝える．

(4) 聴覚・平衡感覚

　耳は**外耳**，**中耳**，**内耳**からなり，聴覚と平衡感覚は内耳で受容される．外耳は**耳介**（外から見えるいわゆる耳の突起）と**外耳道**からなる[図3]．中耳は外耳道の奥にある**鼓膜**，その奥の空間（**鼓室**）からなり，鼓室には小さな3つの骨（**耳小骨**）がある．内耳はさらに奥の側頭骨内部の小さな空間で，**リンパ**と呼ばれる液体で満たされている．

　音は体の外の空気を伝わり，外耳道の空気を通って鼓膜を振動させる．鼓膜の振動は耳小骨（鼓膜側から順にツチ骨，キヌタ骨，アブミ骨）を伝わって，内耳の中の**蝸牛**のリンパを振動させる．蝸牛はカタツムリのように渦を巻いた管状の器官で，内部に**有毛細胞**と呼ばれる感覚細

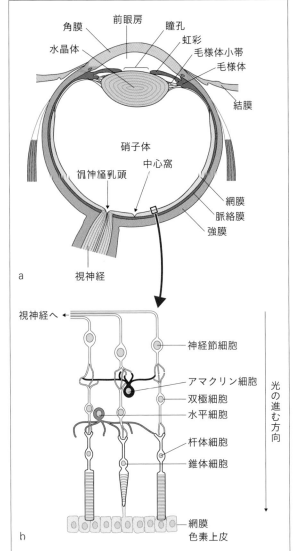

a. 眼球はカメラに似た構造で，レンズに相当する角膜と水晶体，絞りに相当する虹彩，センサーに相当する網膜がある．
b. 網膜は層構造をもち，最も奥の視細胞（杆体細胞と錐体細胞）が光を受容し，双極細胞を介して神経節細胞を興奮させる．神経節細胞から出た線維が視神経をつくり，脳に情報が伝えられる．
[図2] 眼球の構造

胞が並んだ**コルチ器**がある．高い音が来ると底部の側の，低い音が来ると頂上の側のリンパとコルチ器が振動する．有毛細胞は振動に伴って細胞の上部にある毛が傾くと興奮し，それが**内耳神経**によって脳に伝えられる．

　平衡感覚は**前庭**と**半規管**で受容される．頭部が傾くと前庭の有毛細胞が興奮する．半規管はループ状の管からなる．頭が回転すると管の中のリンパが動いて有毛細胞が興奮し，それが内耳神経によって脳に伝えられる．

(5) 皮膚感覚

　皮膚は全身を覆って体の内外の物質の出入りを制御するとともに，外部からの様々な刺激を受け取る感覚器の役割も果たす．皮膚は表皮と真皮からなり，**表皮**は上皮組織で細胞

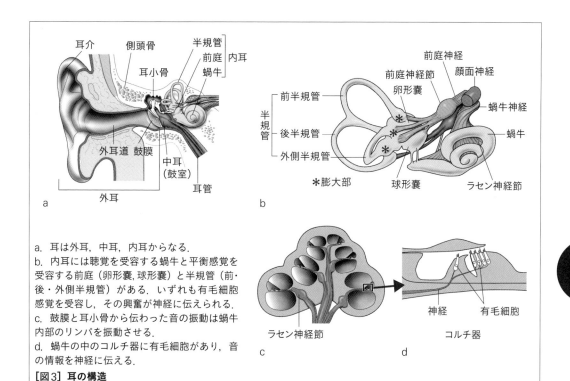

耳介　側頭骨　半規管 ┐
　　　　　　　前庭 ├内耳
　　　　耳小骨　蝸牛 ┘
　　　　　　　　　　　前庭神経
　　　　　　　　前庭神経節　顔面神経
　　　　　　　卵形嚢
　　前半規管　　　　　　　　蝸牛神経
半規管 後半規管 ＊　　　　　　蝸牛
　　外側半規管 ＊
外耳道 鼓膜　　　　＊
　　　　中耳
　　　　（鼓室）　　＊膨大部　球形嚢　ラセン神経節
　　　　　　耳管
a　　外耳
b

a. 耳は外耳，中耳，内耳からなる．
b. 内耳には聴覚を受容する蝸牛と平衡感覚を受容する前庭（卵形嚢，球形嚢）と半規管（前・後・外側半規管）がある．いずれも有毛細胞感覚を受容し，その興奮が神経に伝えられる．
c. 鼓膜と耳小骨から伝わった音の振動は蝸牛内部のリンパを振動させる．
d. 蝸牛の中のコルチ器に有毛細胞があり，音の情報を神経に伝える．

ラセン神経節　　　　神経　有毛細胞
c　　　　　　　　d　コルチ器

[図3] 耳の構造

マイスネル小体（触覚）
パチニ小体（振動覚）
汗腺
ルフィニ小体（圧覚）
毛根
脂腺
自由神経終末（痛覚，温覚，冷覚）
表皮
真皮
皮下組織
メルケル触覚円板（触覚）
クラウゼ棍状小体（触覚）
毛包神経終末（触覚）
角質層
淡明層
顆粒層
有棘層
基底層
a　　　　　b

a. 神経線維は皮下組織を通って真皮に至り，様々な感覚受容器をつくる．一部の神経線維は表皮にも入り込む．
b. 表皮はいくつかの層からなる．基底層で増殖した細胞が順次成熟しながら表面に押し出されていき，やがて細胞の構造を失って角質層をつくる．角質層は表面からいわゆる「あか」となって順次脱落する．

[図4] 皮膚の構造と感覚受容器

間が密に接しており，**真皮**は結合組織で血管や神経が豊富に分布している．真皮の下には脂肪を含む**皮下組織**が皮膚と筋や骨との間を埋めている [図4]．

　神経は枝分れしながら皮下組織を通って真皮に入り，様々な深さで終わる．その末端はそのまま露出している場合（**自由神経終末**）と，他の細胞に覆われて特殊な感覚器をつくっている場合がある．自由神経終末は痛みや温度の感覚を受容する．感覚器にはパチニ小体，マイスネル小体，メルケル触覚円板，ルフィニ小体，毛包神経終末などが知られている．

パチニ小体は振動覚，マイスネル小体やメルケル触覚円板は触覚，毛包神経終末は毛の傾きによる触覚というようにそれぞれ異なる感覚を受容すると考えられているが，対応は完全にはわかっていない.

(6) 固有感覚

運動器には筋の長さ，腱の張力，骨の振動などをモニターする**固有感覚器**が備わっている．骨格筋の内部にある**筋紡錘**は，骨格筋が伸展するとその長さに応じて興奮を神経に伝える（2章，030頁の図16参照）．腱に埋め込まれている腱紡錘は張力に応答し，筋の張力が大きくなりすぎたときに神経系がその骨格筋の収縮を止めて，筋や腱の断裂を防ぐしくみがある．そのほかにも関節包の受容器から関節の角度に関する情報が伝えられたり，骨膜の受容器から振動の情報が伝えられたりする.

(7) 内臓感覚

内臓からの感覚は空腹感や満腹感，内臓からの痛みのように私たちが自覚できる感覚もあるが，血圧や血中の CO_2 濃度といった意識に全く上らない情報も神経系に伝えられる.

2. 神経系

1）神経系のなりたち

(1) 神経系の概要

神経系は感覚器からの情報を受け取って体の内外の状況を把握し，その情報を処理して運動器（骨格筋，心筋，平滑筋，腺）に適切な指令を送って，状況に合った行動や反応を起こすための器官系である．この情報の通り道を**伝導路**と呼ぶ．2章で骨格筋の伸長反射を行う伝導路を紹介した（2章，030頁の図16参照）．ここではその他の主要な伝導路を学ぶ.

神経系は体の中心にあって，頭蓋や脊柱の内部に保護されている**中枢神経系**と，そこから感覚器や運動器を連絡する細長い神経からなる**末梢神経系**に区分される[図5]．神経系は神経組織と血管，結合組織の膜などでできている.

中枢神経系は頭蓋に囲まれている**脳**と，脊柱に囲まれている**脊髄**に区分される．脳は**大脳，小脳，脳幹**からなる．脳幹は脳の下部中央で木の幹のような円柱状をしていて，上から**中脳，**

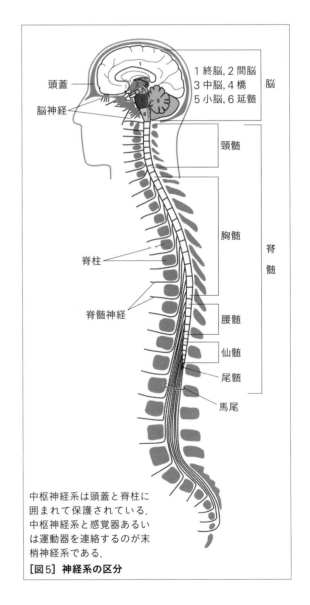

1 終脳，2 間脳
3 中脳，4 橋
5 小脳，6 延髄
脳

頭蓋
脳神経

頸髄

胸髄

脊髄

脊柱

脊髄神経

腰髄

仙髄

尾髄

馬尾

中枢神経系は頭蓋と脊柱に囲まれて保護されている．中枢神経系と感覚器あるいは運動器を連絡するのが末梢神経系である.

[図5] 神経系の区分

橋，延髄がある．延髄の下端が脊髄にそのまま連続している．橋の後方には小脳が隆起する．中脳の上は大脳に連続する．大脳は中脳からつながっている**間脳**と，左右に張り出した1対の**終脳**からなる．

末梢神経系のうち，中枢神経系から出て頭蓋の孔を通って末梢に向かうものを**脳神経**，脊柱管のすき間を通って末梢にむかうものを**脊髄神経**と呼ぶ．末梢神経系にはこのほかに消化管の壁にあってその動きを調節している腸管神経叢などがある．脊髄神経が脊髄から出る部分は前後2列に分かれている．前方にあるのを**前根**，後方にあるのを**後根**と呼び，前根と後根が合流して脊髄神経となる．脳神経は神経によってその性質が大きく異なり，出る位置も異なる．

中枢神経系は発生するときに，最初チューブ状の細胞集団からできる．チューブの壁をつくる細胞が増殖して脳や脊髄の組織をつくるが，チューブ内の空間も残り，**脳室と脊髄中心管**になる[図6]．脳室は左右1対の終脳それぞれに側脳室，間脳に第三脳室，中脳に中脳水道，橋と延髄に第四脳室があり，第四脳室が脊髄中心管につながっている．脳室には血管が多く集まった脈絡叢という組織があり，ここで透明な液体（**脳脊髄液**）が分泌されて脳室を満たす．第四脳室には脳の外につながる通路があって，そこから脳脊髄液は脳や脊髄の周囲のくも膜下腔に広がる．

脳と脊髄は頭蓋と脊柱の内部で3重の膜（**髄膜**）に包まれている[図7]．外から順に**硬膜，くも膜，軟膜**がある．硬膜は骨に密着していて，くも膜も硬膜に接している．軟膜

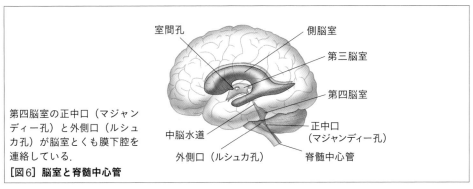

第四脳室の正中口（マジャンディー孔）と外側口（ルシュカ孔）が脳室とくも膜下腔を連絡している．

[図6] 脳室と脊髄中心管

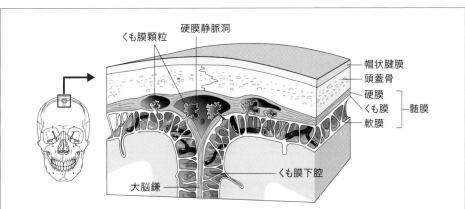

頭頂部を冠状断した模式図．頭蓋骨の内面に硬膜，くも膜，軟膜の順に髄膜がある．硬膜内には硬膜静脈洞とよばれる特殊な静脈があり，くも膜顆粒が入り込む．脳脊髄液はくも膜顆粒から排出されるとされてきたが，現在，正常においてはむしろ脳実質に吸収されたのち，血管の周囲に沿って頭蓋の外のリンパ管に出ると考えられている．

[図7] 髄膜

は脳と脊髄の表面を直接覆っていて，くも膜と軟膜の間にはくも膜下腔という空間があって脳脊髄液で満たされている．このように，脳と脊髄は骨に囲まれたうえに3重の髄膜に覆われ，脳脊髄液の中に半ば浮いたように保持されて周囲から保護されている．

(2) 神経系をつくる細胞

神経組織には情報を伝えるための**神経細胞**と，神経細胞のはたらきを助ける**支持細胞**がある [図8]．神経細胞には2種類の突起がある．ふつう細胞体から何本か出て枝分れを繰り返しながら，しだいに細くなる**樹状突起**と，細胞体から1本出て遠くまで伸びて次の神経細胞や筋細胞，腺細胞に情報を伝える**軸索**である．情報は神経細胞の電気的な興奮の形で伝えられる．多くの神経細胞は細胞体と樹状突起の表面で他の神経細胞からの興奮を受け取り，その結果，細胞が興奮すると軸索を通してその先端に興奮を伝える．このように，神経細胞とその突起を合わせたものが電気回路の部品のように伝導路の基本単位となるので，1個の神経細胞の細胞体と突起を合わせた全体を**ニューロン**（神経系の単位の意味）と呼ぶ．

神経細胞は2章で述べたように細胞膜が興奮する性質をもつ．そのとき，細胞膜のある部分が興奮すると，その興奮が周囲に伝わっていく，こうして興奮が広がっていくことを**興奮の伝導**と呼ぶ．軸索を含めて1つの細胞の中を興奮が伝わるのは伝導による．

それに対して別の細胞に興奮が伝わることを**興奮の伝達**と呼ぶ [図9]．軸索の先端は小さなふくらみをつくり，非常に狭いすき間を隔てて次の細胞に接している．この接続部を**シナプス**，細胞間のすき間を**シナプス間隙**と呼ぶ．軸索のふくらみには，伝達物質と呼ばれる特定の化学物質が詰まった袋状の構造（**シナプス小胞**）が多数入っている．軸索を通って興奮がシナプスまで達すると，シナプス小胞がシナプス間隙に面した細胞膜に融合して，中の伝達物質がシナプス間隙に放出される．次の細胞の細胞膜にある受容体に伝達物質が結合すると，その細胞が興奮したり，抑制されたり，細胞の代謝が変化したりする．これが伝達のメカニズムである[*1]．

中枢神経系の支持細胞は**グリア細胞**と呼ばれ，**星状膠細胞**，**稀突起膠細胞**，**小膠細胞**の3種類がある．末梢神経系の支持細胞は神経細胞の細胞体を取り巻く**衛星細胞**，軸索を取り巻く**シュワン細胞**がある [図8]．星状膠細胞や衛星細胞は神経細胞に必要な物質を供給したり，不要物を排除したりして神経細胞の活動に適した環境をつくる．稀突起膠細胞とシュワン細胞は軸索の周りに**髄鞘**と呼ばれる絶縁物質をつくり，興奮の伝導が速くなるようにする．軸索と髄鞘などの覆いを合わせて**神経線維**と呼ぶ．小膠細胞は神経組織の損傷や感染の際，病原体を除去したり死んだ細胞を処理したりする．

中枢神経系にも末梢神経系にも神経細胞の細胞体が集まっている部分と，神経線維が多く髄鞘が豊富な部分がある．中枢神経系の断面を見ると細胞体が多い部分は少し暗い色に，髄鞘が多い部分は明るい白色に見えるが，それぞれ**灰白質**，**白質**と呼ぶ．灰白質には終脳と小脳の表面にシート状に広がる**皮質**と，内部にかたまりとなって存在する**核**（細胞の核と区別するために**神経核**ともいう）がある．末梢神経系では神経細胞の細胞体が多い部分はふくらんでいるので**神経節**，それ以外は**神経**と呼ばれる．

[*1] ある神経細胞の軸索が別の神経細胞にシナプスをつくって情報を伝えていることを，接続する，あるいはシナプス結合をつくると表現する．

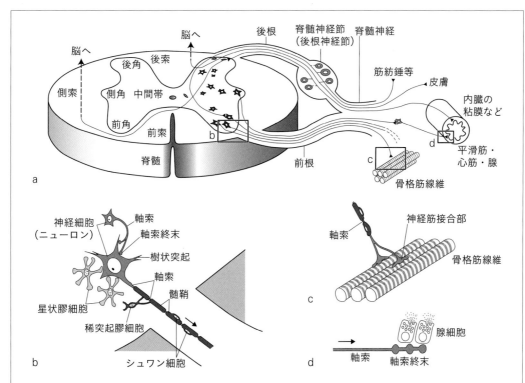

脊髄と脊髄神経の中の細胞.

a. 脊髄の中には神経細胞（ピンク）が多く存在する部位があり，後角，中間帯，前角，側角（胸髄にのみみられる）に区分される．後角には脊髄神経後根から感覚神経線維が入り，情報を脳などに伝える．前角の神経細胞は骨格筋に線維を送って指令を伝える（b, c に拡大図）．側角の神経細胞は平滑筋，心筋，腺を支配する．その際，末梢神経系の途中で指令が別の神経細胞に中継される．

b. 前角を例に神経細胞と支持細胞を示す．星状膠細胞は神経細胞に栄養などを供給する．軸索の絶縁物質である髄鞘は，中枢においては稀突起膠細胞が，末梢においてはシュワン細胞がつくっている．矢印は興奮の伝導の方向．小膠細胞と衛星細胞は図示していない．

[図8] 神経系の細胞

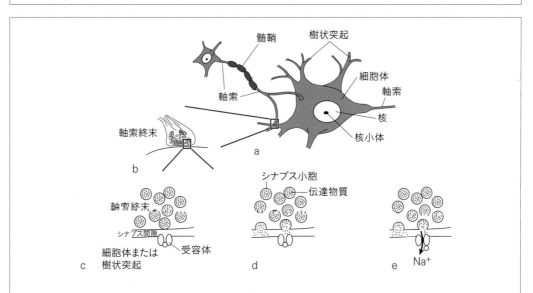

a. 神経細胞の軸索終末は，ほかの神経細胞の樹状突起や細胞体とシナプスをつくり，そこで興奮を伝達する．
b. 軸索終末の拡大図．c～e 興奮伝達の一例．c 伝達物質（赤点）はシナプス小胞の中に蓄えられている．
d 活動電位が軸索終末に達すると伝達物質が放出されて受容体に結合．e イオンチャネルが開いて Na⁺ などのイオンが流れ，細胞が興奮したり，抑制されたりする．受容体の種類によっては細胞の代謝が変化することもある．

[図9] 興奮の伝達

(3) 中枢神経系の各部分の特徴

　脊髄は直径約 1 cm，長さ約 40 ～ 45 cm の円柱状の器官である．脊髄の断面は中央に細い中心管があり，その周りに H 字型の灰白質，さらに外に白質がある．灰白質のうち後方に突き出ている**後角**には脊髄神経の後根が入ってきて感覚を伝える［図8］．灰白質のうち前方に突き出ている**前角**には運動ニューロンの細胞体があって，そこから出た線維が脊髄神経の前根に入って行き，骨格筋に達している．脊髄のうち上肢と下肢に向かう神経を出す部分はそれぞれ頸膨大，腰膨大と呼ばれ，多くの感覚情報を処理し，多くの筋に指令を送る必要があるために，後角や前角が発達して太くなっている．白質はその位置によって後索，側索，前索に分かれ，それぞれ多くの伝導路が通っている．

　延髄は脊髄から連続していて，下部は脊髄に似た構造だが，上部に行くほど脳神経と連絡する神経核や小脳と連絡する神経核などが増えて，**橋**へと続く．橋は前方に小脳と連絡する橋核が発達して大きくふくらんで見える．**中脳**は橋と間脳の間でくびれて見える．**脳幹**には脳神経と連絡する神経核や呼吸・循環を司る神経核，大脳と脊髄を連絡する伝導路などがあり，生命の維持にきわめて重要である．脳幹の細胞が大部分死滅すると意識が無くなるだけでなく，自発呼吸も循環も維持できなくなる．この状態を**脳死**と呼ぶ．

　小脳には灰白質として表面に薄く広がる皮質（**小脳皮質**）と内部の**小脳核**があり，その間に白質が存在する．小脳皮質には溝（**小脳溝**）と隆起（**小脳回**）が狭い間隔で存在して，表面積を非常に大きくしている．小脳は 3 対の小脳脚によって脳幹とつながっていて，そこを通して情報の入力を受け，出力を送り出す．

　間脳はその体積の大部分を視床という神経核が占め，大脳皮質への情報の入口となっている．視床の後方には小さな内分泌器官の**松果体**（本章 3-2)-(2) を参照）が突出する．視床の下方には**視床下部**があり，自律神経系を介して内臓を制御したり，概日リズム（約 1 日周期の各器官系の変化），食行動，性行動などを司ったりしている．視床下部の下につながる内分泌器官の下垂体は，視床下部とともに他の内分泌器官を制御する．

　終脳は間脳から左右 1 対伸び出す．片側の間脳と終脳を合わせて**大脳半球**と呼ぶ．終脳にも小脳と同様に，灰白質として表面に皮質（大脳皮質），内部に大脳基底核があり，その間に白質が存在する．**大脳皮質**も様々な溝（脳溝）と隆起（脳回）があって表面積を広げている．大脳皮質は小脳皮質よりも厚いため，しわの間隔が小脳よりはるかに大きい．大脳皮質はその位置によって**前頭葉**，**頭頂葉**，**後頭葉**，**側頭葉**などに大きく区分されている［図10］．実際にはさらに細かい範囲がそれぞれ異なる役割を果たしている．それらの小さな区域を**領野**と呼ぶ．たとえば，運動の指令を出す**一次運動野**，視覚情報が最初に入ってくる**一次視覚野**，言語を司る**言語野**などがある．終脳は間脳から左右に伸び出すようにして形成され，終脳への情報の入出力のほとんどは間脳を通る．

(4) 末梢神経系の各部分の特徴

　脊髄神経は脊柱のすき間を通って感覚器や運動器に向かう．どの椎骨の間を通るかで脊髄神経の名称が定められている．たとえば第 3，4 胸椎の間を通る神経を第 3 胸神経と呼ぶ．頸椎のところだけは後頭骨と第 1 頸椎の間にもすき間があるので，そこを通るのを第 1 頸神経，第 1 頸椎の下を通るのを第 2 頸神経というように呼ぶ．また，脊髄のうち 1 対の脊髄神経を出す範囲を**髄節**と呼ぶ．たとえば第 7 頸神経を出す範囲を第 7 頸髄，第 5 腰神経を出す範囲を第 5 腰髄と呼んで区別する．

　内臓の運動や分泌を司る神経は骨格筋の運動を司る神経とは構成が異なる．これは骨格

筋の運動のように自らの意志で動かすことができないので**自律神経系**と呼ばれる．その中には作用の違いによって交感神経系と副交感神経系がある．

　交感神経系は動物が天敵に遭遇して逃げたり戦ったり（Fight or Flight: 闘争か逃走）するような状況ではたらく．交感神経系の司令は胸髄のニューロンから出される．その線維は前根から出て，椎骨の両脇に縦に走る交感神経幹や大動脈の神経節で次のニューロンに接続し，その2番目のニューロンから出た線維が全身の平滑筋，心筋，腺に向かう．交感神経系が興奮すると，消化・吸収活動は抑制され，血圧が上昇し，骨格筋を養う血管を広げて筋に多くの血液が向かい，気道が拡張して呼吸がしやすくなり，激しい運動に耐えられる体の状態をつくる．

　副交感神経系は反対に，次の活動に備えて体を休めて消化・吸収を促進する．副交感神経系は後述

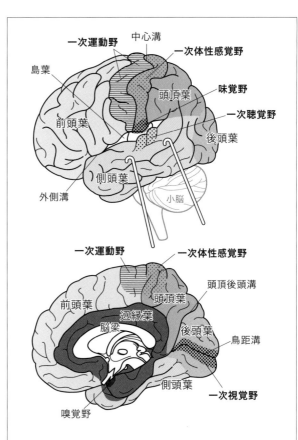

大脳皮質の6つの脳葉を色分けし，その中の一次感覚野（点）と一次運動野（横）の範囲を示した．味覚野と一次聴覚野は外側溝の上壁と下壁にあって外表面から見えないため，外側溝を開いたところを表示してある．一次視覚野は鳥距溝の壁をつくっていて，ここに示したよりも実際はかなり広い．

[図10] 大脳皮質の脳葉と領野

する脳神経から出る経路と仙髄から出る経路がある．脳神経から出る経路は頭頸部，胸部，腹部の大部分を支配し，仙髄から出る経路は主に骨盤内の内臓を支配する．副交感神経系も途中で2番目のニューロンに接続して，そこからの線維が心臓の活動を落ち着かせたり，消化管の運動や分泌を活性化したりする．

　脳神経は12対あり，脳の最も前から出る嗅神経から順に番号が付いている（Ⅰ 嗅神経，Ⅱ 視神経，Ⅲ 動眼神経，Ⅳ 滑車神経，Ⅴ 三叉神経，Ⅵ 外転神経，Ⅶ 顔面神経，Ⅷ 内耳神経，Ⅸ 舌咽神経，Ⅹ 迷走神経，Ⅺ 副神経，Ⅻ 舌下神経）．頭部三大感覚器と呼ばれる，鼻，眼，耳からの感覚情報を伝える嗅神経，視神経，内耳神経はそれぞれ非常に特殊な性質をもつ．動眼神経，滑車神経，外転神経，副神経，舌下神経は運動を司る神経である．残りの神経は感覚線維も運動線維も含んでおり，そのはたらきが複雑である．

2）感覚を処理する

　感覚器から最初に情報を受け取る神経細胞（**一次感覚ニューロン**）は，嗅覚や視覚を除き，ふつう脊髄神経や脳神経の根元に近いところに集まっている．脊髄神経では脊髄神経節とよばれるふくらみの中にある［**図8-a**］．一次感覚ニューロンから出た軸索は，一方は感覚器へ，他方は中枢神経系に向かう．軸索の末端は感覚細胞から興奮を受け取ったり，

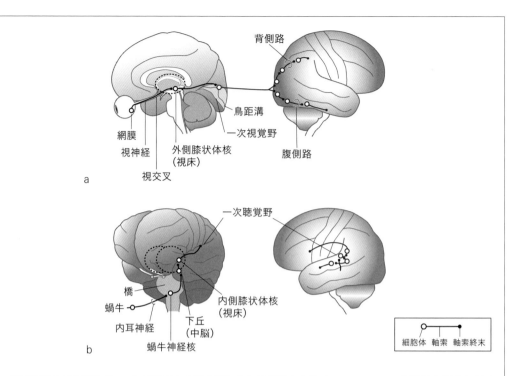

一次感覚野までを黒色で，一次感覚野から連合野に向かう経路を赤色で，ニューロンの細胞体を〇または○，軸索を曲線，軸索終末を●または●で模式的に示す（それぞれの神経核や皮質領野で1つのニューロンしか示さないが，実際には膨大な数がこれらの伝導路に関わっている）．

a．網膜神経節細胞からの視覚の伝導路．視床の外側膝状体で中継されて一次視覚野に至る．一次視覚野から頭頂葉の連合野に向かう背側路と，側頭葉下部の連合野に向かう腹側路がある．

b．蝸牛からの聴覚伝導路．蝸牛神経核，下丘，視床の内側膝状体で中継されて一次聴覚野に至る．一次聴覚野から聴覚連合野を介して側頭葉上部の連合野や前頭葉の連合野に向かう．左側では聴覚連合野の一部が感覚性言語野，前頭連合野の一部が運動性言語野としてはたらく．

[図11] 視覚と聴覚の伝導路

それ自身が感覚を受容して興奮したりして，その興奮を脳や脊髄にある**二次感覚ニューロン**に伝える．二次感覚ニューロンは脊髄や脳の別の細胞に興奮を伝える．意識に上る感覚の場合，次のような伝導路が知られている．

(1) 視覚

視神経は間脳に入る手前で**視交叉**をつくり，そこで約半数の線維が対側にわたる．その結果，右半分の視野の情報は脳の左側に，左半分の視野の情報は脳の右側に伝えられる．視覚情報はそのあと視床で中継されて，後頭葉の**一次視覚野**に至る **[図11-a]**．そこで私たちは初めて光を感じる．

一次視覚野の周囲には**視覚連合野**と呼ばれる領野が多数あり，視覚情報はそれらに転送されて順次いろいろな性質が分析される．例えば見ている対象の運動をとらえる領野や，色を特定する領野がある．視覚連合野で情報が転送される経路には大きく分けて2系列があり，一つは頭頂葉に向かうもので，見ている対象が体の周囲の空間のどのあたりに位置してどう動いているかを分析する．もう一つは側頭葉の下面に向かうもので，見ている対象が何かを同定する．顔の認識なども側頭葉の下面が行っている．

(2) 聴覚

蝸牛からの音の情報は，内耳神経を通って橋と延髄の境界部に入る **[図11-b]**．そこにある蝸牛神経核，橋や中脳の神経核，さらに視床で中継されて，側頭葉の上面にある**一次**

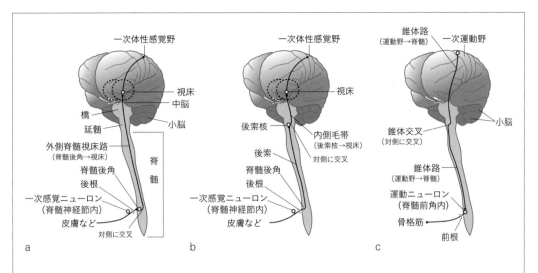

a. 痛覚と温度感覚の伝導路．一次感覚ニューロン，脊髄後角のニューロン，視床のニューロンの３つが連絡して一次体性感覚野（中心溝の後ろにある）に感覚情報が伝えられる．
b. 触覚と固有感覚の伝導路．触られている位置が詳しく分かる精細な触覚や固有感覚は，一次感覚ニューロン，延髄のニューロン，視床のニューロンの３つが連絡して一次体性感覚野に感覚情報が伝えられる．
c. 錐体路は大脳皮質の一次運動野（中心溝の前にある）のニューロンから運動ニューロンに興奮を伝える伝導路である．そこから骨格筋に指令が送られて随意運動がおこる．

[図12] 体性感覚の伝導路と錐体路

聴覚野に至り，そこで私たちは初めて音を感じる．

一次聴覚野の周囲には**聴覚連合野**があり，聞いている音が何かを同定する．何の音かという情報は，側頭葉の連合野において見ているものが何かという情報と統合される．こうした異なる感覚種を統合するのも連合野のはたらきで，それを行う領野を**多感覚連合野**と呼ぶ．

（3） 体性感覚

皮膚感覚や固有感覚を合わせて**体性感覚**と呼ぶ [図12-a, b].

頸部から下の**温度感覚**や**痛覚**を伝える一次感覚ニューロンの線維は後根から脊髄に入ると，後角で二次感覚ニューロンに興奮を伝える．そこから出た線維は脊髄の側索から脳幹の外側部を上って視床のニューロンを興奮させ，さらに頭頂葉の最も前に位置する一次体性感覚野に伝えられる．顔面や鼻腔，口腔の温度感覚と痛覚は三叉神経を通して延髄の二次感覚ニューロン，さらに視床で中継されて一次体性感覚野に達する．

頸部から下の**触覚**と**固有感覚**を伝える一次感覚ニューロンの線維は後根を通って脊髄に入ると，そのまま後索を上に向かい延髄で二次感覚ニューロンに興奮を伝える．そこからさらに視床を介して一次体性感覚野に興奮が伝えられ，私たちはその感覚を意識する．顔面や鼻腔，口腔の触覚は三叉神経を通して橋の二次感覚ニューロン，さらに視床で中継されて一次体性感覚野に達する．

一次体性感覚野は上下に細長い皮質領野で，位置によって担当する体の部位が決まっている．下から順に頭部，上肢，体幹，下肢の順に並んでおり，下肢の担当部位は大脳半球の内側面に入ったところにある．皮膚感覚と固有感覚の情報は頭頂葉の連合野で視覚情報と統合され，私たちの周りの空間に関する情報処理が行われる．ヒトでは特にこの機能において右側の頭頂葉の役割が大きい．また，皮膚感覚や固有感覚の情報は側頭葉や前頭葉の連合野にも送られて，触れたものが何であるかを同定したり，運動の計画に関わったり

する.

(4) 味覚・嗅覚

味覚の情報は**顔面神経**, **舌咽神経**などを通して延髄の孤束核に伝えられ, さらに視床で中継されて大脳皮質の味覚野に達する. **味覚野**は一次体性感覚野の下方にある.

嗅覚の情報は**嗅神経**を通して終脳の一部である嗅球に伝えられ, そこから辺縁葉の**嗅覚野**に達する.

味覚や嗅覚の情報は島葉の皮質や前頭葉下面の皮質に伝えられ, 食行動と密接に関連する. 味覚や嗅覚の内容は視覚や聴覚に比べて言葉で表現するのが難しいが, 私たちの体験に深く根ざして情緒や気分に与える影響が大きい. 視覚や聴覚を処理する大脳皮質の部分は哺乳類, 特に霊長類になって大きく発達した部位であるのに対して, 味覚や嗅覚を処理する脳の部分は, 哺乳類以前の早い段階から発達してきた部位である.

3) 心を形づくる

心のはたらきを定義することは難しい. ここでは, 私たちの脳の中で感覚情報と運動とを結びつけるいくつかのはたらきに着目して, それを担う脳の部位を見ていこう.

(1) 学習と記憶

私たちが自我をもち, 過去の自分と現在の自分を同じ自分と認識して生きていくには, **記憶**という作用が欠かせない. また, 経験に基づいて行動を変化させることを**学習**といい, これも私たちがより良く生きていくうえで不可欠である. 私たちの記憶は表2のように分類されている.

宣言的記憶とは, 記憶した内容を言葉や図で表現できるような記憶である. 連合野で処理された感覚情報, 特に複数の感覚が統合された日々の体験の内容は, 辺縁葉の側頭葉側にある**海馬**と呼ばれる皮質やその周辺に伝えられる [**図13-a**]. そこから視床下部, 視床などを経由して再び海馬にもどる伝導路が知られていて, そこから再び連合野に影響が及び, **エピソード記憶**(時間や場所を伴う個人的な体験の記憶) が長期にわたって蓄えられる. そのため, 海馬が損傷されると新しい記憶が形成できなくなるが, 以前の記憶を思い出すことはできる. 学校で学んだ知識のような**意味記憶**は, 「いつ」, 「どこで」体験したかという情報のない記憶であるが, エピソード記憶が積み重なって形成されるので, やはり海馬などの損傷で形成が困難になる.

非宣言的記憶は, 何かをできるようになるがその内容を言葉や図で表現できない記憶である. 例えば**手続き記憶**は自転車の乗り方の記憶などで, 練習の結果うまくバランスをとって倒れないように乗ることができる. これには大脳基底核や小脳が重要な役割を果たしている. **プライミング**とは, 単語や物体を識別する際に, あらかじめ呈示されたものには早く正確に反応できる現象のことで, 一次感覚野などの皮質が担っている. **連合学習**とは, ある刺激と別の刺激の関係を学習することである. 例えばラットにブザーを聞かせてから痛み刺激を与えることを繰り返すと, ブザーの音を聞いただけで痛みを予期して, 痛みの来ない場所に逃げるようになる. このような生体に危険な情報をいち早く識別して行動に反映させるには, 海馬の前方にある**扁桃体**という神経核が重要である [**図13-b**]. 扁桃体はまた, 表情の判断 (悲しいか, 怖がっているか, うれしいかなど) にも関わり, ヒトが社会生活を営むうえで重要な役割を果たしている.

[表2] 記憶の種類

記憶の種類			担当する脳領域
ワーキングメモリ			連合野
長期記憶	宣言的記憶 （陳述記憶）	エピソード記憶	海馬とその周辺の皮質，連合野
		意味記憶	海馬とその周辺の皮質，連合野
	非宣言的記憶 （非陳述記憶）	プライミング	感覚野等
		手続き記憶	大脳基底核，小脳
		連合学習，古典的条件付けなど	扁桃体，小脳
		非連合学習	

海馬は主に宣言的記憶を形成する際に必要で，記憶が貯蔵されるのは連合野と考えられている．

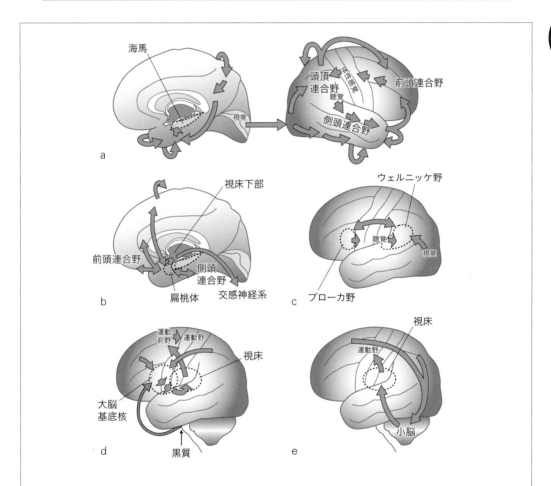

a. 視覚，聴覚，体性感覚の情報はそれぞれの連合野で処理されたあと，頭頂連合野，側頭連合野で異なる種類の感覚情報が統合される．それらの情報は海馬に集まってエピソード記憶が形成される．さらに前頭連合野にも情報が送られて，状況判断・予測・行動の計画などが行われる．

b. 扁桃体は連合野や視床からの情報を元に個体に危険が及ぶような事態をすばやく判定し，行動を起こすと同時に視床下部を経由して交感神経系の活動を高める．

c. 左側の連合野の一部は言語を司る．感覚性言語野は聞いた音や見た映像から言葉の情報を取り出す．運動性言語野は言葉の情報から音声を発する際の運動を組み立てる．行動を実現するために，大脳基底核 (d)，小脳 (e) などもはたらいて，随意運動のためのプログラムが一次運動野に送られる．視床などの破線で示した領域は，深部にあって表面からは見えない．

[図13] 連合野からあとの情報処理

047

(2) 状況判断・予測・行動の計画

連合野で処理された感覚情報や蓄えられていた記憶情報は，必要に応じて前頭葉の連合野に送られ，周囲の状況を判断して将来を予測し，適切な行動を計画するために使われる．前頭葉の連合野から一次運動野の前や内側にある運動前野，補足運動野などに情報が伝えられ，適切な運動の順序や異なる動作の組み合わせなどが処理される．前頭葉の連合野の中でも下面や内側面は，すでに述べた扁桃体や大脳基底核の一部の側坐核と密接に連絡していて，意欲や気分，社会性に関わっている．

(3) 言語

ヒトの一次聴覚野の近くにある聴覚連合野では，音声の刺激から言葉を理解するはたらきがある．さらに後方の領野は目で見た文字の情報からも言葉を理解している．こうして言葉の理解に関わる領野は**感覚性言語野**（発見者の名をとって**ウェルニッケ野**ともいう）と呼ばれ，ふつう左側にのみ存在する[図13-c]．また，左側の前頭葉には**運動性言語野**（発見者の名をとって**ブローカ野**ともいう）がある．この領域は一次運動野や運動前野の顔面を担当する領域の前にあり，言葉の情報から音声を発するための運動のプログラムをつくり，一次運動野に送っていると考えられている．

ウェルニッケ野を中心に損傷されると，言葉の理解が障害され，自分の話している言葉も理解できないため，流ちょうに聞こえるが言い間違いが多かったり，意味のない言葉を発したりするようになる．ブローカ野を中心に損傷されると，話すべき言葉はわかっているのに，正しい音を発することができなくなる(例えばハナをアナと言い間違えるように)．

4）体を動かす

自らの意思で体を動かすことを**随意運動**と呼ぶ．その際に全身の個々の筋を収縮させるために，一次運動野から起こる**錐体路**が重要である．錐体路のはたらきは大脳基底核や小脳によって調節されている．

(1) 錐体路のはたらき

大脳皮質の一次運動野は一次体性感覚野の前に接していて，一次体性感覚野と同様に位置によって担当する体の部位が決まっている．一次運動野の狭い範囲を電気刺激すると特定の筋や作用の似た筋の集団が収縮する．これを司るのが**錐体路**である[図12-c]．

錐体路は一次運動野の錐体細胞と呼ばれる大型ニューロンの線維からなり，皮質を離れると間脳と脳幹を下行し，延髄で錐体と呼ばれる高まりを通るので錐体路の名がある．錐体路の線維は脊髄に入る際に大部分が対側にわたって脊髄の側索をさらに下行し，順次，前角に入って運動ニューロンに接続する．こうして一次運動野のニューロンの興奮が対側の運動ニューロンに伝えられ，骨格筋が収縮する．

(2) 大脳基底核のはたらき

運動を開始しようとするときに，大脳皮質の広い範囲から**大脳基底核**に情報が伝えられる[図13-d]．大脳基底核内部の回路と視床を経て，大脳皮質（特に運動前野）に情報がもたらされる．この情報は一次運動野に伝えられて，目的に合った運動を選択し，また全身の筋の緊張を調節して，運動が適切に行われるための調節がなされる．大脳基底核のうち大脳皮質からの情報を受け取る部分は，中脳の**黒質**という神経核の細胞からドパミンを伝達物質とする入力も受ける．パーキンソン病という病気で黒質が変性に陥るが，そうすると大脳基底核のはたらきが妨げられ，筋が緊張しすぎたり，震えたり，随意運動が緩慢

になったりする.

（3）小脳のはたらき

　運動のためには，異なる作用の筋が正しい順序でタイミング良く動かなければならない．そのためには**小脳**が重要である［**図13-e**］．運動を開始しようとするときに，皮質の広い範囲から小脳に情報が伝えられ，小脳から視床を経て，大脳皮質（主に一次運動野）に情報が戻る．この伝導路によって，例えば楽器を演奏するときのように異なる指を素早く適切に動かすことができる．慣れないうちはぎこちない運動も，練習をしているうちに小脳が運動のプログラムを組んで，いちいち意識しなくても正確に実行できるようになる．小脳にはこのほかに固有感覚の情報に基づいて脊髄に運動の指令を送って姿勢の制御を行ったり，平衡感覚に基づいて眼球運動を制御したりするはたらきがある.

3. 内分泌系

1）神経系との違い

　神経細胞が突起を伸ばして，他の神経細胞や運動器の細胞に個別に興奮を伝達するのに対して，内分泌器官は**ホルモン**を血液中に分泌して，それが血流に乗って運ばれることで全身に影響を与える．神経の興奮は軸索を秒速1～数十mといった速さで伝導され，シナプスにおいても早いものでは1 ms（ミリ秒：1秒の1/1,000）以内で伝達され，その作用はふつう短時間で終わる．それに対して，ホルモンは標的となる器官に血液が届いてはじめて作用を開始し，ホルモンが血中に残っている間は作用が持続する．ホルモンが全身の状態をある程度持続的に変化させるのに対して，神経系は特定の運動器に短時間影響を与える.

2）内分泌器官

　内分泌系には，**図14**に示すように様々な器官があるが，それらを多く制御しているのは脳の**視床下部**とその下につながる**下垂体**である.

（1）視床下部と下垂体

　下垂体は脳の視床下部にぶら下がるように付属する直径約1 cmの半球状の器官である［**図15**］．下垂体には前葉と後葉があり，視床下部に直接つながっているのは**後葉**で

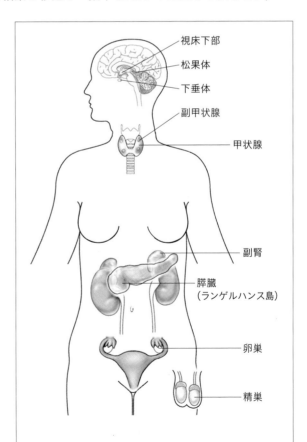

視床下部
松果体
下垂体
副甲状腺
甲状腺
副腎
膵臓
（ランゲルハンス島）
卵巣
精巣

図に示した器官のほかに，腎臓，心房，消化管粘膜，胎盤などからホルモンが分泌される.

［**図14**］　**全身の内分泌器官**

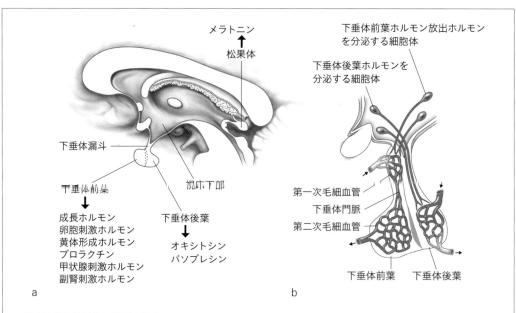

メラトニン
松果体

下垂体前葉ホルモン放出ホルモン
を分泌する細胞体

下垂体後葉ホルモンを
分泌する細胞体

下垂体漏斗

下垂体前葉

成長ホルモン
卵胞刺激ホルモン
黄体形成ホルモン
プロラクチン
甲状腺刺激ホルモン
副腎刺激ホルモン

視床下部

下垂体後葉

オキシトシン
バソプレシン

第一次毛細血管
下垂体門脈
第二次毛細血管

下垂体前葉　　下垂体後葉

a

b

a. 視床下部と松果体は間脳に属する.
b. 視床下部のホルモンが下垂体前葉に届く経路. 視床下部の毛細血管が下垂体門脈にまとまって, 下垂体前葉で
　再び毛細血管となり, 前葉の内分泌細胞に視床下部ホルモンを届ける.

[図15] 下垂体・視床下部・松果体

ある.

　後葉にはホルモンを分泌する細胞はなく, 視床下部の細胞の突起が後葉まで伸びて, そこでオキシトシンとバソプレシンを分泌している. オキシトシンは出産の際に子宮を収縮させ, 授乳の際に乳汁を射出させる. バソプレシンは抗利尿ホルモンとも呼ばれ, 腎臓でのNa^+の再吸収や水の再吸収を高めて尿量を減らし, 体内の水分を維持する.

　前葉は6種類のホルモンを分泌する. 成長ホルモン（GH）は, 蛋白質の合成を促進したり, 骨の成長を促したりして, 体の成長に重要な役割を果たす. そのため, GHの分泌が不足すると低身長症をおこす. 逆に分泌が過剰な場合, 思春期以前では骨格の著しい成長から巨人症をおこし, 成人では四肢末端の肥大や前額, 下顎の突出といった先端巨大症をおこす. 卵胞刺激ホルモン（FSH）と黄体形成ホルモン（LH）は性腺刺激ホルモン（ゴナドトロピン）と呼ばれる. FSHは, 女性の場合は卵胞の発達とエストロゲンの分泌を, 男性の場合は精子形成を促す. LHは, 女性の場合は排卵および黄体形成を, 男性の場合は男性ホルモンの分泌を促す. プロラクチン（PRL）は女性の乳汁産生を促し, 排卵を抑制する作用がある. そのため, 授乳期の女性は無月経となる. 甲状腺刺激ホルモン（TSH）と副腎皮質刺激ホルモン（ACTH）は, それぞれ甲状腺と副腎皮質のホルモン分泌を促す.

　視床下部は下垂体後葉ホルモンを産生するほかに, 下垂体前葉の分泌を促進するホルモンを分泌する. また, GHの分泌を抑制するソマトスタチン（成長ホルモン抑制ホルモン: GHIH）も分泌される. 視床下部で分泌されたホルモンは下垂体門脈という特殊な血管を通って, 下垂体前葉にすぐ届けられる.

　視床下部が下垂体前葉ホルモンの分泌を制御する一方で, 分泌された下垂体前葉ホルモンや, その刺激で分泌された甲状腺ホルモンや副腎皮質ホルモンなどが視床下部のホルモンを抑制することが知られている. これをフィードバック抑制と呼び, 下垂体前葉ホルモンの濃度が上昇しすぎないように調節している.

（2）松果体

　松果体はメラトニンを分泌する．体には概日リズム（がいじつ）と呼ばれるほぼ1日を周期とするリズムが存在し，メラトニンはその調節にはたらいている．

（3）甲状腺と副甲状腺

　甲状腺は頸部前面に存在する蝶のような形の器官である［図16-a,b］．甲状腺ホルモンは組織での蛋白質合成を促進し，酸素消費を亢進させるので，基礎代謝が亢進して体温が上がる．視床下部の**甲状腺刺激ホルモン放出ホルモン（TRH）**が下垂体前葉の**甲状腺刺激ホルモン（TSH）**分泌を促進し，TSHが甲状腺ホルモンの分泌を促進する．

　甲状腺ホルモンが過剰に分泌されるバセドウ病では，甲状腺の腫脹，心拍数亢進，眼球突出，体重減少などが起こる．逆に甲状腺ホルモンの分泌が不足すると，小児期では成長が不十分で脳機能の発達が遅れるクレチン病を，成人になってからは代謝が低下してむくみを生じる粘液水腫を起こす．

　甲状腺は**カルシトニン**も分泌する．カルシトニンは血中のカルシウムとリン酸の骨への沈着を促進し，またカルシウムの尿中への排泄を促して，血清カルシウム濃度を下げる．

　甲状腺の後ろに左右に2個ずつ存在する**副甲状腺**は，血清カルシウム濃度が低下すると副甲状腺ホルモン（パラトルモン）を亢進する．副甲状腺ホルモンは，小腸でのカルシウム吸収と腎臓の尿細管でのカルシウム再吸収を促すと同時に，骨組織を吸収してその中のカルシウムを血中に動員することで，血清カルシウム濃度を上昇させる．血清カルシウム濃度が上昇すると副甲状腺ホルモンの分泌が低下する．カルシトニンと副甲状腺ホルモンがバランスをとって血清カルシウム濃度を調節している．

（4）副腎

　副腎は腎臓の上に接する器官で，表層の**皮質**と深部の**髄質**からなる［図16-c］．副腎皮質アルドステロン，コルチゾル，アンドロゲンなど，いずれも**ステロイド**と呼ばれる分子

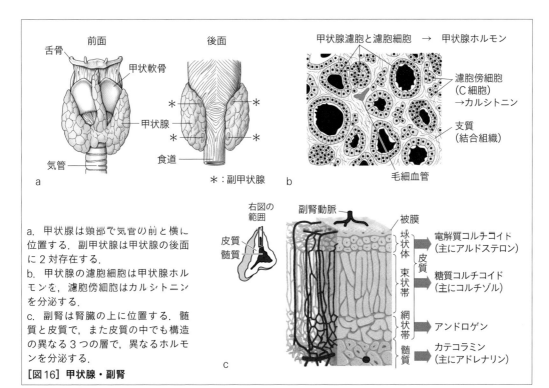

a. 甲状腺は頸部で気管の前と横に位置する．副甲状腺は甲状腺の後面に2対存在する．
b. 甲状腺の濾胞細胞は甲状腺ホルモンを，濾胞傍細胞はカルシトニンを分泌する．
c. 副腎は腎臓の上に位置する．髄質と皮質で，また皮質の中でも構造の異なる3つの層で，異なるホルモンを分泌する．

[図16] **甲状腺・副腎**

を分泌する.

　アルドステロンは電解質コルチコイドと呼ばれ，腎臓でのナトリウムの再吸収を促進する．そのため体液量が増加して血圧が上昇する．**コルチゾル**は糖質コルチコイドと呼ばれ，糖を合成し炎症を抑制するはたらきがある．ストレスに曝されるとコルチゾルの分泌が亢進し，全身に影響を及ぼす．長期にわたるストレスは免疫機能を低下させ，感染症にかかりやすくなることがある．**アンドロゲン**は男性ホルモンとも呼ばれ，精巣の発達や精子の形成を促し，また筋での蛋白質合成を促進して筋を増強する．視床下部の**副腎皮質刺激ホルモン放出ホルモン（CRH）**が下垂体前葉の**副腎皮質刺激ホルモン（ACTH）**分泌を促進し，ACTHが副腎皮質ホルモンの分泌を促進する．

　副腎髄質は主に**アドレナリン**を，一部はノルアドレナリンも分泌する．**ノルアドレナリン**は交感神経系も分泌する物質であり，副腎髄質の作用と交感神経系の作用は似ている．さらに，交感神経系が活性化すると副腎髄質のホルモン分泌が亢進する．アドレナリンは心臓に働いて心拍数を上げ，収縮力を増強させ，骨格筋に分布する動脈を拡張させて血流を増加させる．また，肝臓でのグリコーゲン分解を促進して血糖値を上昇させる．すなわち，激しい運動をするのに適した体の状態をつくる．

（5）膵臓

　膵臓の中には**ランゲルハンス島（膵島）**と呼ばれる細胞集団が散在している．ランゲルハンス島は，ホルモンを分泌する数種類の内分泌細胞からなる．A細胞（α細胞）は**グルカゴン**を，B細胞（β細胞）は**インスリン**を分泌する．グルカゴンは肝臓でのグリコーゲン分解を促進して血糖値を上昇させ，インスリンは反対に血漿中の糖を細胞内に取り込ませて，筋や肝臓でグリコーゲン合成や脂肪の合成を促進するため，血糖値が低下する．グルカゴンとインスリンの作用がバランスをとって，血糖値の維持がなされる．

（6）卵巣・精巣

　卵巣の卵胞からは**エストロゲン（卵胞ホルモン）**，黄体からは**プロゲステロン（黄体ホルモン）**が分泌される［図17］．それぞれ**卵胞刺激ホルモン（FSH）**と**黄体形成ホルモン（LH）**の刺激を受けて分泌される．

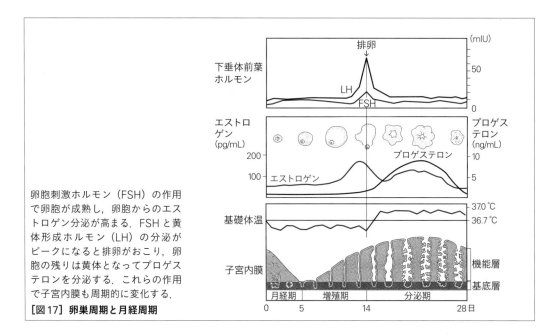

卵胞刺激ホルモン（FSH）の作用で卵胞が成熟し，卵胞からのエストロゲン分泌が高まる．FSHと黄体形成ホルモン（LH）の分泌がピークになると排卵がおこり，卵胞の残りは黄体となってプロゲステロンを分泌する．これらの作用で子宮内膜も周期的に変化する．

［図17］卵巣周期と月経周期

FSHは女性生殖器の発達を促す．また，卵胞の成熟を促し，思春期以降はそれに伴ってエストロゲンの分泌が増加する．排卵後の卵胞は黄体となってプロゲステロンを分泌し，子宮の粘膜を妊娠に適した状態にする．黄体はやがて退縮するので子宮粘膜が脱落して月経が起こる．妊娠すると胎盤からLHと同様の作用をもつ**ヒト絨毛性性腺刺激ホルモン（ヒト絨毛性ゴナドトロピン：hCG）**が分泌されて黄体の退縮を防ぎ，子宮粘膜が妊娠に適した状態のまま維持される．hCGは妊娠すると血中や尿中で上昇するので妊娠検査の際に利用される．

精巣はLHの刺激を受けて**テストステロン**（アンドロゲンの一種）を分泌する．テストステロンは胎児期に生殖系の男性への分化を引き起こし，思春期には男性の第二次性徴を促し，精子の形成を促進する．FSHはテストステロンと協調して精子形成に関わる．

(7) その他

消化管の粘膜には内分泌細胞があって，ガストリン，コレシストキニン（CCK），セクレチン，血管作動性腸管ペプチド（VIP）などを分泌する．いずれも消化液の分泌を調節したり，消化管や胆嚢の動きを調節する作用をもち，消化吸収を助ける．

3) ホルモンの脳への作用

このようにホルモンは全身の器官の状態を維持したり変化させたりして，状況に応じた内部環境をつくる．さらにホルモンによっては脳に作用して心に影響を及ぼす．

男性の胎児には，発生の途中でテストステロンが多く分泌される時期があり，これによって脳の視床下部などが女性とは違った発達を示す．さらに思春期以降のホルモン分泌の違いも，性格や行動の男女差に寄与すると考えられている．ただし個人差も大きいため，脳の構造や機能に明確な性差があるかどうかは今後さらに研究の必要がある．

また，消化管ホルモンのCCKやVIPは脳の様々な部位で伝達物質としてもはたらいている．たとえばCCKは薬物依存に関係する脳の部位に存在し，VIPは概日リズムに関わる．下垂体が分泌する**オキシトシン**は，対人関係における信頼感や幸福感を増す．また，**プロラクチン**は動物で母性行動を引き起こすという報告がある．**コルチゾル**はストレス負荷がかかったときに副腎から分泌されるが，過度のストレスによりコルチゾルが大量に分泌されると前述の免疫機能低下だけでなく，海馬などが萎縮することが知られており，心的外傷後ストレス障害（PTSD）との関連が研究されている．

Q1 光を受容する感覚細胞を2つ選びなさい.
1. 杆体細胞
2. 色素細胞
3. 自由神経終末
4. 錐体細胞
5. 有毛細胞

Q2 状況判断, 将来の予測, 行動の選択などに重要な大脳皮質の領域を1つ選びなさい.
1. 後頭葉
2. 前頭葉
3. 側頭葉
4. 頭頂葉
5. 辺縁葉

Q3 内分泌器官とそれが分泌するホルモンの組み合せで正しいものを1つ選びなさい.
1. 副腎　－　グルカゴン
2. 下垂体　－　カルシトニン
3. 甲状腺　－　メラトニン
4. 視床下部　－　プロラクチン
5. ランゲルハンス島　－　インスリン

Q1 | **A**……1, 4
解説
　網膜の杆体細胞と錐体細胞はともに光を受容する細胞である. 杆体細胞は色を識別できないが, 錐体細胞は三原色を識別できる. 色素細胞は身体の様々な部位にあるメラニンをもつ細胞である. 自由神経終末は痛覚や温度感覚を受容する神経細胞の突起の先端である. 有毛細胞は内耳にあって, 平衡感覚や聴覚を受容する感覚細胞である.

Q2 | **A**……2
解説
　前頭葉の中で, 運動野やその前に位置する運動前野などを除いた前頭連合野がこれらの機能に重要な役割を果たす.

Q3 | **A**……5
解説
　グルカゴンはランゲルハンス島 (膵島) から, カルシトニンは甲状腺から, メラトニンは松果体から, プロラクチンは下垂体前葉から分泌される.

（小林　靖）

4章 小児の成長発達と疾患

到達目標

● 小児の成長と発達の意義と特徴を概説できる.
● 小児に特徴的な疾患と障害について概説できる.
● 小児の先天性疾患の特性と注意点について概説できる.

アウトライン

　小児を診療する場合は，その特殊性を念頭においておく必要がある．その特徴の一つが発育であり，発育過程ごとに注意点が異なる．小児の発育は主に成長と発達に分けて評価する．小児の成長・発達を評価する場として，わが国では乳幼児健康診査システムが整備されており，健康診査に際しては母子健康手帳が重要なツールとなる．

　一方，小児に特徴的な疾患も念頭においておく．その例が主に乳幼児期から問題となるアレルギー疾患や，脳性麻痺，発達障害，虐待，乳幼児突然死症候群などであり，さらに先天性疾患や遺伝性疾患，先天的な視聴覚障害などである．

1. 小児診療の特殊性

　「子どもは小さなおとなではない」とはよく言われることである．では，子どもとは何か，どのような存在かと問われると，実は答えるのが非常に難しい．しかし**新生児期**（生後4週未満），**乳児期**（1歳未満），**幼児期**（1〜6歳），**学童期**（6〜12歳），**青少年期**（思春期）などに細分化して考えると理解が容易になることがある．小児，特に乳幼児期の小児を診療する際に考慮すべき特殊性を**表1**に示す．

〔キーワード〕小児診療，小児の発育，成長と発達，乳幼児健康診査，母子健康手帳，発達障害，脳性麻痺，虐待，乳幼児突然死症候群（SIDS），先天性疾患，遺伝性疾患，視覚障害，聴覚障害

2. 小児の成長と発達

小児の特徴のひとつが「時間とともに一定の規則に従って発育する」点である．ここでいう**発育**とは，成長と発達をまとめた概念である．**成長**とはからだの大きさや重さなどが量的に変化することを指し，**発達**とはからだの機能が質的に変化することを指すが，両者は厳密に区別して評価することが難しく，「発育」という言葉が成長と発達を含めた概念として用いられることが多い．

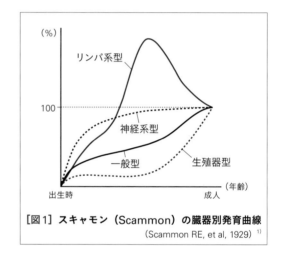

[図1] スキャモン（Scammon）の臓器別発育曲線
(Scammon RE, et al, 1929) [1]

小児の発育とは連続的な変化を指すが，一定の速度で進行するものではない．スキャモン（Scammon, R.E.）は身体の発育パターンは一様ではなく，4つの型に分類できるとした **[図1]**．スキャモンの臓器別発育曲線におけるそれぞれの型の特徴は以下のようになる．

①一般型

乳児期から幼児期前半にかけてと，さらに思春期に急速に増加する．身体発育（身長，体重）に代表されるが，呼吸器，循環器，消化器，筋，骨など身体の各種臓器の発育にもあてはまる．

②神経系型

神経系は臓器のなかで最も早く発育して成人のレベルに達する．脳脊髄の発育や頭囲の成長のほか，眼・視神経系の発育などもこのタイプの特徴を示す．神経系型の臓器は新生児期から乳児期に障害を受けると，その後回復しにくく，障害の影響が成人期まで残りやすい．

③リンパ系型

リンパ系組織（リンパ節，胸腺など）や免疫機能などは小児期に成人以上の発育が認められ，思春期に縮小して成人のレベルに達する．

④生殖器型

　精巣や卵巣，子宮などの生殖器系は思春期前にはほとんど発育が認められず，思春期に急速に発育して成人のレベルに達する．

1）小児の成長とその評価

　ヒトの発生は1個の受精卵から始まる．その細胞が細胞分裂して数を増やし，また細胞が増大していく過程のことを**成長**と呼ぶ．ヒトは出生前から小児期にかけて継続的に成長するが，小児の成長の評価は，まず身長，体重，頭囲が基準になる．さらに正確な計測と経時的な変化の把握が成長の評価には不可欠であり，通常は**標準成長曲線［図2］**上に計測値を記入して評価する．成長に不安がある場合は，数カ月以上の間隔をあけて2回以上計測し，その成長率もあわせて判断する．特に乳幼児期の成長を評価する際には性別のほかにも栄養方法や生活環境，精神運動発達など様々な要因を考慮して評価する必要があり[2]，こうした評価方法は医療現場や母子保健活動の現場などで幅広く用いられている．

2）小児の発達とその評価

　発達とは身体機能が質的に変化することを示すが，通常，小児の発達というと**神経発達**を指すことが多い．親は子どもの発達過程が他の子と異なると心配になることが多く，また通常は自分の子どもをよく観察しているため，まずは親の訴えが重要な情報源になる．

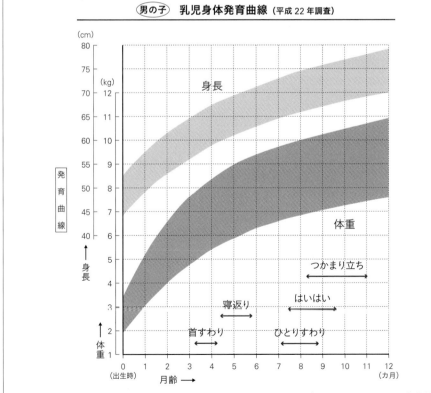

表は母子手帳に掲載されている発育曲線であり，ここに計測値をプロットする．この発育曲線には同時にその月齢の標準的な神経発達の指標が記載されている．なお早産児の場合，1～3歳頃までは修正月齢（予定日からの月齢）を用いることが望ましい．

［図2］標準成長曲線の例（乳児期男児の身長体重発育曲線）

（厚生労働省，平成23年母子健康手帳に関する検討会報告書より）

小児の発達の遅れは，将来的に問題となる障害の発症を示唆している可能性がある.

　小児の神経発達を観察する際は，**乳幼児の神経発達の指標［表2］**を念頭におきつつ，①粗大運動，②微細運動，③発語と言語理解，④社会性の領域について系統的に評価していく.

　なお，早産児の場合は1～3歳頃までは予定日を用いて月齢の補正を行って評価する.複数領域の発達の遅れが認められる場合や，発達の遅れが年齢とともに目立ってくる場合などは必要に応じてより詳しい発達検査を行うことになるが，乳幼児の神経発達検査法も数多く存在する**［表3］**ため，それぞれの特徴を把握して検査法を選択する.

3）乳幼児健康診査

　乳幼児健康診査とは地方自治体が主体となり，乳幼児の発育発達や健康状態などをチェックする健康診査である.同時にワクチン接種の確認・勧奨，事故予防啓発，栄養指導，育児環境や親の心理状況の確認，視聴覚機能，歯科検診など多岐にわたる項目を一度にできる，優れたシステムである.集団健診として保健所などで行う場合と個別健診として医療機関などで行う場合があるが，わが国では健診体制はどこの自治体も非常によく整備されており，小児の様々な健康上の問題の予防，早期発見，早期介入に効果を発揮しているほか，健診漏れなどを契機に子どもの家庭環境の問題などが表面化することもある.一般的には，生後1カ月，3～4カ月，6～7カ月，9～10カ月，1歳半，3歳頃に行われることが多い.

[表2] 乳幼児の神経発達の指標の例

年齢	発達指標
2カ月	あやすと微笑む
4カ月	首がすわる
6～7カ月	手をついて数秒間座れる
9カ月	ひとりで座位が取れる
10カ月	指先でものをつまむ
12カ月	ひとり歩き
15カ月	有意語を1語話す
24カ月	2語文を話す

[表3] 乳幼児期から使用される代表的な発達検査法

名称	所要時間	適用年齢
遠城寺式乳幼児分析的発達検査	約15分	0歳～4歳7カ月
津守・稲毛式乳幼児精神発達診断	約20分	0歳～7歳
KIDS（キッズ）乳幼児発達スケール	約20分	0歳1カ月～6歳11カ月
新版K式発達検査	約30分	0歳～成人
日本版改訂デンバー式発達スクリーニング検査	約20分	0歳～6歳
WISC-III知能検査	約60分	5歳0カ月～16歳11カ月
Bayley-III発達検査	約60分	1カ月～42カ月

[表4] 小児の発育に影響する要因

1. **内的要因（遺伝的要因など）**
   ① 民族・人種
   ② 家族
   ③ 性
   ④ 遺伝性疾患（遺伝子異常，染色体異常）

2. **外的要因（環境要因など）**
   ① 社会的環境（戦争など）
   ② 経済状態（貧困など）
   ③ 衛生状態
   ④ 栄養状態
   ⑤ 心理的ストレス
   ⑥ 身体的ストレス
   ⑦ 疾患（感染症，外傷，各種慢性疾患など）
   ⑧ 薬剤

その健康診査の際に重要なのが**母子健康手帳**である．これは，子ども一人ひとりの周産期の情報や発育状況，健康診査の結果，ワクチン接種歴などがまとめて記載されており，健康診査の際にうまく活用することが望ましい．

4）小児の発育に影響する因子と個人差

小児の発育に影響を及ぼす要因として**内的要因**と**外的要因**があげられる[**表4**]が，様々な要因が複雑に絡み合っていることも多い．内的要因とは遺伝的な背景（人種，家族の体格，性別）や遺伝性疾患の有無のことを指す．また，外的要因には社会経済状態から各種ストレスの有無，医療内容など多岐の要因が含まれるが，小児の発育を評価することが，特に発育に悪影響を及ぼすような外的要因の発見の端緒となることがある．

たとえば発育の遅れから子どもへの虐待が疑われたり，内分泌疾患の診断のきっかけになるケースはよく経験する．一方，子どもの発育には個人差も存在するため，性急な決めつけは親の信頼を失う結果になることもあるため，発育の遅れが疑われる小児を診療する場合は，慎重かつ繊細な判断が求められる．

3. 小児に特徴的な疾患と障害

日本でも1960年代初めまでは**乳児死亡率**は諸外国に比べて高く，感染症が小児の疾病や死亡に関して大きな問題になっていた．その後，環境・衛生状態の改善，および医療の進歩で乳児死亡率は年々低下し，現在では世界でも有数の乳児死亡率が低い国になっている[**表5**]．同時に，小児の疾病構造および治療環境は劇的に変化してきている．もちろん，わが国の小児診療の現場ではいまだ感染症が大きな問題ではあるが，特に生命予後に直接関係する疾患としては，乳幼児期では先天性疾患やSIDS（乳幼児突然死症候群），幼児期以降は事故や悪性新生物，自殺など[**表6**]が注目を集めている．その他，近年の小児疾患の概要変遷のなかで医療従事者が対応を求められる問題としては，心理面（感情や行動上の問題），発達障害，肥満などの生活習慣病，アレルギー疾患，虐待，事故や障害，若年妊娠（性的活動の低年齢化），先天性疾患（特に遺伝性疾患）への対応などが挙げら

[表5] 各国の乳児死亡率　最新年の数値		
国名	調査年	乳児死亡率*
日本	2016	2.0
アメリカ合衆国	2015	5.9
シンガポール	2016	2.4
フランス	2015	3.5
ドイツ	2015	3.3
イタリア	2015	2.9
オランダ	2015	3.3
スウェーデン	2015	2.5
イギリス	2015	3.9

*乳児死亡率：出生千あたりの生後1年未満の死亡数

（厚生労働省，平成30年我が国の人口動態より）

[表6] 小児の主要な死亡原因

乳児期（0歳）
先天奇形，変形及び染色体異常
周産期に特異的な呼吸障害等
乳幼児突然死症候群（SIDS）

幼児期（1～4歳）
先天奇形，変形及び染色体異常
不慮の事故
悪性新生物

学童期（10～14歳）
悪性新生物
自殺
不慮の事故

（厚生労働省，平成27年人口動態調査より一部抜粋）

れている.
　以下にいくつかの小児期に特徴のある疾患をあげる.

1）小児のアレルギー疾患

　小児期にしばしば見られるアレルギー疾患として，**アトピー性皮膚炎**[*1]，**食物アレルギー**，**気管支喘息**などがあげられる.特にアレルギー素因の強い乳幼児の場合，乳児期に食物アレルギーやアトピー性皮膚炎を発症し，1歳前後に気管支喘息，学童期になってアレルギー性鼻炎やじんましんを発症するというように，年齢とともに形を変えてアレルギー症状が進行していく傾向があり，「**アレルギーマーチ**」と呼ばれることがある.その原因は，**遺伝的体質（アレルギー素因）**と**環境因子（アレルギー原因物質）**が複合的に関わって生じるとされるが，近年，**衛生仮説**[*2]が注目されるなど，まだ不明な点も多い.
　治療は薬物療法とともにアレルギー原因物質の除去を積極的に行う手法のほか，積極的にアレルゲンを投与するアレルゲン免疫療法（減感作療法）も選択肢としてあげられるなど，治療に対する考え方は幅広い.他方，いまだにステロイドなどの一部の治療法に対して，医療関係者の間でも拒否反応がみられることがある.そのため，患者やその家族が治療方針に悩むケースも多く，ドクターショッピングや民間療法への依存など，社会問題化しているケースもある.

2）悪性新生物

　小児の悪性新生物はその組織型にもよるが，成人以上の非常に高い寛解率を示すものが多く，寛解後は慢性疾患としてのアプローチも必要となる.そのため，急性期の治療や親・

---

*1　アトピー性皮膚炎
　　増悪と寛解を繰り返す，掻痒感の強い湿疹を主病変とする疾患.左右対称性に分布し，幼少期では肘窩，膝窩，頸部などの関節屈曲部位に好発するが，慢性化すると鱗屑を伴う浸潤性紅斑から苔癬化をきたす.

*2　衛生仮説
　　「乳幼児期までの衛生環境の改善や感染症リスクの低下がアレルギー疾患の発症を増加させる」とする説.先進各国でのアレルギー疾患の増加やきょうだいが多い子どもにはアレルギー疾患が少ないという疫学調査の結果などから提唱された説.近年これを支持する研究成果が複数発表されている.

子どもの心理的なサポートはもちろんのこと，手術後の長期的な機能予後，二次がん，妊孕性*3の温存策，次世代への配慮など，長期的な視点に立った様々な問題に近年，関心が集まりつつある（7章，101頁参照）．

3）発達障害

発達障害者支援法では，"「発達障害」とは，自閉症，アスペルガー症候群その他の広汎性発達障害，学習障害，注意欠陥多動性障害その他これに類する脳機能の障害であってその症状が通常低年齢において発現するものとして政令で定めるものをいう"と定義されている．診断と介入・支援には専門的な知識と技能をもった複数の関係者がチームで対応することが望ましい．

4）脳性麻痺

脳性麻痺とは，胎児期から新生児期までの間に発生した脳への損傷によって引き起こされる運動機能障害のことを指す．この障害は通常，永続的かつ非進行性で，進行性疾患や一過性の運動機能障害は脳性麻痺には含まないが，病変自体は非進行性・永続的でも子どもの成長発達やリハビリテーションの介入などにより症状を変容させる望みはあり，発達支援のための**療育**が重要な役割をもつ．

脳性麻痺児は新生児期より哺乳障害，易刺激性，筋緊張異常，けいれんなどの症状を呈することがあるものの，新生児期の診断は通常困難である．一般的には生後数カ月以降に筋緊張異常（乳児期早期には筋緊張は低下していることがある．その後，痙性やジストニアを呈する），運動発達の遅れや発達のパターン異常，原始反射の残存などが出現して診断される．

脳性麻痺はその症状から**[表7]**のような病型に分類される．複数の問題**[表8]**を抱えることも多く，小児科医，看護師，理学療法士，作業療法士，言語聴覚士，栄養士，心理職，小児外科医，整形外科医など多くの医療関係者がチームで診療することが望ましい（コラム，130頁参照）．また近年，新生児行動評価法（NBAS；Neonatal Behavior Assessment Scale）や自発運動の観察，画像診断などを総合的に判断し，早期からの診断・介入，および療育開始が徐々に可能になりつつある．

5）小児虐待

子どもへの虐待は通常，家族あるいは子どもと近い関係にある友人や親族によって行われる．医療関係者は虐待の様々な症状を理解し，小児を保護する機関と連携して確実に対応する必要がある．医療機関としては小児虐待対応院内組織を施設内に設けたうえで，保健所や子ども家庭支援センター，児童相談所などのほか，警察や行政，民間支援団体などと地域のネットワークを構築して対応することが望ましい．

小児虐待は次のようなタイプがあり，それぞれに特徴的な徴候**[表9]**を認める．

身体的虐待は，軽度の皮下出血から致命的な脳神経障害や臓器損傷をきたすものまであり，また方法も殴る，蹴る，噛む，叩く，揺さぶる，やけど，窒息，薬物など様々である．

---

*3 妊孕性
「妊娠する力」のことであり，女性にも男性にも関係する．

小児の成長発達と疾患

[表7] 脳性麻痺の病型
痙性型脳性麻痺 筋緊張が全体的に高く，四肢の動きは少ない．ただし他動的にはゆっくりと動かせば，関節可動域は保たれていることが多く，関節拘縮の予防が重要である． さらに以下のような型に再分類される． ・片麻痺：身体の一部の痙性障害．上肢よりも下肢に痙性が強いことが多い． ・両麻痺：両下肢の痙性障害．上肢の障害は軽い． ・四肢麻痺：全身の障害．重度の各種障害を合併する．
アテトーゼ型脳性麻痺 四肢の不随運動や筋緊張の変動が見られ，ねじるような動きになりやすいのが特徴である．精神発達は比較的保たれることが多い．
失調型脳性麻痺 協調運動が障害され，体幹や四肢の震え，バランスの悪さなどが認められる．
混合型 痙性型とアテトーゼ型など，二つ以上のタイプが混在している場合．

[表8] 脳性麻痺に関連する問題
学習障害・精神発達遅滞 てんかん 視力障害・斜視 難聴 構音・構語障害 嚥下障害・誤嚥 低栄養・発育障害 慢性便秘症 関節拘縮・側彎症 呼吸障害

どのようなけがでも，虐待の可能性があると考えておくべきである．

また，主に乳児への身体的虐待，あるいは不適切な養育方法で生じるものとして，「**揺さぶられっ子症候群**」がある．これは大人の力で頭部を強く揺さぶられたことにより生じる硬膜下出血を伴う脳損傷をさす．多くは眼底出血や頭蓋骨骨折を伴う．

心理的虐待とは，大声で怒鳴りつけたり，脅迫したり自尊心を傷つける言葉を使うといった直接的な方法のほか，無視をする，きょうだい間で明確な差別をする，他の人への虐待を目撃するなどが含ま

[表9] 小児虐待のタイプとその表れ方
身体的虐待 病歴に合わない形や場所の皮下出血 受傷時期が異なる複数の外傷 熱傷や熱湯，タバコによるやけど 咬傷，絞扼痕 隠れた頭部外傷 保護者がけがを隠す 医療機関を受診するのが遅い，救急外来しか受診しない
心理的虐待 無表情で用心深い目付き こわばった表情 見知らぬ人に示す不自然な親密さ
性的虐待 肛門や会陰部の皮下出血や裂傷 妊娠，性感染症 身体的な所見が見られないことがある
ネグレクト 汚れてだらしない外見 皮膚のただれ，荒れ 成長障害 適切な乳幼児検診やワクチン接種の漏れ

れる．また，他の虐待（身体的虐待，性的虐待，ネグレクト）のいずれにおいても心理的虐待を伴うと考えておくべきである．その結果，子どもは正常な情緒反応を身につけられず，共感心，自尊心，独立心などに問題が生じる．

ネグレクトとは不適切な養育方法によって子どもに危害を与えてしまうことである．十

分な食事や衣類を与えない，体の衛生に注意をはらわない，歯の手入れをしない，病気になっても受診させない，予防接種を受けさせない，検診に行かない，子どもがけがをしそうになっても放置する，といった行動で表れる．また，ネグレクトでは特に，成長障害や精神発達の問題が前面に出ることがある．このような場合，病院に入院すると急速な発育を示すことから気付かれることもあるが，精神発達の回復は思わしくなく，二次的に情緒面などの問題が表面化することもある．

性的虐待は子どもへ不適切な性的行動をとることであり，子どもにわいせつなものを見せる，といった行動も含まれる．性的虐待は他の虐待以上に本人が告白するか家族が気付かないとなかなか顕在化しないという特徴がある．客観的な所見から虐待が疑われることもあるが，遊んでいる最中に不適切な性的言動をするといった，行動上の問題しか見られない場合もある．また，加害者が虐待を明らかにしないよう暴力や脅しで口止めしたり，開始年齢が早いと子どもが性的虐待だと理解できないこともあるため，特に配慮をしつつ対応する必要がある．

6）乳幼児突然死症候群

乳幼児突然死症候群（sudden infant death syndrome；SIDS）は，「それまでの健康状態および既往歴から，その死が予測できず，しかも死亡状況調査および解剖検査によってもその原因が同定されない，原則として1歳未満の児に死をもたらした症候群」と定義されている．そのため突然死の原因については可能な限りの精密検査が必須であり，その症例検討には小児医学的な側面，社会福祉的側面，法医学的側面など集学的なアプローチで検討する必要がある．また，そうしたアプローチにより代謝疾患や感染症，心疾患，

[表10]
乳幼児突然死症候群（SIDS）の危険因子

うつぶせ寝
家庭内喫煙
母乳以外での育児
枕の使用
柔らかい寝台に寝かせる
掛け物のかけすぎ，暖めすぎ
顔を覆う
赤ちゃんと別の部屋で眠る
ソファで添い寝する

中枢神経疾患，虐待など突然死の原因が明らかになるケースもまれではない．原因が同定されない狭義のSIDSでも**［表10］**のような危険因子が様々な研究で報告されている．わが国では厚生労働省などによるSIDS予防のための取り組みとして，①1歳まではあおむけに寝かせること，②できるだけ母乳で育てること，③たばこをやめること，の3点を推奨しており，年々SIDSは減少傾向にある．

一方でSIDSを含め，**小児期の予期せぬ突然死**（sudden unexpected death in infancy；SUDI）を経験した場合，その原因究明と同時に家族への支援も重要である．SIDSあるいはSUDIを経験した家族へは死因究明のプロセスや判明したことを可能な限り十分に説明することが望ましい．さらにその後，家族の心理的な支援を継続し，再発の危険性を軽減する取り組みが必要であるが，わが国ではまだそうした体制は十分には整っていないのが現状である．

4. 先天性疾患, 遺伝性疾患

1）先天性疾患, 遺伝性疾患とは

先天性疾患とは出生時から存在する疾患の総称であり, 組織の形態・機能異常, 代謝異常から精神神経疾患など, 極めて多種多様な疾患が存在する. 多くは新生児期から乳児期にかけて発症, あるいは診断されるが, なかには一部の遺伝性疾患のように成人期あるいは老年期になって症状が顕在化する疾患も含まれる.

国際保健機関（WHO）が定める国際疾病分類（ICD-10）では,「**先天奇形, 変形および染色体異常**」という大分類のなかに約600あまりの疾患が含まれているが, 先天奇形の範疇以外にも先天性代謝異常症や精神・神経疾患など先天性疾患の範疇に入る疾患は数多く存在する.

遺伝性疾患とは染色体や遺伝子の異常によって発症する疾患であり, 先天性疾患と重複する疾患（群）も多い. また「遺伝性」とはいいつつ, 親の染色体や遺伝子には異常がないことも多い. この場合, 突然変異によって精子・卵子や身体細胞の染色体や遺伝子に異常が生じて遺伝性疾患を発症する. 遺伝性疾患には以下のタイプがある.

(1) 単一遺伝子疾患

ヒトの細胞の核のなかには二万個を超す遺伝子が含まれているが, そのなかの一つの遺伝子の異常によって発症する疾患である. ヒトがもつ1対（2本）の染色体の同じ部位にある遺伝子を**対立遺伝子**と呼ぶ. 通常は同じような機能をもつ遺伝子が対立遺伝子として存在するが, 疾病の原因となるような機能異常を呈する対立遺伝子が片方, あるいは両方の染色体上に認められる場合, 疾病を発病するものが**単一遺伝子疾患**である. 遺伝形式によって, 常染色体優性[*4], 常染色体劣性[*4], そしてX連鎖性などに分けられる **[図3]**.

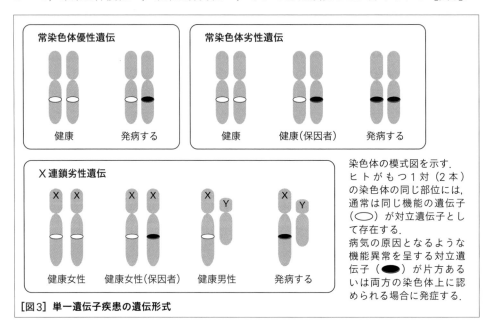

染色体の模式図を示す.
ヒトがもつ1対（2本）の染色体の同じ部位には, 通常は同じ機能の遺伝子（○）が対立遺伝子として存在する.
病気の原因となるような機能異常を呈する対立遺伝子（●）が片方あるいは両方の染色体上に認められる場合に発症する.

[図3] 単一遺伝子疾患の遺伝形式

[*4] 優性, 劣性
　優性遺伝あるいは劣性遺伝という用語が, 遺伝子に優劣があるかのような誤解をされることがあり, 日本遺伝学会では2017年より「優性」を「顕性」,「劣性」を「潜性」と呼称することを提唱しているが認知度はまだ低い.

(2) 染色体異常

染色体とは遺伝子・DNA の担体で，通常，ヒトの体細胞の核のなかには 22 対（44 本）の常染色体と 1 対（2 本）の性染色体がある．この染色体の数あるいは構造に異常が認められるのが**染色体異常**である．染色体のすべてあるいは一部が少なくなる場合をモノソミー，多くなる場合をトリソミーなどと呼ぶこともある．たとえばダウン症の人の多くは 21 番染色体を 3 本もっており（細胞核内に 47 本の染色体をもつ），その場合は 21 トリソミーと呼ばれる．

(3) 多因子遺伝病

複数の遺伝子と環境因子の相互作用によって発症するとされている疾患．先天性心疾患や口唇口蓋裂などが代表的な疾患とされるが，その原因となる遺伝子や環境因子がすべて判明しているわけではない．通常，家系内集積はある程度認められることが多いが，単純なメンデル遺伝形式は示さない．

(4) その他

近年の遺伝医学の進歩により，前述以外の様々なタイプの遺伝性疾患が報告されている．これらは，発症に関連する要因や遺伝性も様々であり，遺伝相談などの際には特に注意が必要である．

①隣接遺伝子症候群

染色体上に隣接して存在する，互いに無関係な複数の遺伝子が同時に障害されることにより発症する疾患．染色体異常の一病型とされることもある．数多くの症候群が同定されているが，臨床像は極めて多彩である．

②エピジェネティック病

遺伝子にはその塩基配列を変化させることなく，塩基を修飾することで機能を調節する機構があるが，その機構の異常で発症する疾患のことを**エピジェネティック病**と呼ぶ．

③ミトコンドリア遺伝病

ミトコンドリアは細胞内のエネルギー産生に関与している細胞質内（細胞の核の外）の小器官で，それに含まれる遺伝子（ミトコンドリア遺伝子）の異常が原因で発症する疾患．多様な疾患が含まれるが，なかでも比較的エネルギーを多く必要とする神経，筋，心臓などの臓器障害が現れやすいとされる．ミトコンドリア遺伝子は通常，母親由来（卵子由来）である．

2）先天性疾患，遺伝性疾患の例

(1) ダウン症（ダウン症候群）

21 番染色体のすべてまたは一部の過剰により発症する疾患．わが国では出生 800 ～ 1,000 人に 1 人の頻度でみられる．特徴的な顔貌（扁平な顔，眼裂斜上，内眼角贅皮，鼻根部平低など），小奇形（後頸部の過剰な皮膚，短指，第 5 指内彎など）を認め，筋緊張低下や精神運動発達遅滞を伴う．注意すべき合併症として先天性心疾患（房室中隔欠損症，心室中隔欠損症など），消化管奇形（十二指腸閉鎖や鎖肛など），血液疾患（一過性骨髄異常増殖症，白血病など），甲状腺機能低下症，てんかん，環軸椎亜脱臼，屈折異常，白内障，滲出性中耳炎などがある．約 95％ は親の配偶子形成期の染色体不分離によって生じるトリソミー型であり，母親の年齢が高くなると出生頻度が高くなることが知られている．

(2) 先天性心疾患

生まれつき心臓や大血管に異常があるもので，日本では出生約100人に1人の頻度でみられる．ただし，出生後，特に治療が必要のない軽症のものから早期に手術が必要な重症例・難治症例まで，重症度は様々である．大部分は多因子遺伝によると考えられているが，単一遺伝子疾患，染色体異常，環境因子（胎内での風疹ウィルスへの感染など）による発症などの可能性もある．

(3) 口唇口蓋裂

胎生期（妊娠10週前後）の器官形成期に口唇や口蓋の癒合が障害されるために発症する疾患．わが国では出生500〜600人に1人の頻度でみられる．複数の遺伝子や環境因子（薬剤など）が関与する多因子遺伝病であると考えられている．

(4) 軟骨無形成症

四肢短縮型の低身長，大きな頭，乳児期の筋緊張低下，腰椎前彎などを呈する疾患．合併症として大後頭孔部での延髄圧迫による無呼吸発作，水頭症，四肢麻痺，中耳炎などに注意する必要がある．わが国では出生約15,000〜40,000人に1人の頻度でみられる．原因遺伝子が特定されている(FGFR3遺伝子の異常により発症する)単一遺伝子疾患である．

(5) ミトコンドリア病

ミトコンドリア病とは，ミトコンドリアにおけるエネルギー産生障害のために体内の組織細胞障害をきたし，エネルギー不全が改善されなければ細胞が脱落変性し，臓器不全をきたす疾患である．具体的な症状としては，精神運動発達遅滞，知的退行，認知症，脳卒中様発作，心不全，肝不全などの様々な臓器障害が慢性進行性の経過をたどる．原因は染色体上の遺伝子の変異の場合と，ミトコンドリア遺伝異常の場合がある．

3）小児の聴覚障害

聴覚障害（難聴）は一般的に**伝音性**と**感音性**に分けられる［表11］．外耳から中耳に障害があって起こる難聴を**伝音性難聴**，内耳から聴神経に障害があるものを**感音性難聴**と呼ぶ．

小児の約4%が難聴を有する，ともいわれるくらい小児科領域で難聴は一般的に認められる症状であるが，多くは軽度から中等度であり，さらにそのほとんどが中耳炎による二次的な伝音性難聴である．中耳炎は，急性中耳炎，滲出性中耳炎，慢性化膿性中耳炎に分けられるが，急性中耳炎に繰り返し罹患する子どもや滲出性中耳炎，慢性化膿性中耳炎の子どもは伝音性および感音性難聴に罹患する可能性が高くなる．中耳炎による難聴の期間

［表11］先天性難聴の原因，危険因子

伝音性難聴
　　外耳道閉鎖・小耳症
　　口唇口蓋裂：耳管機能にも問題があることが多い

感音性難聴
　　遺伝的素因
　　胎内感染：サイトメガロウイルス，風疹，梅毒，トキソプラズマなど
　　細菌性髄膜炎の罹患
　　聴器毒性薬物（アミノグリコシドなど）の使用
　　早産児
　　低酸素性虚血性脳症

が長いことと言語発達の遅れや教育上の問題，注意障害などとの関連が指摘されている．

先天性難聴とは生まれつき難聴があることで，表11の原因や危険因子があるとされる．約1/3は遺伝的な要因が原因と考えられているが，一方では，原因のはっきりしない特発性難聴が多いのも事実である．そして先天性難聴は小児の聴力障害のなかでも特に，非可逆的な言語発達の遅れやコミュニケーション能力の低下をきたす危険性が高く，少なくとも生後6カ月までには診断し，治療を開始することが望ましい．そのためには新生児期の聴覚スクリーニング検査が有用であり，わが国でも多くの周産期施設で導入されている．

4）小児の視覚障害

生まれたばかりの新生児の視力は，明暗がわかる程度でしかなく，その後，いろいろなものを視ることで年齢とともに発達していく．概ね3～5歳で視力1.0前後に達するといわれているが，3歳未満では一般的な視力検査による視力の評価は非常に困難である．一般的に小児の視覚障害を疑う症状について，**[表12]**に示す．

小児期の視覚障害のうち，何らかの理由で正常な視力の成長が停滞してしまい，眼鏡をかけてもよく見えない状態を**弱視**と呼ぶ．その原因に，屈折異常，不同視，斜視，形態覚遮断などが挙げられるが，一般的に8歳頃までは視覚の発達が見込めるため，疑わしい場合は早めに小児専門眼科の診察を受けることが望ましい．

[表12] 小児の視覚障害を疑う症状

親と視線が合わない
片目を隠すと嫌がる
極端にまぶしがる
物を見る時に目を細める，首を曲げる
目が小刻みに揺れる
黒目が白く濁って見える
黒目の大きさが違う

4章 Q and A

Q1 スキャモンの臓器別発育曲線の発育パターンについて，正しいものを1つ選びなさい．

1. 頭囲の発育は一般型を示す．
2. 胸腺の発育は生殖器型を示す．
3. 神経系型は思春期に急速な発育を示す．
4. リンパ系型は小児期に成人以上の発育を示す．
5. 一般型は乳児期に急速に発育して成人のレベルに達する．

Q2 小児の神経発達の評価の指標として正しいものを1つ選びなさい．

1. 生後2カ月であやすと微笑む．
2. 生後4カ月で指先で物をつまむ．
3. 生後6カ月で首がすわる．
4. 生後10カ月で手をついて数秒間座位が保持できる．
5. 生後36カ月で2語文を話す．

Q3 乳幼児突然死症候群（SIDS）の危険因子として正しいものを1つ選びなさい.

1. あおむけ寝
2. 母乳栄養
3. 家庭内喫煙
4. かたい寝台の使用
5. 枕を使用しない

Q1 | **A**…… 4

解説

　一般型とは身体発育（身長，体重）に代表される，乳児期から幼児期前半にかけて，さらに思春期に急速に増加して成人レベルに達するパターンを示す．頭囲は神経系型のパターンを示す．

　胸腺は免疫系（リンパ系）組織の一つであり，リンパ系型と呼ばれる小児期に成人以上の発育が認められ，思春期に縮小して成人のレベルに達する発育過程を示す．

　神経系型とは臓器の中で最も早く発育して成人のレベルに達するパターンを呈する．

　一方，生殖器型は思春期前にはほとんど発育が認められず，思春期に急速に発育して成人のレベルに達するパターンを示す．

Q2 | **A**…… 1

解説

　指先で物がつまめるようになるのは生後10カ月前後である．首がすわるのは通常生後4カ月ごろであり，生後6カ月では遅い．手をついて数秒間座位が保持できるのは生後6〜7カ月頃であり，生後10カ月頃には一人で座位がとれるようになっている必要がある．2語文は生後24カ月での指標．

Q3 | **A**…… 3

解説

　乳幼児突然死症候群（SIDS）の危険因子として，うつぶせ寝，家庭内喫煙，母乳以外での育児，枕の使用，柔らかい寝台に寝かせる，掛け物のかけすぎ，暖めすぎ，顔を覆う，赤ちゃんと別の部屋で眠る，ソファで添い寝するなどがあげられている．

文献

1) ScammonRE, Calkins LA : The development and growth of the external dimensions of the human body in the fetal period. University of Minnesota Press, Minneapolis, 1929.

2) 乳幼児身体発育評価マニュアル．平成23年度成育疾患克服等次世代育成基盤研究事業「乳幼児身体発育調査の統計学的解析とその手法及び利活用に関する研究」．
https://www.niph.go.jp/soshiki/07shougai/hatsuiku/index.files/katsuyou_130805.pdf

3) 厚生労働省：母子健康手帳に関する検討会報告書．平成23年11月．

（五石圭司）

5章 加齢と疾患

到達目標 ···

● 加齢による身体面，心理・精神面での変化の特徴を概説できる．
● 高齢期に起こりやすい疾患と障害について概説できる．

アウトライン

　老化は徐々に進行する心身の自然な経年変化で，成人期早期から始まる．多くの身体機能が徐々に低下する．たとえば，多くの人では 20〜30 代で肩こり，40 代で老眼，50 代で難聴を初めて自覚する．一般にこれらの症状は治ることはなく，生涯をともにすることになる．つまり，身体の成熟の完了は，老化の始まりにつながる．一方，心理・精神面では，生涯発達が可能で，必ずしも低下しない部分もある．

　正常老化では，心身の機能変化は軽度であり，日常生活に支障をきたすことはない．しかし多くの病気は，年をとることが主な原因となり発症する．高齢者では，事故や病気による過度な安静をきっかけに身体面，心理・精神面の機能低下が急激に進むことも多い．

　したがって，生活習慣の配慮で病気を予防すること，日常生活における活動性と QOL を維持することが重要であり，総合的な対応が必要である．高齢社会における心理職の役割は大きい．

1. 老化に伴う生理機能変化の特徴

　成年期以降，一般に生理機能は加齢に伴い低下する．しかし臓器により，加齢に伴う機能低下のスピードは様々で，個人差も大きい．個人差の原因には，遺伝と環境の両方が関与する．平均的な変化としては，最も顕著な低下を示す肺や腎臓において，80 代で 30 代の能力の 40% 以上を失う **[図1]**．臓器の働きは，臓器を構成する細胞の機能に依存する．

（キーワード）生理機能，細胞，老化，疾患，老年症候群，知能，パーソナリティ（性格），喪失体験

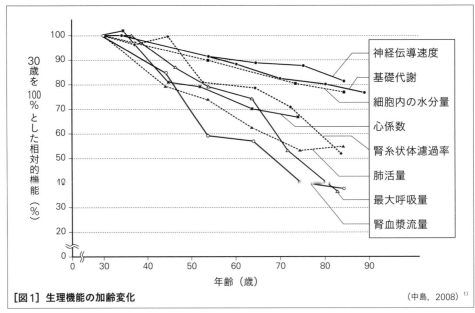

[図1] 生理機能の加齢変化

(中島, 2008) [1]

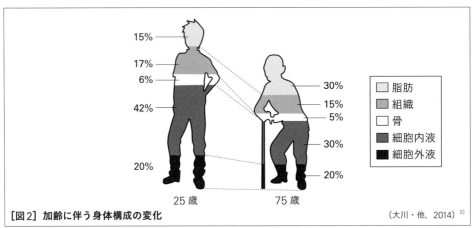

[図2] 加齢に伴う身体構成の変化

(大川・他, 2014) [2]

　精巣や卵巣, 肝臓や腎臓では, 細胞数が老化とともに著しく減少する. このような細胞数の減少により, 体液のうち, 細胞内液が減少する **[図2]**. しかし, 正常な老化の過程では, すべての臓器が多くの細胞を失うわけではない. 脳はその一例であり, 健康な高齢者では細胞数は維持される. 脳卒中による脳組織の部分的な破壊や, アルツハイマー病などの神経変性疾患では, 極端な脳細胞の減少によって, 脳が著しく萎縮する.

　病気や加齢において, 血流の低下は臓器の機能に影響を及ぼしうる. たとえば, 動脈硬化により腎臓の血流が減少すると腎機能は低下する. しかし, 多くの場合は予備能があるため, 腎臓がたとえ1個になっても残りの組織で十分に正常な機能が維持される. しかし, 激しい運動や環境温の変化, 感染など, 様々なストレスへ適応するための予備能が低下しており, 薬の副作用も受けやすくなる.

　生体内の各臓器は協調してはたらくことで, 細胞を取り巻く体液の状態 (内部環境) を安定に保つ. このようなしくみをホメオスタシス機構と呼ぶ. 健康な高齢者でも血液中のpHや浸透圧, グルコース濃度は良く維持されている一方, 内部環境を攪乱させるストレスに適応する調節力は低下しており, 変化した内部環境が元に戻るまで成人よりも時間がかかる. これは老化に伴いホメオスタシス機構が低下していることに起因するもので, 前

述のような臓器機能の予備能の低下と関連する．内部環境を正常に戻すことができなくなると，臓器の機能低下を引き起こし，疾患をもたらす．例えば，血圧調節機構が破綻し高血圧になると，脳卒中や心不全の発症リスクを高める．

2. 神経系の老化

　年をとると物覚えが悪くなるというが，記憶のなかでも特に低下するのは，「エピソード記憶」と呼ばれる体験した出来事についての記憶である．エピソード記憶には海馬が特に重要であるが，海馬のニューロンは酸素不足に非常に弱いため，障害を受けやすいと考えられる．感覚刺激を認知するスピードは思春期の後期に最も速く，その後徐々に遅くなる．しかし，経験や判断力が必要な知恵などの高次の機能については，加齢の影響は少ない [図3]．高次な脳機能の一部は，高齢になっても維持されるだけでなく，生涯発達しうる．

　神経細胞が存在する灰白質の量は思春期以降徐々に減少する．白質の量は中年期まで増加し続けてから減少する．正常な老化では神経細胞数の低下はわずかであり，脳萎縮の原因は主に神経突起やシナプスの減少による．脳には通常の活動に必要な細胞数より余分に細胞があり，また細胞が喪失しても，残りの神経細胞間に新しい結合がつくられるため，脳機能の老化はゆっくりと進行する．急激な記憶低下や人格変化は，病気の兆候である．また高齢になるにつれ，**認知症**になりやすくなる．高齢者の認知症の主なタイプは**脳血管性認知症**と**アルツハイマー病**である．アルツハイマー病だけでなく，**パーキンソン病**などの神経変性疾患も，60代以降，加齢とともに増加する．脳の病気では，特定の脳部位で選択的な神経細胞死が生じる．

　60歳を過ぎる頃から，下肢運動ニューロン数の減少が始まる．神経が情報を伝える速

■感覚機能と認知機能の加齢と個人差

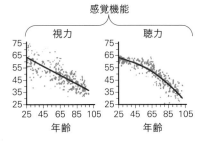
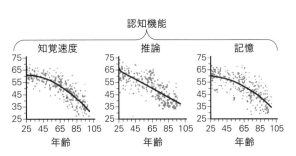

感覚機能では聴力よりも視力の個人差が大きい．認知機能では記憶の個人差が大きい．

■知恵の個人差

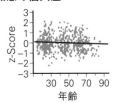

記憶の個人差に比べて知恵の個人差は大きく，加齢の影響も少ない．

[図3] 感覚機能，認知機能，知恵の加齢変化

(大川・他，2014)[2]

度（伝導速度）も低下する．しかし，これらの変化は運動や感覚に影響を及ぼすほどではない．また，神経線維の再生の速度が遅くなり，不完全になる．したがって，**末梢神経障害**をもつ高齢者では，感覚異常や筋力の低下が慢性化しやすい．

3. 加齢による睡眠への影響

65歳以上の高齢者の50％が睡眠に対する訴え（浅い，途中で何度も目が覚める，朝早く起きてしまう，昼間に眠くなるなど）をもつ．睡眠は生涯にわたって変化するが，老化による変化は，睡眠時間ではなく睡眠の質にある．40歳頃から中途覚醒が増加し睡眠効率が低下する．これは，正常な**サーカディアン・リズム（概日リズム）**が加齢により障害されているためと考えられる．高齢者の睡眠障害は高照度光照射などの非薬物的治療で改善する．松果体からのメラトニン分泌は，頸部交感神経の働きによって夜間に増加するが，その分泌量は加齢により低下する．睡眠／覚醒リズムの乱れと夜間メラトニン分泌量の減少は，アルツハイマー病で著しい．メラトニンには概日リズムの調節作用だけでなく，抗酸化作用や神経保護作用もあり，加齢に伴う神経変性疾患の増加に関係しうる．

4. 内分泌系の老化

生命維持に重要なホルモンであるインスリン，甲状腺ホルモン，コルチゾールの基礎レベルは加齢によって変化しない．しかし，内分泌腺から分泌されるホルモンのなかには，生理的刺激に対する分泌反応が加齢によって低下するものや，逆に増加するものがある**［図4］**．成長ホルモンは睡眠中に増加するが，その量は10代にピークとなり，その後低下する．これは筋量の減少（後述）に関与する．アルドステロンは老化とともに減少する．このホルモンは，電解質と水を保持する作用があるため，高齢者で脱水が起こりやすい一因となる．血糖コントロールに不可欠なインスリンの作用が弱くなり，また血糖増加に伴うインスリンの分泌能も低下する．インスリンの作用によって血中の糖が筋細胞内に取り込まれ，そこで糖がエネルギーに変換される．そのため，インスリンの分泌と作用の低下は，食後の血糖上昇が元のレベルに戻るまでの時間が延長する原因となる．

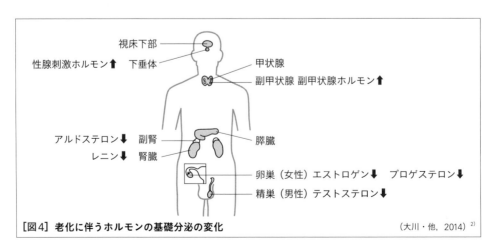

［図4］老化に伴うホルモンの基礎分泌の変化

（大川・他，2014）[2]

通常，内分泌系の加齢による変化が健康状態に影響することはない．しかし，健康上のリスクを高める原因となることがある．たとえば，インスリンの働きの変化により2型糖尿病のリスクが増加する．近年，糖尿病が認知症のリスクを高める可能性が示され，注目されている．したがって，糖尿病を予防・治療する適度な運動や適切な食事が，加齢とともにますます重要となる（6章，087頁参照）．

5. 骨・関節・筋と運動機能の老化

骨・関節・筋は，**運動器**と総称される．その老化は，高齢者の活動性の低下をきたす疾患と深く関係する．骨の強さの基礎となる**骨量**（骨のミネラル成分）は，20～40代で最大となった後，50代から低下し始める．この加齢変化は女性では閉経期に急激に進む［図5］．これは，骨量の維持作用をもつエストロゲンが減少するためである．閉経期を過ぎた女性，あるいは男性においても，骨量の低下が徐々に進行する．このため，骨折の危険を招くほど著しい骨量の減少が起こる**骨粗鬆症**が，高齢になるほど増加する［図6］．もともと骨量が多いと，加齢変化によりそれが減少しても病的レベルには至りにくい．関節では軟骨の損傷により，**変形性関節症**をきたしやすい（12章，155頁参照）．

筋組織の量（筋量）の減少と筋力の低下は，筋細胞の発達を刺激するホルモン（成長ホルモンやテストステロン）の減少に起因する．素早く収縮する速筋線維は減少するが，ゆっくり収縮する遅筋線維はあまり減らないため，素早い運動の能力は低下し，ゆっくりした運動の能力は保たれる．この特徴は，廃用性の筋萎縮（遅筋線維が主に減少する）とは異なる．加齢による筋量と筋力の減少は約10～15％以下に過ぎず，歩行を含む日常生活能力は維持され，自立した生活が可能である．しかし，病気や過度の運動不足・栄養不足が加わると，加齢による筋量低下以上に筋量が減少する**サルコペニア**（筋減少症）に陥り，**フレイル**（虚弱），さらには**要介護**につながりうる（12章，162頁参照）．

運動機能は，日常生活習慣の影響を強く受け，身体活動が増加すると向上し，不活動により低下する．この可塑性は80歳を超えても維持される．若い頃に比べ，年をとると，不活動による筋量と筋力の低下が急激に起こるので，注意が必要である．1週間の安静臥床で筋力が10～15％も低下する．高齢者が暗所でふらつきやすい原因には，筋力の低下

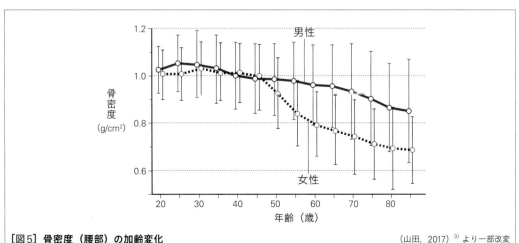

［図5］骨密度（腰部）の加齢変化

（山田，2017）[3] より一部改変

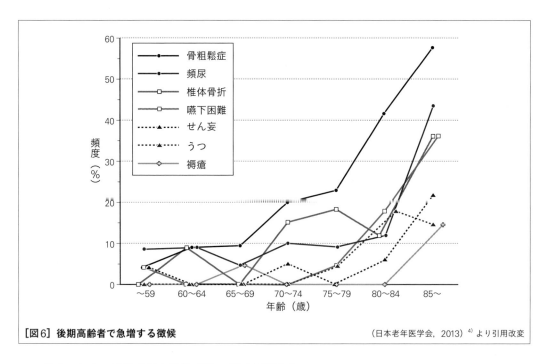

[図6] 後期高齢者で急増する徴候　　　　　　　　　　　　　（日本老年医学会, 2013）[4)] より引用改変

だけでなく，平衡感覚や体性感覚の低下も関係する．

6. 皮膚と体温調節の老化

　外界から体内を保護する皮膚の老化は，外見上の変化だけでなく，環境変化に対する適応力の低下に関係する．皮膚は，光や紫外線にさらされることで，老化のスピードが早まる．コラーゲン（膠原線維）とエラスチン（弾性線維）の産生が減少し，クッションや体熱の保持に役立つ皮下脂肪も薄くなるため，弾力を失い，寒さに弱くなる．汗腺・血管の数が減少し，皮膚の深層部の血流が減少するため，体熱を放散しにくく，熱中症のリスクも増加する．また，血流減少は傷が治るのに時間がかかる原因にも関係する．

　高齢者が熱中症や低体温症にかかりやすい一因として，皮膚血流や汗腺を調節する皮膚交感神経活動の変化も関与する．その活動は，高齢者では成人に比べ安静時に低く，暑いときの反応も寒いときの反応も小さい．高齢者では皮膚の侵害性熱刺激で起こる熱痛覚は変わらないが，非侵害性の温度刺激で起こる冷覚や温覚の感受性は低下する．この温度感覚の低下は体温調節能の低下と関係しうる．

7. 見えづらさ，聞こえづらさ

(1) 視覚

　加齢とともに，目には様々な変化が起こる．生体を構成する多くの蛋白質は，古くなると分解され，新しいものと入れ替わるが，水晶体の中心部にある蛋白質は例外で，作り替えられないため経年変化が蓄積する．すなわち，硬くなることで近くのものに焦点を合わせにくく（老視），透明度が低下することで薄暗い場所でものが見えにくく，黄色く変色

するために色のコントラストが見分けづらくなる．そのほか，光量の変化に対する瞳孔の反応（対光反射）のスピードが遅くなる，神経細胞が減少し，奥行きの認識力が衰える，涙液が減りドライアイになりやすくなる，60代の人の多くは，読書に20代のときよりも明るさが必要となるなどの変化が起こる．これらは，高齢者が**白内障**，**緑内障**，**糖尿病性網膜症**，**老人性黄斑部変性症**などの眼疾患に陥りやすい原因に関わる．

(2) 聴覚

老人性難聴という言葉があるように，年をとるにつれて聴力は低下する．その主な原因には，感覚細胞の損傷や神経線維の変性などがある．すべての音の聞こえ方が一様に低下するわけではなく，高い音ほど聞き取りにくくなる．聴力は10代にピークとなり，その後しだいに低下する [図3]．高い音に対する聴覚閾値の上昇は40代から目立ち始め，両側性に徐々に進行する．そのために，言葉の聞き取りが困難になる．このような老人性難聴は，75歳以上の3/4にみられる．発汗低下により耳垢がたまりやすく，難聴を増悪させることも多い．

高齢者の聴力の低下が日常のコミュニケーションにどの程度影響するかは，環境条件によって大きく左右される．一般に子音は母音より高音であるため，会話の理解に支障がある高齢者に対しては，声を大きくするよりも，子音をはっきり発声すると，より効果的である．

8. 加齢による味覚・嗅覚への影響

50代になると，味覚や嗅覚が徐々に衰え始める．どちらも，食べ物の風味を楽しむのに必要な感覚である．特に，空気にさらされ続ける嗅上皮が加齢変化しやすいため，嗅覚は匂いの種類にかかわらず低下する．そのため，匂いの少ない食べ物では味を薄く感じやすい．臭いの検出閾値はあまり年齢の影響を受けないが，匂いの識別と記憶は，特に70～80代以降大幅に減少する．香りの経験は嗅覚の感受性を高める．加齢による嗅覚低下は個人差も大きいが，これは経験の違いかもしれない．

嗅覚ほどではないが，年とともに舌にある味蕾の感受性が鈍くなる．すべての味が一様に低下するわけではなく，甘味は塩味，苦味，酸味ほど低下しない．

9. 心臓と血管の老化

老化により動脈壁が硬くなる．そのため，心臓の収縮期に動脈壁が伸展しにくくなり，収縮期血圧が上昇する．そのため，心臓への負担が増加して心筋は肥大する．多くの臓器の重量が加齢で減少するのとは逆に，心臓は重くなる傾向がある．高齢者の死因として**心疾患**が多いが，これは心臓の老化に起因する（6章，090頁参照）．

血圧は変動しやすく起立時や食後には低血圧をきたしやすく，脳血流が低下して失神や転倒につながることもある．これには血圧調節のホメオスタシス機構である圧受容器反射の減弱が一因として関わる．皮膚の寒冷刺激で起こる血圧の上昇反応は，高齢者では成人に比べて2倍以上も大きい [図7]．これは高齢者において冬期に心血管関連死が多いこ

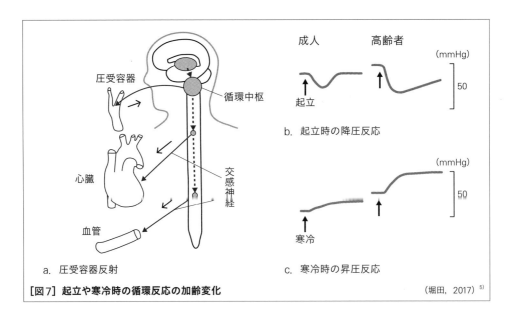

成人　　　　高齢者

圧受容器

循環中枢

心臓

交感神経

血管

a. 圧受容器反射

b. 起立時の降圧反応

c. 寒冷時の昇圧反応

起立

寒冷

(mmHg)

50

(mmHg)

50

[図7] 起立や寒冷時の循環反応の加齢変化　　　　　　　　（堀田，2017）[5]

ととと関連する．骨格筋の血管を支配する筋交感神経の安静時の活動は，加齢により徐々に増加する．一方，交感神経の作用を受ける血管や心臓のαおよびβアドレナリン受容体の感受性は低下する．安静時の心機能調節における迷走神経の関与は加齢により減少する．

このような変化はあるものの，健常な高齢者の心機能は良好である．若い人と高齢者の心臓の差が明らかになるのは，心臓が激しく働き，多くの血液を送り出す必要があるとき，たとえば運動時あるいは病気のときだけである．高齢者の心臓は若い人のように速く打ったり，または多くの血液を速く送り出したりすることはできない[図7]．そのため，高齢の運動選手は若い選手と同じようには運動ができない．しかし，定期的な有酸素運動によって，高齢者の運動能力は向上する．

10. 呼吸筋と肺の老化

肺は，外気にさらされるため，空気中の有害物質の影響や酸化障害を受けやすく，最も顕著に老化する臓器の一つで，機能が直線的に低下する．横隔膜や肋間筋など呼吸筋の筋線維が減少し呼吸運動の力が弱くなる．そのため安静時呼吸で1回に出入りする空気の量（1回換気量）は変わらないが，安静時呼吸よりも余分に吸ったり（予備吸気量），吐いたりする空気の量（予備呼気量）は減少する．肺胞の数は20歳頃にピークに達し，その後減少し始める．肺胞の減少に伴い，肺毛細血管も減少する．皮膚と同様，エラスチンが減少することにより肺の弾力性が低下するため，残気量が増加する．したがって，吸い込んだ空気から取り込まれる酸素がやや減少する．動脈血中酸素分圧は，$102 - 0.3 \times$年齢（Torr $=$ mmHg）で表される．動脈血中二酸化炭素分圧やpHは変化しない．

肺疾患のない人では日常生活に支障はないが，運動するときや，酸素が薄い高地での呼吸が困難となる．肺への異物の侵入を防ぐのに役立つ咳反射が弱くなる．微生物を含む異物を気道から取り除く細胞の能力も低下するため，感染しやすく，重症化しやすい．

11. 消化器系の老化

　消化器系は比較的加齢の影響を受けにくい．食道の収縮力は低下するが，食べたものの移送に影響するほどではない．胃から腸へ送られる速度はわずかに遅くなり，胃の弾力性が少し低下するため，一度に食べられる量が少なくなる．ピロリ菌が胃内に存在すると胃粘膜が萎縮するが，ピロリ菌のない場合には，加齢による萎縮はほとんど起こらない．消化器系の**悪性腫瘍**（**胃がん**や**大腸がん**）は加齢とともに増加する．また，**誤嚥**や**便秘**など，消化管の入り口と出口の問題は増加する．大腸では，アセチルコリンを使って運動を促進する副交感神経の支配が減少し，輸送速度が遅くなることが便秘につながる．自覚されることは少ないが，カルシウムの吸収が悪くなり，骨量の減少に関与する．

　肝細胞数の減少により肝臓が小さくなり（ピーク時の3/4から2/3），血流が減少し，アルブミンの産生量も低下する．肝細胞内の酵素の働きが低下するため，薬や生体物質を無害化して消化管内に排出する能力が低下する．そのため，薬物の主作用や副作用が強くなり，持続時間も長くなる．予備能力が低下しているため，**肝障害が重篤化**しやすい．

12. 腎臓と尿路系の老化

　細胞数の減少により腎臓が小さくなり，腎血流も減少するため，血液濾過率が低下する．この変化は30歳前後から始まり80代で40%減少する［図1］．そのため，血中の老廃物を除去したり，水分量や浸透圧などの体液のホメオスタシス維持に重要な腎臓の能力が徐々に低下する．このため，水が過剰に排出され，脱水になりやすい．予備力は低下するものの，通常は十分な機能を維持している．

　高齢者では，**頻尿**や**尿失禁**などの様々な排尿障害が起こりやすい．その背景には，尿路組織の変化や腎機能の変化，排尿を調節する自律神経系の変化が関わる．高齢者では排尿筋収縮力の低下や残尿がみられる一方，過活動膀胱も多く，頻尿の一因となる．女性では，尿道が短くなり，薄くなる．閉経に伴うエストロゲンの減少が，尿路のこれらの変化に関与する．男性では，前立腺が大きくなる．多くの男性で，**前立腺肥大**により尿道が圧迫され，尿が出にくくなる．その結果，高齢男性では尿の勢いが弱まり，排尿までに時間がかかったり，排尿終了時に尿がポタポタとたれたり，頻尿になったりする．膀胱が充満しても全く排尿ができなくなる（**尿閉**）こともある．

13. 骨髄・免疫系の老化

　造血機能をもつ活発な骨髄の量は，加齢に伴い減少する．そのため，血球の産生量が減少する．しかし，健康な生活に必要な血球を産生する能力を生涯維持する．問題が起こるのは，貧血，感染症，出血により血球の補充の必要性が著しく増加したときである．このような場合に，骨髄は必要に応じて血球の産生を増加させることができない．

　加齢により免疫系細胞の働きが低下し，感染防御の能力が低下する．しかし，個人差も

大きい．細菌や感染細胞やがん細胞などの異物を認識して破壊する免疫系の細胞機能の低下は，**悪性腫瘍**が高齢者に多い原因に関わる．また，**肺炎**やインフルエンザなどの感染症も高齢者によくみられ，死に至ることも増える．炎症反応が緩慢で，治癒が遅い．

14. 知能の加齢変化

　人間の知能は，生後，身体の成長に伴って獲得，発達し，幼児や児童期においては教育を通じてその成長が加速する．かつては，知能は25〜30歳でピークを迎え，その後は低下すると考えられていたが，研究の進展によって健康な者では高齢期においても知能の低下は顕著ではないことが明らかにされている．

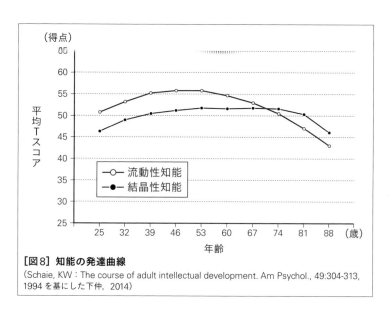

[図8] 知能の発達曲線
(Schaie, KW：The course of adult intellectual development. Am Psychol., 49:304-313, 1994 を基にした下仲，2014)

　知能には様々な定義が提唱されているが，**流動性知能**と**結晶性知能**の2つに分けて捉えられることがある．シャイエ（Schaie）は複数の異なる年齢集団（25，32，39，46，53，60，67歳の7群）の知能を縦断的に（研究開始時—7年後—14年後の3時点）調べ，それぞれの年齢集団の特性を調整した．その結果，流動性知能は40〜50歳代まで上昇した後に低下する一方，結晶性知能は60歳代まで上昇し続けた後に低下するが，80歳の時点でも20歳代と同程度であることが明らかにされた **[図8]**．

　流動性知能とは，空間認識や語の流暢性など感覚や運動に基づくもので，その場で新しい問題を解決する能力である．流動性知能はスピードや正確さが特徴となる能力であるため，加齢や脳の器質的疾患の影響を受けやすい．他方，結晶性知能は常識や判断力など，過去の経験や教育に基づいて問題を解決する能力であり，加齢や脳の器質的疾患の影響を受けにくい．また高齢者の知能の低下は健康状態（特に心血管系の疾患）や社会的孤立（引退，家族や友人の死など）と関連するが，知能の高さは教育歴や日々の知的活動（読書や新聞の閲読），人生に対する満足感などと関連する．

15. パーソナリティ（性格），精神の加齢変化

　パーソナリティは"性格"に相当する心理学用語であるが，一般的な言葉でいうと「**その人らしさ**」のことである．元来個人がもっている生まれつきの素質に加え，素養や教育

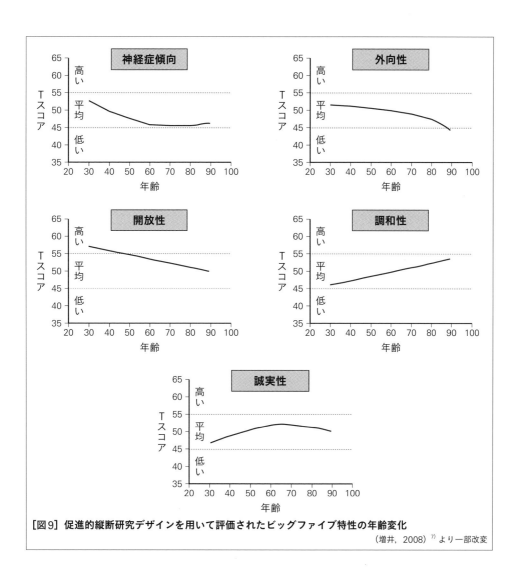

[図9] 促進的縦断研究デザインを用いて評価されたビッグファイブ特性の年齢変化

（増井，2008）[7] より一部改変

の影響を受けてパーソナリティは徐々に形成されていく．パーソナリティは青年期にある程度固定され，中年期以降は安定したものになっていく．長い人生において様々な経験を積み重ねることにより「その人らしさ」はより明確になるため，高齢期はパーソナリティの個人差が最も大きくなる時期である．

　パーソナリティの特性は，5つの因子（**神経症傾向，外向性，開放性，協調性，誠実性**）に分けて評価される．テラッチアーノ（Terracciano）らの研究によると，神経症傾向（不安が強い，抑うつ的など）や外向性（親しみやすい，活動的など），開放性（感情豊か，新規なものを好む）は加齢に伴い低下する傾向を示すのに対し，調和性（他人を信用する，利他的，協力的など）や誠実性（几帳面，目標達成のために頑張るなど）は上昇傾向を示す **[図9]**．しかし，研究の対象者全体を俯瞰した場合，加齢に伴う平均値の変動は比較的小さなものであるため，質的にパーソナリティが変化するわけではないと考えられている．そのため，質的な変化が認められる場合には脳に器質的な異常（認知症や脳血管障害など）が起こっていることを疑う必要がある．ただし，高齢期においては，身体機能の加齢変化や活動性の低下，慢性疾患による機能喪失，引退や家族や親しい人との死別などのライフイベントなど，特有の身体的・社会的背景がある．それらの変化をうまく受容した

[表1] 引退後の男性の適応と人格タイプ		
	人格タイプ	具体的な内容
適応	円熟型	高齢期への移行がスムーズ．神経質ではなく現実を受容し，活動や人間関係に満足している傾向がある．また，生活が報われている感覚をもち，過去への後悔や喪失感が少ない．
	安楽椅子型	全体的に受け身であり，高齢期における責任がないことや受身的な欲求となったことに満足している．このため老化は不利を補填するものとして歓迎している．
	自己防衛型	不安に対する防衛機制がうまく働くタイプ．活動性を保つことで老化による身体的機能低下への恐怖・不安を防ぎ，受身感や無力感に直面せずに適応している．
不適応	外罰型	これまでの人生で目標を達成できなかったことを苦々しく思い，失望について他者を責める傾向がある．また，自身の老化についても受け入れがたい．
	内罰型	失望や失敗のあった過去を振り返り，その憤慨を自分自身に向けて自分の不幸を責める．また，抑うつ的であることが多く，歳をとるにつれて不適応感，不幸感が強調されていく．

（岩本，2022）[8] を一部改変

り適応したりできないことにより精神機能に問題が生じパーソナリティに影響しうることも指摘されている．前述のような喪失感や喪失体験に伴い，孤独感を感じるようになり，死への不安が現われ，感情面で抑うつ的で不安定になりやすくなる[8]．

　高齢者が老化過程にうまく適応し，幸福な人生を過ごすことを**サクセスフルエイジング**という．ライチャード（Reichard）は，引退後の男性を対象に高齢期に適応できている人とそうでない人の人格の傾向を5つのタイプに分類した**[表1]**[8]．円熟型や安楽椅子型，自己防衛型は適応的なタイプである一方，外罰型や内罰型は不適応的なタイプであり，高齢者のパーソナリティはサクセスフルエイジングの達成に影響しうる．

5章 Q and A

Q1 加齢による生理機能の変化について，正しいものを1つ選びなさい．
1. 加齢とともに個人差は小さくなる．
2. 感覚機能は全般的に加齢の影響を受けにくい．
3. 肺の残気量が増加する．
4. 心臓が萎縮する．
5. 腎臓の血流が増加する．

Q2 高齢者の特徴について，正しいものを 1 つ選びなさい．
1. 薬の効果が出にくくなる．
2. 女性では骨粗鬆症の罹患率は，閉経期にピークとなる．
3. 運動の効果は 80 歳を過ぎるとみられなくなる．
4. 傷の治りが早くなる．
5. 排尿の頻度が高くなる．

Q1 | A……3
解説

　加齢とともに生理機能の個人差は大きくなる．感覚機能は加齢により低下する．肺の弾力性が低下するため，残気量が増加する．心臓は重量が増加する傾向がある．腎臓の血流は減少する．

Q2 | A……5
解説

　薬の代謝が遅くなるため，効果が強く出ることがある．閉経期には骨量の低下が急激に起こるが，その後も緩やかに低下し続けるため，骨粗鬆症の罹患率は後期高齢者で増加していく．運動の効果は生涯維持される．傷の治りは遅くなる．頻尿になりやすい．

5 章

加齢と疾患

文献

1）中島澄夫：高齢者医療　健康長寿と全人的ケアをめざして，オーム社，2008.
2）大川一郎・他編：高齢者のこころとからだ事典，中央法規，2014.
3）山田陽介：筋骨格系の加齢変化．高齢者理学療法学（島田裕之編），医歯薬出版，2017，pp10-17.
4）日本老年医学会編：老年医学系統講義テキスト，西村書店，2013，pp1-327.
5）堀田晴美：神経系の加齢変化．高齢者理学療法学（島田裕之編），医歯薬出版，2017，pp18-25.
6）下仲順子：加齢に伴う変化：精神心理面．老年学（大内尉義編）第 4 版，医学書院，2014，pp29-34.
7）増井幸恵：性格．高齢者心理学（権藤恭之編），朝倉書店，2008．pp134-150.
8）岩本俊彦：高齢者の性格の多様性と偏見．Geriatric Medicine，2022，pp984-989.

（堀田晴美，渡辺信博）

臓器移植と再生医療

1. 臓器移植

　1900年代より，わが国の臓器移植は大きな進歩を遂げ，1997年に心停止後に加え脳死下での臓器移植の言及を含む「臓器の移植に関する法律（臓器移植法）」が施行された．さらに，2009年に同法が改正され，本人の書面による意思表示がない場合であっても，臓器提供を拒否する意向が認められない場合には，家族の承諾による脳死下での臓器提供が可能となり，臓器提供が可能な対象年齢の引き下げが行われた．

　臓器移植は病気や事故によって各種臓器の機能が低下した人に，他の人から提供された健康な臓器・組織を移植して機能を回復させる医療である．臓器移植は，臓器を提供する側「ドナー」と，提供を受ける側「レシピエント」という異なる立場がつながることで成り立つ医療である．全く見返りのない善意に基づいた臓器の提供による医療であるが，臓器・組織を提供するかどうかは誰からも強制されずに，自己の選択によって決定されなければならない．日本で臓器の提供を待っている人は2023年現在，約16,000人であるが，移植を受けられる人は年間およそ400人である．

　現在行われている移植医療には，大きく分けて臓器と組織の移植がある．ドナーは，亡くなった人からの「死体」と，生きている家族からの「生体」に分けられる．「死体」には，「脳死」と「心停止」がある．亡くなった人から提供を受け，移植を行うものに，心臓，肝臓，肺，腎臓，膵臓，小腸などがあり，そのなかで脳死でしか提供できないのは心臓，肝臓，肺，膵臓，小腸などである．一方，組織移植は角膜など多くの種類があり，亡くなったあとでも希望すれば提供できる．

　誰がドナーとなるかを決める際には，種々の葛藤が生じ，家族内の問題が浮き彫りとなることがあり，選択に大きな影響を及ぼす可能性もある．したがって，ドナー，レシピエント，およびその家族に対しても，心理的な支援が必要である．移植の判断から実施までは多くの職種が関わるが，臓器移植については家族との調整役を担う移植コーディネーター（ドナー移植コーディネーター，レシピエント移植コーディネーター）がおり，他の職種と連携して支援を行っている．

　生前に提供できるものとして，骨髄移植などがある．骨髄移植は白血病，骨髄異形成症候群，再生不良性貧血などの治療で行われ，造血幹細胞を移植するものである．血液中には赤血球，白血球，血小板という細胞がそれぞれ酸素の運搬，感染防御，止血という働きを担っているが，これらの細胞はすべて造血幹細胞と呼ばれる細胞から作られている．この造血幹細胞を骨髄，末梢血，または臍帯血から採取して移植する治療が造血幹細胞移植である．

2. 再生医療

　機能障害や機能不全になった臓器・組織などに組織培養・細胞培養から作った固有の組織を移植し，再生をはかる再生医学，医療を再生医療という．臓器移植には拒絶反応とドナー不足という問題があり，人工臓器も生体適合性などの問題がきたしうる．こうした問題を解決するため，それぞれの器官や組織の固有の幹細胞を増殖・分化して必要な組織や細胞を作りだす研

究の進歩によって，実験では皮膚，血管，骨，角膜，肝臓，歯などの再生が行われている．

　また，あらゆる組織細胞に分化することのできる胚性幹細胞（ES 細胞）や iPS 細胞の研究が進み，医療への応用が開始されつつあり，骨髄細胞から骨や筋肉に分化できる細胞を作ることに成功した．2007 年には京都大学の山中伸弥らの研究グループがヒト iPS 細胞を樹立し，iPS 細胞が心筋細胞など様々な細胞に分化増殖させることに成功した．この iPS 細胞を用いた再生医療研究は，難病に苦しむ患者の治療に画期的な展望を開くものと期待されている．2014 年には，理化学研究所の高橋政代らが皮膚細胞から作った iPS 細胞を加齢黄斑変性の患者の網膜に移植する臨床研究を世界で初めて実施し，1 年後にも良好な効果が得られている．iPS 細胞による再生医療はパーキンソン病や脊髄損傷の治療への応用も計画されている．

　しかしながら，iPS 細胞は複数の遺伝子を体細胞に導入することで何にでも分化できる多能性をもつが，この導入段階で遺伝子異常を引き起こすリスクがあり，今後その安全性を検証する必要がある．

荒木　厚

コラム

臓器移植と再生医療

6章 内科疾患

到達目標 ···

● 内科疾患の特徴と実態について概説できる.
● 肥満症，糖尿病，脂質異常症，循環器疾患，腎疾患，呼吸器疾患，肝疾患，内分泌疾患の種類，症状，治療法を把握し，そのなかで心理的評価や心理的アプローチの必要な疾患を概説できる.

アウトライン

　内科疾患のなかでも肥満症，糖尿病，脂質異常症，循環器疾患，腎疾患，呼吸器疾患，肝疾患の一部は食事・運動，禁煙などの生活指導を必要とする疾患である. また，糖尿病や一部の内分泌疾患はうつ傾向になりやすい疾患であり，心理的対応を必要とする.

---

1. 生活習慣の実態と疾患への影響

1）日本人の生活習慣の実態

　生活習慣病は食事，運動，睡眠，喫煙，飲酒などの生活習慣がその疾患の成因，治療効果，予後に影響しうる疾患である. 生活習慣では，過食，高脂肪食，身体活動量低下（運動不足），睡眠不足，喫煙などが生活習慣病をきたしやすくする.

　戦後，日本人の生活習慣は大きく変化し，食事における脂肪の割合が増えて，身体活動量が低下し，肥満，糖尿病の頻度が増加している.

　厚労省の国民健康・栄養調査（2016 年）の 20 歳以上の**エネルギー摂取量**は，一時減少傾向であったのが，再びやや増加しており，男性で 2,130kcal，女性で 1,700kcal となっている. 脂肪エネルギー比は男性で 25.5%，女性で 27.1% と増加している. 食事の西欧化に加えて，ファストフードの普及がその原因の一つである.

〔キーワード〕生活習慣，生活習慣病，肥満症，糖尿病，脂質異常症，慢性腎臓病，慢性閉塞性肺疾患，高血圧，虚血性心疾患，心不全，脂肪肝，非アルコール性脂肪性肝炎

高血圧は，従来から塩分摂取が多いためにその頻度が多かった．最近，塩分摂取はやや減少傾向にあるものの，現在でも 2016 年における成人の一日あたりの塩分平均摂取量は男性で 10.8g，女性で 9.2g であり，海外の塩分摂取量と比べて多く，減塩の目標値の 6g 以下に達していない．

身体活動量は，戦前と比べて車や交通機関の普及によって低下している．国民栄養調査（2016 年）では 1 回 30 分以上の運動を週 2 回以上実施し，1 年以上継続した運動習慣がある人の頻度は男性で 35.1%，女性で 27.4% であった．とくに 40 歳未満の若者で運動習慣がある人の頻度が 25% 未満と少ないことが問題となっている．これは，パソコンやゲームで費やす時間が増え，運動する時間が少なくなっていることが考えられる．

また睡眠で休養が十分にとれていない人の頻度は増加しており【図1】，20 ～ 59 歳では 20% を超えている．睡眠時間も減少しており，1 日の平均睡眠時間 6 時間未満の頻度は 2005 年の 34.7% から 39.5% と増加している．6 時間未満の人は睡眠の質も悪く，日中の眠気を感じた割合も男性で 44.5%，女性で 48.7% となっている．この睡眠時間減少の原因は，若い人では携帯電話，メール，ゲームまたは仕事であり，高齢者では健康状態の悪化である．

喫煙は，1 日に 21 本以上習慣的に喫煙している人の割合は 10.0% であり，男性 12.4%，女性 2.0% である．この 10 年間で男女ともに有意に減少している．現在，習慣的に喫煙している人でたばこをやめたいと思う人の割合は，27.9% と禁煙のサポートが必要な人は多い．また国の対策も行われつつあるが，受動喫煙の問題もいまだ残されている．

2）生活習慣の疾患への影響

偏った食事，運動不足，睡眠障害，喫煙などの生活習慣の悪化は，糖尿病，高血圧，脂質異常症，肥満症，メタボリックシンドロームなどの動脈硬化性疾患の危険因子となる疾患をきたしやすくする．動脈硬化性疾患は血管の内側の壁（内皮細胞）が傷害され，それによって血管の壁が厚くなり，最終的に血管がつまる病気であり，虚血性心疾患（狭心症，心筋梗塞），脳卒中，末梢動脈疾患をひきおこす．特に高脂肪食や身体活動量低下は肥満症やメタボリックシンドロームをきたしやすくする．

最近では慢性腎臓病，認知症も生活習慣病の一つと考えられている．中年期の肥満や運動不足は認知症発症の危険因子である．喫煙は慢性閉塞性肺疾患や肺がんだけでなく，ほ

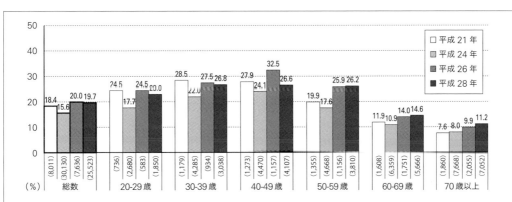

問：ここ 1 ヶ月間，あなたは睡眠で休養が十分とれていますか．
[図1] 睡眠で休養が十分にとれていない者の割合の年次推移（20 歳以上，男女計・年齢階級別）

（厚生労働省　国民健康・栄養調査, 2018）

とんどすべてのがんの危険因子となっている.

2. 肥満症とメタボリックシンドローム

　肥満は脂肪が過剰に蓄積した状態である.肥満の判定基準は,体重(kg)／(身長(m)×身長(m))で算出される**体格指数**(BMI)が用いられ,わが国では BMI ≧ 25kg/m^2 の場合を肥満と判定する.

　わが国では BMI 25kg/m^2 以上の肥満があり,肥満に起因ないし関連する健康障害を有し,医学的に減量を要するものを**肥満症**(疾患)として扱っている.

　BMI の代わりに,ウエスト周囲長が男性で 85cm 以上,女性で 90cm 以上の場合,または腹部 CT 検査で臍レベルでの内臓脂肪面積が 100cm^2 以上の場合にも,肥満症と診断する.

　肥満に起因ないし関連する健康障害とは,①耐糖能障害,②脂質異常症,③高血圧,④高尿酸血症・痛風,⑤冠動脈疾患,⑥脳梗塞,⑦脂肪肝,⑧月経異常,⑨睡眠時無呼吸症候群・肥満低換気症候群,⑩運動器疾患,⑪肥満関連腎臓病などがある.また,肥満と関連して注意すべき疾患として胆石症,静脈血栓塞栓症・肺塞栓症,気管支喘息,皮膚疾患,胃食道逆流症,および,がんがある.BMI 35kg/m^2 以上の健康障害を伴う肥満症は**高度肥満**とされる.

　メタボリックシンドロームは,ウエスト周囲長の基準で男性 85cm 以上,女性 90cm 以上を満たし,かつ耐糖能異常,血圧高値,脂質異常症のなかで 2 つ以上のリスクをもつものと定義される.メタボリックシンドロームは糖尿病や動脈硬化性疾患の危険因子である.すなわち,内臓脂肪が蓄積するとインスリンの働きが悪くなり(インスリン抵抗性),糖尿病,血圧高値,脂質異常が重なって動脈硬化が進行し,動脈硬化性疾患をきたしやすくなる.

　肥満症,メタボリックシンドロームの治療には食事療法,運動療法,行動療法が有用である.高度肥満で効果が得られない場合には薬物療法,または減量を目的とする外科手術が行われる.

　体重減少のためには食事摂取エネルギーの減量が行われる.BMI が 25 以上 35 未満の場合には 1 日 25kcal ×標準体重(kg)以下が目安となり,3 ~ 6 カ月で現在の体重から3% の体重減少を目標とする.BMI 35 以上の高度肥満の場合は 1 日 20 ~ 25kcal ×標準体重(kg)以下の低エネルギー食または 600kcal/ 日以下の超低エネルギー食を行い,現在の体重から 5 ~ 10% の体重減少を目標とする.肥満症の食事療法でも必須アミノ酸を含むたんぱく質,ビタミン,ミネラルの十分な摂取が必要である.極端な糖質制限は長期継続が困難であり,安全性が確認されていないので望ましくない.

　肥満症,特に高度肥満の患者の場合,**食行動の問題点**がみられる.「たくさん食べているにも関わらず,自分の食べたものはそれほどでもない」というずれや,「いらいらすると食べてしまうという」といった食行動がみられることがある.また,生活リズムが乱れ,朝食の欠食,または夕食時間の遅延がみられ,特に深夜の間食が肥満を助長していることが少なくない.

　肥満症の治療は**行動療法**を行うことが大切である.食行動質問票を用いて問題点を把握する.また,グラフ化体重日記は起床食後,朝食直後,夕食直後,就寝直前の 1 日 4 回体

重を測定し，グラフによって記録して，生活上の問題点を見出すものである．高度肥満症の患者はうつ病，統合失調症，過食性障害を伴っている場合があり，内科医，心理職，精神科医が連携して無理のない減量を行うことが大切である．

　GLP-1受容体作動薬の注射製剤は糖尿病治療薬として使用されており，2〜10kgの体重減少効果がある．肥満症の治療薬としても使用が可能になる予定である．糖尿病がある場合は経口のGLP-1受容体作動薬も使用できる．

3. 糖尿病

　糖尿病は血糖を下げる作用がある**インスリン**というホルモンの作用不足により血液のブドウ糖濃度である血糖値が慢性的に増加することで，慢性の合併症をきたしやすい疾患である．糖尿病は高血糖があると口渇，多飲，多尿，全身倦怠感などの症状がでる場合もあるが，大半は無症状であるので，放置されやすくなる．糖尿病の診断は血糖値（空腹時血糖126mg/dl以上，随時または糖負荷試験2時間後の血糖値200mg/dl以上）と2カ月間の血糖の平均を反映する血液検査のHbA1c 6.5%以上に基づいて行われる．

　糖尿病の合併症には3大合併症の**糖尿病網膜症**，**糖尿病性腎症**，**糖尿病性神経障害**と，動脈硬化の合併症の虚血性心疾患，脳卒中（脳梗塞），末梢動脈疾患がある．糖尿病網膜症は進行すると失明に至り，糖尿病性腎症は進行すると人工透析による治療が必要になる．最近では，歯周病，認知症も糖尿病の合併症の一つとして考えられている．

　糖尿病は**1型糖尿病**と**2型糖尿病**に大きく分けられる．2型糖尿病は中年期以降におこりやすく，肥満，高脂肪食，身体活動量低下などのインスリン作用を低下させる生活習慣と遺伝素因が重なっておこる．1型糖尿病は小児におこりやすく，膵臓のβ細胞が免疫反応で破壊され，インスリン分泌が枯渇する病気で生活習慣は関係しない．

　糖尿病は食生活の欧米化，身体活動量の低下，高齢者の増加により，その頻度が増えている．

　2016年の調査では，糖尿病が強く疑われる人は約1,000万人，糖尿病の可能性を否定できない人を合わせると約2,000万に達している**[図2]**．高齢者の糖尿病も増加しており，

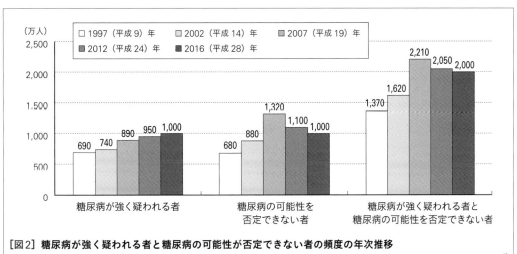

[図2] 糖尿病が強く疑われる者と糖尿病の可能性が否定できない者の頻度の年次推移

（厚生労働省，国民健康・栄養調査2017）[1]

人口の 20% が糖尿病である.

　高齢者糖尿病では認知症，うつ病，サルコペニア，心不全，悪性腫瘍をきたしやすく，これは糖尿病の併存症として，その治療や対策を行うことが大切である．フレイル，ADL 低下，認知機能障害，抑うつ症状，低栄養，ポリファーマシー，社会サポート不足も伴いやすいため，多職種で高齢者総合機能評価を行って対策を立てることが望ましい．

　糖尿病合併症の発症や進行を防ぐためには，血糖だけでなく，血圧，血液中の LDL コレステロール（LDL-C），中性脂肪（TG）などの脂質，および体重のコントロールを良好な状態に維持し，禁煙を勧めることが望ましい．血糖の状態は血糖値だけでなく HbA1c といっ血液検査で 2 ～ 3 カ月の血糖コントロール状態を知ることができる．一般的な合併症を防ぐための HbA1c の目標値は 7.0% 未満である．高齢者の血糖コントロール目標は患者の健康状態，すなわち ADL や認知機能の状態，低血糖をおこしやすい薬剤の使用の有無によって設定する．一般的な糖尿病患者の血圧は 130/80mmHg 未満であり，悪玉コレステロールである LDL-C の目標値は 120mg/dl 未満，TG の目標値は 150mg/dl 未満（空腹時），善玉コレステロールである HDL コレステロールの目標値は 40mg/dl 以上となっている．

　糖尿病の治療には**食事療法**，**運動療法**，および**薬物療法**がある．食事療法は身長から計算した目標体重に身体活動度などを考慮した係数をかけて算出した適正なエネルギー量の食事をすることが望まれる．目標体重の計算法は，65 歳未満では目標体重＝身長（m）×身長（m）× 22 となる．65 歳以上では目標体重＝身長（m）×身長（m）× 22～25 となる．目標体重に身体活動量による活動係数をかけて，適正なエネルギー量を求める．たとえば 55 歳の身長 1m70cm の人の場合の標準体重は，1.7 × 1.7 × 22 ＝ 63.6kg であり，1 日に必要なエネルギー量：体重 1kg 当り 30kcal とすると 63.6kg × 30kcal ＝ 1,908kcal となる.

　肥満を伴っている場合には減量を行う．また，炭水化物，たんぱく質，脂肪の 3 大栄養素のバランスをとり，ビタミン，ミネラル，食物繊維を十分にとることも大切である．さらに，夜食，間食などの誤った食習慣を是正し，糖分の含まれた清涼飲料水の摂取も控えることが望まれる．

　運動療法では，週 5 日以上の 1 日 30 ～ 60 分の歩行などの有酸素運動を行うことがインスリン抵抗性を改善し，血糖値を改善する．レジスタンス運動を行うこともよいとされ，運動前後の柔軟性運動（ストレッチ）を行うことも大切である．

　食事療法で良好な血糖コントロールが得られない場合は，薬物療法が行われる．糖尿病治療に使用される経口薬には作用機序の異なる 7 種類がある．注射ではインスリンまたは GLP-1 受容体作動薬の注射が使用され，血糖自己測定を行いながら，決められた量（単位）を自分で注射する自己注射が行われる．インスリンは毎日 1 ～ 4 回注射を行うことになり，GLP-1 受容体作動薬の注射は毎日 1 ～ 2 回または週 1 回行われる．

　SU 薬，グリニド薬またはインスリンの場合には，**低血糖**という副作用に注意することが必要である．低血糖は血糖値が 70mg/dl 未満となり，発汗，動悸，めまい，手のふるえなどの症状をおこす．ブドウ糖または砂糖を摂取することで，低血糖症状は消失する．意識障害などの重症の低血糖をきたすと心血管疾患，認知症，または死亡をおこしやすくなる．また，軽症の低血糖はうつ症状，治療負担感の増加，QOL の低下をきたすことがある．

　糖尿病患者は生活習慣を改善し，食事，運動，服薬，インスリン注射，血糖測定などの

セルフケアを継続することが必要であり，**心理的アプローチ**の重要性が明らかになっている．まず，糖尿病と診断されたときに，「どうしてこんな病気になったのか」という心理的葛藤とともに，患者本人や家族に糖尿病に対する否定的感情や負担感がおこりうる．

糖尿病は**うつ病（うつ傾向）**をおこしやすく，うつ病は糖尿病をおこしやすく，両者は双方向の関係がある．糖尿病にうつが合併すると，糖尿病合併症，心血管疾患，ADL低下，死亡をきたしやすくなる．

食事療法や運動療法の継続，経口血糖降下薬に内服，インスリンなどの注射の継続に関しても**心理的ディストレス**がおこりうる．プロチャスカの変化ステージモデルを用いて，前熟考期，熟考期，準備期，行動期，維持期の5段階に分けて，患者の感情や考え方に焦点をあてて傾聴していくという心理アプローチが糖尿病治療チームの医療スタッフで行われている．こうした糖尿病患者の心理的問題の背景には，外的要因として，①家庭環境や家族のサポート，②社会との関係，③医療スタッフとの関係，④糖尿病合併症，⑤併発疾患，⑥治療法，⑦病態（1型糖尿病か2型糖尿病か）などがあり，これらに注意をはらう必要がある．また，内的要因，心理的要因である，①ヘルスビリーフ，②セルフエフィカシー（自己効力感）低下，③うつ状態，④ウェルビーイングの低下，⑤燃え尽き感（燃え尽き症候群）にも注意する．

また，合併症がかなり進行して重度の障害を有する患者にも心理的介入が必要である．

糖尿病の治療の一つとして，**スティグマ**をなくすことも重要である．スティグマとは個人に対し否定的なカテゴリーとしてレッテルをはり，信頼や社会的価値を失墜させることである．スティグマはメディア，医療従事者，家族，友人が発生源となり，職場や学校における差別や不利益，社会的交流の減少などをもたらす．医療従事者によるスティグマは心理的負担，うつ症状，自尊心の低下，治療の拒否，HbA1c上昇，低血糖の増加につながる．「治療の自己中断」や「食事療法の不徹底」などという言葉はスティグマをもたらす．スティグマにつながらないようなコミュニケーションをとることが大切である．

4. 脂質異常症

脂質異常症とは，血液のなかの脂肪の成分の**LDLコレステロール**（低比重リポ蛋白コレステロール：LDL-C）や中性脂肪が増える，または**HDLコレステロール**（高比重リポ蛋白コレステロール：HDL-C）が減る疾患である．無症状なので，沈黙の殺し屋（サイレントキラー）とも呼ばれる．

脂質異常症の患者は約2,000万人いると推定され，70歳代の男性の約25%，女性の約35%が高LDLコレステロール血症を有している．LDL-Cは悪玉コレステロールとも言われ，Friedewaldの式：LDL-C＝総コレステロール－（HDL-C）－（中性脂肪/5）から算出される．中性脂肪はエネルギー源として使われる脂肪で，余分に摂取した分は皮下脂肪に蓄積されるだけでなく，肝臓で脂肪酸から動脈硬化をきたしやすいリポ蛋白として合成され，血液中に増加する．HDL-Cは善玉コレステロールであり，動脈硬化にあるコレステロールを肝臓に運び，動脈硬化を防ぐ作用のある脂質である．診断の基準値は**表1**のようになる．

血液のLDL-C高値，トリグリセライド（TG）高値，またはHDL-C低値はいずれも

[表1] 脂質異常症の診断の基準値

LDL コレステロール	140mg/dL 以上	高 LDL コレステロール血症
	120 ～ 139mg/dL	境界域高 LDL コレステロール血症 **
HDL コレステロール	40mg/dL 未満	低 HDL コレステロール血症
トリグリセライド	150mg/dL 以上 （空腹時採血 *）	高トリグリセライド血症
	175mg/dL 以上 （随時採血 *）	
Non-HDL コレステロール	170mg/dL 以上	高 non-HDL コレステロール血症
	150 ～ 169mg/dL	境界域高 non-HDL コレステロール血症 **

＊基本的に 10 時間以上の絶食を「空腹時」とする．ただし水やお茶などカロリーのない水分の摂取は可とする．空腹時
　であることが確認できない場合は「随時」とする．
＊＊スクリーニングで境界域高 LDL-C 血症，境界域高 non-HDL-C 血症を示した場合は，高リスク病態がないか検討し，
　治療の必要性を考慮する．
・LDL-C は Friedewald 式（TC–HDL-C–TG/5）で計算する（ただし空腹時採血の場合のみ）．または直接法で求める．
・TG が 400mg/dl 以上や随時採血の場合は non-HDL-C（＝ TC–HDL-C）か LDL-C 直接法を使用する．ただしスクリーニン
　グで non-HDL-C を用いる時は，高 TG 血症を伴わない場合は LDL-C との差が＋ 30mg/dl より小さくなる可能性を念頭
　においてリスクを評価する．
・TG の基準値は空腹時採血と随時採血により異なる．
・HDL-C は単独では薬物介入の対象とはならない．

（日本動脈硬化学会，2022）[2]

動脈硬化性疾患の危険因子となり，虚血性心疾患，脳梗塞，または末梢動脈疾患を引き起こしやすくする．このため，食事療法，運動療法，薬物療法を行って，生活習慣の是正をすることが必要であり，そのための心理的アプローチが必要になる．

　脂質異常症には食事療法，運動療法，薬物療法が行われる．すべての高脂血症に共通の治療は，適正なエネルギー制限と適正な体重の維持であり，肥満があればその是正を行う．高 LDL-C 血症の場合，動物性脂肪を制限し，食物繊維を増やす．具体的には，①脂肪からとるエネルギーを全エネルギーの 20％ 以下にし，②動物性脂肪を減らし，植物性脂肪にする，③コレステロールを多く含む食品（卵類）を減らす，④食物繊維（野菜，海藻，きのこなど）をとることを勧める．中性脂肪が高い場合は，アルコールと炭水化物を制限し，果物，砂糖，菓子類のとりすぎに注意する．

　運動療法は，有酸素運動（ウォーキング，水泳，プール歩行など）を 1 日 30 分以上，週 4 回以上行う．定期的な運動は HDL コレステロールを増やし，中性脂肪を減らす．

　脂質異常症は症状がないために，その疾患の重大性が認識されていないことが多いが，糖尿病などに合併した場合や既に虚血性心疾患の既往がある場合には，動脈硬化性疾患のリスクがさらに高くなるために，食事療法や運動療法を行うことが必要になり，心理的アプローチが必要となる．特に食事療法では肥満を是正し，脂質異常症の種類に応じて，制限する栄養素が異なる．良好な生活習慣の継続には心理的アプローチを要する．

5. 循環器疾患

　循環器疾患は労作時息切れ，胸痛，胸部圧迫感，めまい，息切れ，呼吸困難などの症状をきたす心臓の疾患である．循環器疾患には高血圧，冠動脈の動脈硬化が原因である虚血

性心疾患（狭心症，心筋梗塞），大動脈弁狭窄症などの心臓弁膜症，心房細動などの不整脈などがある.

　高血圧は収縮期血圧 140mmHg または拡張期血圧 90mmHg 以上がある疾患であり，わが国では約 4,300 万人の患者がいると推定される. 至適血圧（収縮期血圧 120mmHg 未満かつ拡張期血圧 80mmHg 未満）を超えて血圧が高くなるほど，心血管疾患，脳卒中，心筋梗塞，慢性腎臓病などの罹患リスクおよび死亡リスクは高くなる. 高血圧の治療は食事療法，運動療法，および薬物療法がある. 塩分の摂取過多や肥満が高血圧の原因となる.

　虚血性心疾患は心臓に血液を送る冠状動脈が狭窄または閉塞しておこる疾患で，胸部圧迫感や胸痛でおこる. 狭心症は 5 分以内で症状が消失することが多いが，心筋梗塞は 30 分以上胸痛がおこり，治療を行わないと致死的となる疾患である. 虚血性心疾患は冠状動脈にステントを入れるカテーテル治療や心血管バイパス手術などで治療する. 虚血性心疾患発症のリスクは脂質異常症，高血圧，糖尿病，喫煙，ストレスなどであるので，こうした危険因子となる疾患の治療の継続が必要である.

　下肢の動脈硬化が原因の末梢動脈疾患は，歩行時の下肢疼痛により歩行ができなくなり，休息により軽快するという間欠性跛行という症状でおこる.

　心臓弁膜症は心臓の弁の機能が低下する病気の総称である. 石灰化などにより弁が固くなり，開きにくくなって血流が妨げられる狭窄症と，弁の閉じ方が不完全になり，血液が逆流する閉鎖不全症がある. 心臓弁膜症には大動脈弁狭窄症，大動脈弁閉鎖不全症，僧帽弁狭窄症，僧帽弁閉鎖不全症，三尖弁閉鎖不全症などがある. 重症になると体を動かしたときの息切れや呼吸困難など心不全の症状をきたす.

　不整脈は様々な種類があり，無症状のことが多いが，めまい，失神，動悸などの症状をおこし，突然死をおこすリスクが高く，治療を要するものもある. 心房細動は，1 分間に 60 ～ 200 回の頻度で不規則に心臓が興奮し，脈は全く不規則になり，動悸や息切れがおこる病気で加齢とともに増える. 心房細動では心房が細かく動くだけで，十分な収縮ができないので，血栓（血液の固まり）ができ，脳の血管にとんでつまり，脳梗塞をきたしやすくなる. 心房細動の治療は抗凝固薬，カテーテル治療，外科的治療などがある. 日常生活においては，心房細動の発作の誘因となる精神的ストレス，睡眠不足，疲労，過度のアルコール摂取などを避けることが大切である.

　心不全は心臓に異常が生じて血液を送るというポンプ機能が破綻し，末梢の臓器が酸素需要量に見合うだけの血液を送ることができなくなり，息切れや浮腫などの症状をきたす. 様々な心疾患や高血圧が心不全の原因となり，重症になると死亡のリスクが高い疾患である. 高血圧，虚血性心疾患，心臓弁膜症などが心不全の原因となり，重症になると死亡のリスクが高い疾患である. 心不全の治療には減塩，水分制限，薬物療法，外科的治療がある. また，心不全の治療ではその原因となる疾患である糖尿病，高血圧，脂質異常症などの治療を継続する. 慢性期には，心不全の重症度に応じて運動を行うことが必要である. 心不全の発作の誘因となる感染症（風邪を含む），過労，心理的ストレス，薬の中断などを避けることも大切である.

　虚血性心疾患や末梢動脈疾患は生活習慣が関係する疾患であり，糖尿病，高血圧，脂質異常症，喫煙，肥満などがその危険因子であるために，食事療法，運動療法，薬物療法，禁煙などを行って生活習慣の是正することが必要となるので，心理的アプローチが必要となる.

内科疾患

精神的ストレスは虚血性疾患，心房細動，心不全発症の危険因子である．また，うつも虚血性心疾患発症の危険因子となり，死亡のリスクを上昇させる．虚血性心疾患や心不全の患者はうつ傾向またはうつ病を合併しやすい．さらに，こうした心疾患の慢性期には減塩などの食事療法，運動療法，薬物療法を継続することが必要であり，そのアドヒアランスを向上させるために心理的アプローチを行うことが大切である．

6. 腎疾患

　腎臓疾患の多くは無症状であり，尿検査で血尿または蛋白尿などをきたし，血液検査において腎機能低下がみられる．症状は無症状から浮腫，高血圧など様々であるが，腎機能が悪化すると，最終的には末期腎不全に至り，腎機能が廃絶すると尿毒症となって種々の症状をきたす．尿毒症となると，生命維持のために**人工透析**（血液透析，腹膜透析）を行わないと生命が維持できなくなる．透析の原因疾患は，**糖尿病性腎症**と**慢性糸球体腎炎**が多い．

　腎疾患には腎硬化症，糖尿病性腎症（糖尿病性腎臓病），慢性腎臓病，急速進行性腎炎，慢性糸球体腎炎などがあるが，生活習慣病として**慢性腎臓病**（chronic kidney disease；CKD）が注目されている [表2]．CKD は生活習慣病の一つであり，アルブミン尿と糸球体濾過率（GFR）によってステージ分類がなされる．

　CKD は蛋白尿と糸球体濾過率という腎臓の血液を濾過する機能のいずれかで定義される．CKD の重症度分類も表3のように蛋白尿と GFR によって分類され，重症度が進むにつれて，末期腎不全と心血管疾患による死亡の両者をきたすリスクが増加する．

　CKD の原疾患には糖尿病や高血圧などがあり，高血圧では減塩などの食事療法，運動療法，降圧薬による薬物療法が行われる．治療は，原疾患にかかわらず，その進行と心血管疾患発症を防ぐために血圧のコントロールを行うことが大切である．そのためには降圧剤（特に ARB という薬剤）による治療と食事療法では1日6g以下の減塩を行う．血糖や脂質のコントロール，禁煙を行うことも大切である．CKD の重症度 G3 以上になると，たんぱく質制限を行うことが多くなる．CKD の治療薬として糖尿病の治療薬である SGLT2阻害薬，ミネラルコルチコイド受容体拮抗薬が出ており，治療が進歩してきている．

　CKD の治療は減塩やたんぱく質の制限があり，その継続には心理的アプローチを要する．1日6g未満の減塩を継続することは，食品の塩分や減塩食品に関する知識が必要とされるだけでなく，外食時の注意点もあり，心理的なストレスをきたしうる．また，糖尿病患者のたんぱく質制限も，従来の食事と変わるため食事療法に対する負担が増えることが予想される．血液透析療法は週2〜3回，血液中の老廃物や毒素を濾過する治療であり，心理的な負担をもたらす場合もあるので，心理的援助を行うことが望ましい．

[表2] 慢性腎臓病（CKD）の定義

① 尿異常，画像診断，血液，病理で腎障害の存在が明らか．特に 0.15g/gCr 以上の蛋白尿（30mg/gCr 以上のアルブミン尿）の存在が重要

② GFR ＜ 60ml/分/1.73m^2

①，②のいずれかが，または両方が3カ月以上持続する

[表3] 慢性腎臓病（CKD）の重症度分類

原疾患	蛋白尿区分		A1	A2	A3
糖尿病	尿アルブミン定量 （mg/日） 尿アルブミン/Cr比 （mg/gCr）		正常	微量アルブミン尿	顕性アルブミン尿
			30 未満	30 ～ 299	300 以上
高血圧 腎炎 多発性嚢胞腎 移植腎 不明 その他	尿蛋白定量 （g/日） 尿蛋白/Cr比 （g/gCr）		正常	軽度蛋白尿	高度蛋白尿
			0.15 未満	0.15 ～ 0.49	0.50 以上
GFR 区分 （mL/分/ 1.73m²）	G1	正常または 高値	≧ 90		
	G2	正常または 軽度低下	60 ～ 89		
	G3a	軽度～ 中等度低下	45 ～ 59		
	G3b	中等度～ 高度低下	30 ～ 44		
	G4	高度低下	15 ～ 29		
	G5	末期腎不全 （ESKD）	＜ 15		

重症度は原疾患・GFR区分・蛋白尿区分を合わせたステージにより評価する．CKDの重症度は死亡，末期腎不全，心血管死亡発症のリスクを　　　のステージを基準に，　　　，　　　，　　　の順にステージが上昇するほどリスクは上昇する． (Levin A, et al, 2013)[3]

7. 呼吸器疾患

　呼吸器疾患は，咳，痰，労作時息切れなどの症状をきたし，呼吸困難をきたす疾患である．呼吸不全になると，酸素投与や人工呼吸器を用いた治療が行われ，治療がうまくいかない場合には致死的となる．

　呼吸器疾患には慢性疾患の**慢性閉塞性肺疾患**（Chronic Obstructive Pulmonary Disease；COPD），気管支喘息のほか，肺炎，肺結核などの感染症，肺がん，塵肺などがある．

　気管支喘息は気道に炎症がおこり，様々な刺激に気道が敏感になって発作的に気道が狭くなることを繰り返す．

　COPD は従来，慢性気管支炎や肺気腫と呼ばれてきた病気の総称で，タバコの煙を主とする有害物質を 20 年以上の長期に吸入曝露することで生じた肺の炎症性疾患で，中高年に発症する生活習慣病である．罹患者は 530 万人いると推定されており，男性に多く，加齢とともにその頻度が増加する．進行すると呼吸困難により日常生活が制限されるため，在宅酸素療法が行われる．

　喫煙は呼吸機能を悪化させることから，呼吸器疾患の患者では**禁煙**を行うことが必要であるが，長年の喫煙という生活習慣を変えるためには心理的なアプローチを行うことが望ましい．

　また COPD の治療は**呼吸器リハビリテーション**という運動療法が有効である．呼吸機能を維持するためには，体重減少によるサルコペニアを防ぐような食事療法を行うことも

必要である.

　COPD の患者はうつ病や不安などを合併しやすい. また, 呼吸器疾患の患者における呼吸困難などの症状は QOL の低下をきたす. さらに, 禁煙を行い, 継続するためにも心理的なサポートを要する.

8. 肝疾患

　慢性の肝疾患は軽症の場合は無症状のことが多く, 肝硬変の非代償期となり, 重症になってはじめて倦怠感, 黄疸, 腹水, 意識障害などの症状をきたす. 肝疾患は急性肝炎と慢性疾患の脂肪肝, 慢性肝炎, 肝硬変, 肝臓がんなどがある.

　肝硬変は代償期では症状がほとんどないが, 非代償期では腹水, 浮腫, 食道静脈瘤からの消化管出血, 肝不全による意識障害をきたす. また, 肝硬変では**肝臓がん**を合併しやすい.

　脂肪肝は肝臓に脂肪がたまる疾患で, 近年, 食生活の変化や身体活動量の低下に伴い増加している. **慢性肝炎**も肝炎ウイルスやアルコール以外の原因でおこる**非アルコール性脂肪性肝炎（NASH）**も増えている. 脂肪肝の一部は NASH となり, 肝硬変に進行することが明らかになっている. 一部は肝臓がんになるリスクもある.

　脂肪肝または NASH は生活習慣が関係する病気の一つとして考えられている. NASH の患者は肥満や糖尿病を伴うことも多いので, 生活習慣を改善する必要があり, 心理的アプローチを行うことが望ましい.

9. その他の内分泌疾患

1）甲状腺機能低下症

　甲状腺機能低下症は甲状腺ホルモンの分泌が低下する疾患で, 加齢とともに増え, 女性に多い疾患である.

　症状は全身倦怠感, 易疲労感, 寒がり, 嗄声, 難聴, 便秘, 食欲低下, 動作緩慢などがある. 記銘力低下, 無気力, うつ症状を伴うことがあるため, 認知症やうつ病との鑑別を要することがある. 症状は老化に伴うものとされ, 見逃されやすい. 他覚所見として皮膚の乾燥, 脱毛, 浮腫, 徐脈, 筋力低下, CPK 高値などがある.

　原発性甲状腺機能低下症と**中枢性甲状腺機能低下症**があるが, 9 割以上が原発性である. 原発性甲状腺機能低下症は遊離 T4, 遊離 T3 の低値と TSH 高値で診断される. ほとんどが**橋本病**であり, 橋本病は甲状腺の自己抗体（抗サイログロブリン抗体や抗甲状腺ペルオキシダーゼ抗体）が陽性となる. 治療は甲状腺ホルモンの補充である.

2）甲状腺機能亢進症

　甲状腺機能亢進症は甲状腺ホルモンが過剰となる疾患である. 動悸, 息切れ, 発汗, 甲状腺腫, 手指振戦, 眼球突出などの症状があるが, 高齢者では眼球突出や甲状腺腫がなく, 体重減少, 原因不明の頻脈, 心不全などでおこることがある. 抑うつ症状, 易怒性などの

精神症状がみられることもある.

　最も多い原因は**バセドウ病**であるが，亜急性甲状腺炎，無痛性甲状腺炎などでおこることもある．バセドウ病は甲状腺自己抗体の TRAb（抗甲状腺ホルモン受容体抗体）や TsAb（甲状腺刺激性抗体）が陽性となる．治療は抗甲状腺剤，アイソトープ治療，手術などがある.

3）副甲状腺機能亢進症

　副甲状腺機能亢進症は甲状腺の背側に4腺ある副甲状腺から分泌される副甲状腺ホルモン（PTH）が過剰に分泌される疾患である．45歳以上の中高年，女性に多い.

　原発性副甲状腺機能亢進症は副甲状腺腺腫により PTH の自律的な過剰分泌より高 Ca 血症をきたす疾患である．ビタミン D 欠乏や慢性腎不全によって PTH が代償的に分泌される二次性副甲状腺機能亢進症などもある．副甲状腺機能亢進症は複数の内分泌臓器に腫瘍性病変が多発する多発性内分泌腫瘍型（MEM）としておこることもある.

　高 Ca 血症に伴う抑うつ症状，不安，認知機能障害などの中枢神経症状，便秘，食欲低下などの消化器症状，徐脈，高血圧などの循環器症状がみられる．重症の高 Ca 血症では昏睡，けいれんがおこることもある．腎関連の症状として多尿，尿路結石，腎石灰化，骨関連の症状として，骨折リスクの増大がある.

　PTH 高値と高 Ca 血症，低リン血症を認め，画像検査で副甲状腺の腫大がを確認する．治療は副甲状腺腫瘍の外科的摘出が行われる．高 Ca 血症の増悪を防ぐために，脱水の予防を指導することが大切である.

6章　Q and A

Q1　生活習慣が関係する疾患でないものを1つ選びなさい.

1. 脂質異常症
2. 慢性腎臓病
3. 1型糖尿病
4. 肥満症
5. 高血圧

Q2　動脈硬化性疾患である虚血性心疾患をおこしにくい疾患または状態はどれか1つ選びなさい.

1. 血中中性脂肪高値
2. メタボリックシンドローム
3. 慢性腎臓病
4. HDL コレステロール高値
5. 血中 LDL コレステロール高値

Q3 うつ病のリスクとはならない（になりやすくない）疾患を1つ選びなさい．
1. 1型糖尿病
2. 高度肥満症
3. 慢性閉塞性肺疾患
4. 虚血性疾患
5. 前立腺肥大症

Q1 **A**……3

解説

　肥満症，2型糖尿病，高血圧，脂質異常症，慢性腎臓病は生活習慣病であるが，1型糖尿病は小児に多く，免疫学機序でリンパ球により膵臓のランゲルハンス島のβ細胞が破壊されることで，インスリン分泌が枯渇しておこる糖尿病であり，生活習慣とは関係がない疾患である．

Q2 **A**……4

解説

　脂質異常症とは，血液の中の脂肪成分のLDL高値，トリグリセライド高値，またはHDL低値の疾患である．メタボリックシンドロームはウエスト周囲長高値で動脈硬化性疾患の危険因子が集積する疾患であり，動脈硬化性疾患をきたしやすい．慢性腎臓病は末期腎不全と心血管疾患による死亡のリスクが大きい．

Q3 **A**……5

解説

　高度肥満症，1型糖尿病，2型糖尿病，虚血性心疾患，慢性閉塞性肺疾患の患者はうつ病を合併しやすい．

文献

1) 厚生労働省：平成28年国民健康・栄養調査　結果の概要，p31.

2) 日本動脈硬化学会編：動脈硬化性疾患予防ガイドライン2022年版，2022.
https://www.j-athero.org/jp/jas_gl2022/

3) Levin A, Stevens PE, et al : KDIGO clinical plactice guideline for eraluation and management of CKD 2012, Kidney Int Supplement, 2013.

（荒木　厚）

7章 がん

到達目標

● がんの疫学および疾病としてのがんの特徴を概説できる.
● 小児がんの特徴と心理社会的問題について概説できる.

アウトライン

　日本人の2人に1人は一生に1度はがんに罹患し，3人に1人はがんで亡くなる時代といわれている．がんは患者に死を予感させ，人生そのものを脅かす病気といわれる．このため心理的衝撃は大きく，がん患者におけるうつ病・適応障害，あるいはせん妄などの精神症状の有病率も高い．また，小児がん患者については発達過程をふまえながら，両親を含めた心理社会的サポートが必須である．このような現状から，がん医療において心理職に対する期待は大きい．がん医療において心理職が活躍するためには，疾病としてのがんの特徴を理解したうえで患者・家族に介入しつつ，他職種と十分に連携をとる必要がある．

1. がんの理解

1）がんの生物学

　人体は上皮組織，筋組織，結合組織，神経組織からなり，これらの組織が組み合わさって構成される臓器が生体内に必要な機能を担って維持される．「癌」は一般に上皮組織から発生した悪性新生物を指し，神経（脳腫瘍など），筋骨格系（肉腫など）や血液（白血病など）から発生した悪性新生物を合わせて「がん」と呼ぶ．そのため本章でも「がん」の表記を採用し，悪性新生物全般について概説する．

　正常な組織は細胞からなり，正常な細胞は秩序をもった細胞分裂によって増殖し，古くなった細胞と入れ替わることにより，組織は維持される．がん細胞は遺伝のような先天的因子，あるいは飲酒，喫煙に代表される発がん物質への暴露，特定のウイルス感染などに

（キーワード）がん遺伝子，TMN分類，標準治療，がんサバイバー，経済毒性，小児がん

よる後天的因子が原因となって細胞分裂に関係する機能を有する遺伝子が変異し，細胞増殖の秩序を失う結果，無秩序に増殖する．細胞増殖に関与する遺伝子には，細胞の増殖に関してアクセルの役目を果たす遺伝子（**がん遺伝子**）とブレーキの役割を果たす遺伝子（**がん抑制遺伝子**）がある．がん遺伝子が変化し，その働きが異常に強くなると，細胞増殖のアクセルがふまれたままの状態になる．一方，がん抑制遺伝子が変化し，その機能が低下または失われると，細胞増殖のブレーキがかからなくなる．このような変化をきたした細胞は正常なサイクルの細胞分裂を行うことができなくなり，異常な増殖を行うようになる．

がんの特徴は増殖した細胞が腫瘍を形成することと，周囲の組織に浸潤すること，がん細胞が血流やリンパ流に乗って離れた部位（他臓器やリンパ節）に到達してそこで増殖する（遠隔転移）ことがあげられる．増大した腫瘍は周囲の組織の破壊や血管・消化管・尿路など管腔の通過障害をもたらし，臓器の機能障害を引き起こす．あるいは全身の腫瘍量が多くなると**悪液質**という病態を引き起こし，体内の同化と異化のバランスが乱れて全身の消耗をきたす．これらの要因が複合的に臓器機能不全や衰弱につながり，死に至ることになる．

2）疫学

2021 年の統計では，日本人の 143 万 9,809 人が 1 年で死亡している．死因順位別にみると，がんが 38 万 1,797 人（26.5%，男性 22 万 2,465 人，女性 15 万 9,032 人），心疾患が 21 万 4,623 人（14.9%），老衰 15 万 2,024 人（10.6%），脳血管疾患 10 万 4,588 人（7.3%）となっており，がんは日本人の死因の第 1 位である[1]．また 2019 年に新たにがんと診断されたのは 99 万 9,075 例（男性 56 万 6,460 例，女性 43 万 2,607 例）であり，1980 年代以降，がんの罹患数は男女とも増え続けている．国民の 2 人に 1 人が一生の間にがんに罹患し，3 人に 1 人ががんで死亡すると言われている．死亡数が多い部位は男性で肺，大腸[*1]，胃，膵臓，肝臓の順，女性は**大腸**，**肺**，**膵臓**，**乳房**，**胃**の順となっており［図1］，罹患の頻度が高いものは男性で**前立腺**，**大腸**，**胃**，**肺**，**肝臓**，女性では**乳房**，**大腸**，**肺**，**胃**，**子宮**となっている[2]．近年，男性では肺がん，大腸がん，前立腺がんの割合が増加し，胃がんの割合が減少している．また，女性では肺がん，大腸がん，乳がんの割合が増加し，胃がんの割合が減少している．

3）病期分類

大多数のがんにおいて，がんの進行度（病期）を表す方法として，国際的に **TNM 分類**が用いられている．これは **T（Tumor: 腫瘍）**，**N（Node: リンパ節）**，**M（Metastases: 遠隔転移）**の状態を，原発がんの大きさ，深さ，広がりを **T ステージ**，所属リンパ節の状態を **N ステージ**，遠隔転移の状態を **M ステージ**とし，T,N,M の区分を各種の検査結果に基づいて判定し，これを総合的に判断して病期を評価するようになっている．一般に，病期は I，II，III，IV の 4 段階に分かれており，ステージ I，II を**早期がん**，ステージ III，IV を**進行がん**と呼ぶ．

がんを診断する際には，がんの生物学的な特徴を調べるための組織学的検査と，体内のがんの広がりを調べるための画像検査の両方が必要である．組織学的検査はがんの病変か

---

*1 図1に示す部位別がんでは結腸，直腸が分かれているが大腸がんは結腸と直腸を含む．

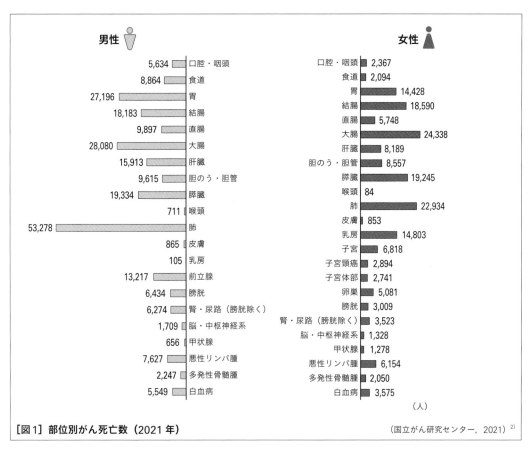

[図1] 部位別がん死亡数（2021年）　　　　　　　　　　　（国立がん研究センター，2021）[2]

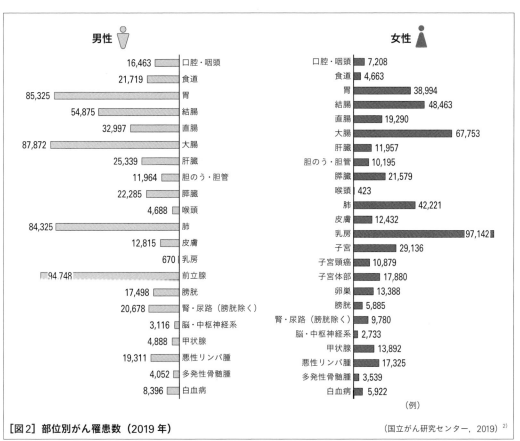

[図2] 部位別がん罹患数（2019年）　　　　　　　　　　　（国立がん研究センター，2019）[2]

ら組織を採取し，病理学的診断を行う．画像検査は CT や MRI などの検査を行い，がんが体内のどこに存在するのかを調べる．画像検査によって病期が決まり，病理学的診断と病期に基づいて適切な治療が選択される．

4）治療

　がんは**手術**，**放射線治療**，**薬物療法**が 3 大治療とされる．薬物療法は殺細胞性薬剤（いわゆる抗がん剤）に加え，乳がん，前立腺がんのようなホルモン感受性があるがんに対する内分泌療法，およびがん細胞の細胞増殖に関与する特定のシグナル伝達経路を阻害する薬剤を用いた分子標的治療，がんに対する免疫システムに作用する免疫チェックポイント阻害薬を用いた**免疫療法**が含まれる．近年ではがん細胞の遺伝情報（ゲノム）を調べ，どの遺伝子に変異があるのかを特定し，遺伝子の変異に応じて個別化した治療を選択する**ゲノム医療**が普及してきている．2019 年に日本では数十から数百の遺伝子の異常を一度に調べる検査（がん遺伝子パネル検査）が保険適応となり，異常が認められる遺伝子に対して有効な分子標的薬の有無や使用の可否を判定することができるようになった．

　がんの治療はこれらの治療を単独で行ったり，複数の治療を組み合わせて行ったりする．治癒を目指す治療を**根治的治療**，治癒を見込むことが困難な場合で延命やがんに伴う症状の緩和を期待して行う治療を**緩和的治療**と呼ぶ．がん治療の開発はこれまでがん腫ごと，組織型ごとに行われてきた．根治的治療も緩和的治療も厳密に計画された臨床試験の積み重ねの上に成り立っており，現時点で最も治療成績が優れている治療を**標準治療**と呼ぶ．

　病期が早期の場合は病変のサイズが小さく，個数も少ないため，治療方法は単独で治療の及ぶ範囲が小さくとも治癒する可能性が高い．一方で進行した病期の場合は病変のサイズが大きく，個数が多いため治療の範囲を広げたり，複数の治療を組み合わせた強度の高い治療を行う必要がある．複数の治療を組み合わせた治療を**集学的治療**と呼ぶ．広範な治療範囲や集学的治療はそうでない場合に比べて身体に与える負担が大きく，治療期間は長くなる傾向にあり，合併症や後遺症のリスクも一般に高くなる．根治的治療の場合は後遺症が以後の患者の人生において大きな問題となる場合があり，また緩和的治療の場合は治療に伴う有害事象が治療によるメリットを上回ってしまう場合があるため，どの治療を行う場合にも事前に治療の内容，スケジュール，期待される効果と有害事象についてよく患者に説明し，同意を得たうえで治療方法を決定する必要がある．

　がん医療の進歩に伴い，治療成績は向上してきている．1993 年から 2011 年の間に全がんの 5 年相対生存率は 53.2％（男性 48.9％，女性 59.0％）から 64.1％（男性 62.0％，女性 66.9％）と改善してきている．しかし，がんの部位や進行度によって予後は大きく異なっており，2009 ～ 2011 年統計の 5 年相対生存率でも前立腺がん（99.1％），甲状腺がん（94.7％），乳がん（92.3％）のように予後が良いものから，肺がん（34.9％），胆のう・胆管がん（24.5％），膵がん（8.5％）のように予後不良のものまで様々である．

5）サバイバーシップ

　がん治療成績の向上により，がんと診断された後，長期生存する患者が増えてきている．このような患者には根治治療が終わり，無再発で療養する患者と通院しながら抗がん治療を続ける患者が含まれ，**がんサバイバー**と呼ぶ．がんの治療が奏功し，再発がなく経過し

ていたとしても，がんサバイバーの多くは，がんまたはその治療によって身体的，心理社会的な影響を受ける．身体的，あるいは精神的な影響は**後遺症**とも呼ばれる．身体的な影響としては疼痛，疲労感，倦怠感，筋力低下，排泄障害，リンパ浮腫，性機能の変化などがあげられ，精神的な影響は抑うつ，認知機能低下，再発不安などがあげられる．これらは抗がん治療中に出現し，長期間持続するものや，治療終了後長期間経過してから出現するもの（晩期障害）もある．なかには時間の経過とともに改善するものや進行性または永続的なものもあり，受けた治療によって経過は様々である．

　社会的な影響も患者の生活に大きな影響を与える．特に経済的な問題と，就労・復職に関する問題は，患者が自立した生活を営むうえで重要である．がん治療にかかる医療費は高額化してきており，がん治療を受ける間の通院や治療にかかる経済的な負担は，**経済毒性**（Financial Toxicity）とも呼ばれる．経済毒性が強い場合，患者が高額な治療や投薬を拒否し，その結果，治療アドヒアランスの低下や治療成績の悪化につながることが懸念される．したがって，治療中や治療後に関わらず，患者の経済状況の確認と把握も重要である．また，がんの治療のために仕事を休んだり辞めたりする結果，賃金の損失と出費の増加により，多くのがんサバイバーの経済的負担は大きくなる．治療が終了した後も，治療前と同じように働き，元の経済状況に復帰できないと，心理的苦痛は増大し，QOLは低下する．しかし，がんサバイバーにとって，身体的・精神的な後遺症を有すると，就職や復職が困難になり，復職したとしても，十分な労働ができずにフルタイムでの就労が困難な場合もある．ときにがんに関する差別が就労の妨げになることもある．したがって，がんサバイバーに関わる医療者は，身体・精神面の影響の見通しを患者・家族と共有し，社会面・経済面に関して患者が困難さを感じている場合は，必要な支援について検討することも必要である．

2. 小児がんの理解

　小児がんとは，小児期に発生する悪性新生物の総称である．小児がんは小児の死因の第1位であり，現代の小児医療のなかで重要な疾病とされている．わが国においては，年間約2,500人，小児人口の1万人に1人が小児がんを発症すると推定されており，稀な病気ではあるものの，生命に関わる子どもの病気のなかでは常に最右翼に位置づけられている[4]．

　小児がんは，かつて難病中の難病とされ，長期生存はもちろんのこと，1年生存も珍しいことであった．しかし，新しい抗腫瘍剤の開発や支持療法の改善，骨髄移植などといった画期的な治療法の進歩により，今日では治療を受けた75〜80%の患児において完全治癒が期待できるようになっている[5]．

1）小児がんの種類［図3］
(1) 白血病
　白血病は，小児がんの約30%を占める最も有名な種類の一つであり，急性リンパ性白血病，急性骨髄性白血病，慢性骨髄性白血病，骨髄異形成症候群，若年性骨髄単球性白血病などがある．好発年齢は0〜9歳であり，特に3歳代に多い．

(2) 脳腫瘍

　脳腫瘍は，白血病の次に多い疾患で，小児がんの約 20% を占める．髄芽腫，胚細胞腫瘍，神経膠腫，視神経膠腫，頭蓋咽頭腫など，脳腫瘍には多くの種類があり，症状も治りやすさも様々である．共通に見られる特徴としては，腫瘍が一定以上の大きさになると周囲の正常な脳組織を圧迫して重大な症状が現れること，また，治療によっても周囲の脳組織に大きな影響が出ることである．好発年齢は 0 ～ 9 歳である．

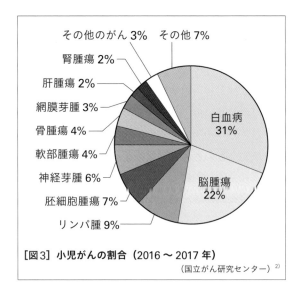

[図3] 小児がんの割合（2016 ～ 2017 年）

（国立がん研究センター）[2]

(3) 神経芽腫

　神経芽腫は，身体の交感神経節のどこからでも発症する固形腫瘍である．原発部位として最も多いのは副腎であり，他に胸部，腹部，頚部の交感神経節などがある．神経芽細胞腫の好発年齢は 0 ～ 9 歳であり，特に 3 ～ 4 歳までの子どもに多い．1 歳未満で発症した神経芽腫は 1 歳以上で発症した神経芽腫より格段に予後が良く，発症年齢によって予後が全く異なるという特徴がある．

(4) 悪性リンパ腫

　悪性リンパ腫は，小児がんの 9.0% を占めるリンパ節のがんであり，ホジキンリンパ腫と非ホジキンリンパ腫に分けられる．細胞の増殖回転が速く，早期より全身に広がりやすく，中枢神経系や骨髄への浸潤がおこりやすいという特徴がある．悪性リンパ腫の好発年齢は 10 ～ 14 歳である．

(5) 骨腫瘍

　骨腫瘍は，骨や軟部組織に発生する悪性腫瘍で，骨肉腫やユーイング肉腫ファミリー腫瘍などがある．発症年齢は 10 代の思春期に多い．治療は化学療法と外科手術が行われ，また，手術で取りきれない部分には放射線照射も行われている．手足の手術を行った場合には，その後の再建が必要とされる．幻肢痛への対処，義足や義肢などの訓練を行いながら，治療後の生活における患者の QOL を維持していく必要がある．

(6) 臓器の腫瘍

　臓器の腫瘍は，臓器を構成する細胞から生じた腫瘍で，肝芽腫やウイルムス腫瘍などが含まれる．肝芽腫は，肝臓内に発生する腫瘍で，幼少児に多い．ウイルムス腫瘍は，腎臓に発生する腫瘍の総称で，小児がんの約 6% を占めている．

(7) その他の腫瘍

　上記に述べた腫瘍以外に，横紋筋肉腫，性腺の腫瘍などがある．横紋筋肉腫は，筋肉になる細胞からできているが，頭頚部，泌尿生殖器，後腹膜，肛門・会陰部，胆道，四肢など，全身の大半の部位に発生する．小児がんの約 5% を占め，10 歳以下で発症することが多い．性腺の腫瘍には，精巣腫瘍や卵巣腫瘍があり，比較的稀な病気であると言われている．精巣腫瘍は 2 歳前後の乳幼児に生じることが多く，卵巣腫瘍は 10 歳以上の思春期に生じることが多い．

2）小児がんの治療
(1) 薬物療法
　薬物療法は小児がんの治療の基本であり，主に抗がん薬によって行われる．ただし，急性リンパ性白血病と悪性リンパ腫においては，抗がん薬に加えて副腎皮質ホルモン（ステロイド剤）も用いられる．抗がん剤の大部分は非特異的に作用するため，細胞分裂の盛んな臓器（骨髄，口腔粘膜，消化管粘膜，毛髪など）に対する副作用は免れない．例えば，造血の抑制による貧血や，感染症，口腔粘膜の障害，脱毛，悪心・嘔吐などがあげられる．身体への侵襲が大きい薬剤が標準的な治療薬として用いられていることが，がん治療の大きな特徴とも考えられる．

(2) 放射線療法
　放射線療法では，患部に放射線を当てることにより細胞の DNA に損傷を与え，がん細胞を死に至らしめる．治療用放射線としては，電子線，陽子線，重粒子線，α 線，β 線，γ 線などが用いられる．放射線照射による副作用や合併症には，肺合併症や不妊症，成長障害，二次がんなどがある．近年の医療技術の発達により，がん細胞に多くの放射線量を照射し，周囲の正常組織にはできる限り少ない量の放射線を照射する方法が開発されている．

(3) 外科療法
　手術の適応となる腫瘍は，神経芽腫，ウィルムス腫瘍，肝芽腫，横紋筋肉腫，卵巣腫瘍，悪性リンパ腫，血管腫，リンパ管腫など，極めて多彩である．小児がんの治療は生検から薬物療法，手術，放射線療法など様々な治療法が組み合わされるため，外科手術において必ずしも腫瘍をすべて取ることを目的としていないことがある．根治の可能性，術後の回復度や後遺症を総合的に検討して手術が行われる．

(4) 造血幹細胞移植
　造血幹細胞を用いて骨髄機能の回復を目指す治療法である．造血幹細胞移植は，患者に注入される幹細胞の種類によって，骨髄移植，末梢血幹細胞移植，臍帯血移植に分けられる．また，ドナーの種類によっても，患者本人からの移植である自家移植，他人からの移植である同種移植に分けられる．同種移植は，さらに家族内のドナーからの移植と非血縁ドナーからの移植に分けられる．造血幹細胞移植は極めて強力な治療法であり，難治性疾患にも効果を示す一方，毒性も強い治療である．例えば，同種移植後に生じる移植片対宿主病（Graft versus host disease：GVHD）や，ステロイド剤，免疫抑制剤投与によるウイルス感染症などの有害事象が起こりうる．また，成長障害や不妊症などの晩期障害が問題になることも多い．

3）小児がん患者に対する心理社会的支援
(1) 小児がん患者における心理社会的問題
　小児がんに罹患することは，成長発達途上の子どもたちの生活を一変させる．また，長期にわたる抗がん治療で学校や社会とのつながりが希薄になり，学業に支障が及んだり，社会性の獲得の機会が奪われることもある．さらに，治療終了後の人生においても，再発や晩期合併症の不安を抱えている．このように，小児がん患者は重大な病気に罹った衝撃に加え，治療の過程で生じる様々な身体的・精神的負担を長期に抱えているのである．

①抑うつ・不安

小児がんの診断や治療経過の中で，多くの患者は感情のコントロールが困難になる時期を経験するものの，闘病経験のない同世代と比べて抑うつや不安に差がないことが報告されている[6]．また，治療終了後においても，小児がん経験者における抑うつ症状やその他の精神障害の発症率は一般集団と差がない．しかし，若年成人となった小児がん経験者の25〜30%が多種多様の心理的苦痛を感じており，約14%の小児がん経験者が自殺を考えたことがあるという報告もある[7]．

②心的外傷後ストレス障害・心的外傷後成長

治療に伴う様々な体験により，**心的外傷後ストレス反応**（post-traumatic stress symptom：PTSS）を呈する患者がいる．治療の強度だけでなく，治療中に過剰に恐怖を抱いたり，死を繰り返し意識するような体験をすることが，その後のPTSSの発生リスクを高めるため，治療中からの心理的支援が重要となる．

治療終了後において，思春期の小児がん経験者の**心的外傷後ストレス障害**（post-traumatic stress disorder：PTSD）の有病率は5〜10%と低く，闘病経験のない同世代と比べても大差がない．一方で，若年成人期以降の小児がん経験者では15〜20%がPTSDの診断基準を満たし，年齢の上昇とともに顕在化する傾向が認められる[7]．また，危機的な出来事や困難な経験のなかで，もがき苦悩した結果生じるポジティブな心理的変化は**心的外傷後成長**（post-traumatic growth：PTG）と呼ばれるが，小児がん経験者は一般集団よりも高いPTGが報告されている[8]．

(2) 小児がん患者に対する支援

小児がん患者に対する支援では，**病気や治療に関する支援**と**社会生活への適応支援**が重要である．病気や治療に関する支援については，まず，子どもが自分の病気を理解し，安心して治療に臨めるように，疾患の病態，治療や生活上の制限の必要性など，子どもの発達段階に応じた丁寧な説明が必要である．医療処置に伴う痛みや苦痛に対しては，モデリング（処置室や医療器具，処置の手順などを示し，パペットなどを用いてうまく対処できている様子を見せる），リラクセーション，系統的脱感作法，オペラント技法（治療を頑張ったことへの賞賛や報酬を与える）などの行動的技法が有効である[9]．服薬などのアドヒアランスの問題に対しては，病気や治療に関する教育的アプローチ，モデリングや行動リハーサルを用いたスキルの学習，セルフモニタリングによる自己管理行動の把握，学習理論に基づいた介入（視覚的手がかりの提示や強化の随伴）が有効である[10]．

社会生活への適応支援については，治療による長期入院により，集団生活や同世代との対人交流の機会が不足するため，社会生活で不適応が生じる可能性がある．特に就学中の子どもに対しては，入院中から原籍校との連絡を密に行い，医療機関と教育機関が連携して復学支援を行う必要がある．また，治療による外見の変化（満月様顔貌，脱毛，術後瘢痕）などで周囲との違いを意識するようになると，他者からの評価を気にしたり，他者に自分の病気をどう説明するかについて悩むようになる．その都度，本人の想いに耳を傾け，必要な情報提供を行うことが重要である．さらに，成人を迎えてからも，晩期合併症や再発不安などを抱え，進学，就職，結婚，妊娠などのライフイベントにおいて困難に直面することが多い．そのため，治療終了後も長期的な支援が必要である．

(3) 小児がん患者の家族に対する支援

小児がんにおいては，病気の子どもだけでなく，その親やきょうだいなど**家族に対する**

支援も忘れてはならない．子どものがん罹患は家族にとっても危機的状況であり，親やきょうだいは心理的にも社会的にも様々な問題を抱えうる．親はわが子の病気や将来への不安，自責の念，経済的負担など様々な苦悩を抱えている．小児がん患者の親の PTSS の発症率は 5 ～ 20％で，病気をしていない子どもの親よりも高いという報告もある[4]．きょうだいは家族と過ごす時間が減ったり，生活環境が変化するなど孤独感や我慢を強いられている．全般的には問題なく生活しているように見える一方で，軽度～中程度の PTSS が生じていること，不安，恐怖，孤独感，学校不適応などの問題を抱えている者がいることも忘れてはならない．そのため，病気の子どもを中心とした「家族」という視点で支援を行う必要がある．

7章 Q and A

Q1 がんについて述べた次の文章のうち，正しいものを 1 つ選びなさい．

1. 2021 年の統計によると，日本でがんによる死亡数が多い部位は男性で肺，大腸，胃，膵，肝，女性は大腸，肺，膵，乳房，胃の順になっている．
2. がんの病期（ステージ）は一般に I, II, III, IV の 4 段階で表され，ステージ IV は終末期がんと呼ばれる．
3. がんの治癒を目指す根治的治療では手術が第一選択となる．
4. がんの治療方法に様々な選択肢がある場合は最も生存率が高い治療法を行うべきである．
5. がん患者は診断時，再発時，病勢悪化が判明したとき，治癒が見込めないと判断されたとき，積極的な抗がん治療を打ち切るとき，にせん妄になりやすい．

Q2 小児がんの支援について間違っているものを 1 つ選びなさい．

1. 小児がんの支援では，治療中だけでなく，治療終了後も長期的な支援が必要である．
2. 支援の対象は，治療を受けている患者本人であり，親やきょうだいは含まれない．
3. 就学中の患者の支援では，医療機関と教育機関が連携する必要がある．
4. 小児がん患者に対する支援では，病気や治療に関する支援だけでなく，社会生活への適応支援も大切である．
5. 小児がんの支援では，医師，看護師，心理職，ソーシャルワーカー，院内学級の教員，病棟保育士，薬剤師，栄養士，リハビリテーションスタッフなど多職種で関わっていく．

Q1 | **A**……1
解説
1. 正しい.
2. 一般的にステージ I, II を早期がん，ステージ III, IV を進行がんと呼ぶ. がんの部位によってはステージ IV でも根治的治療が行われるものがある.
3. 手術のみが根治的治療ということはない. 進行がんの治療は複数の治療方法を組み合わせた集学的治療が行われる.
4. 治療によっては身体に与える侵襲が強く治療の完遂自体が困難なものや，治療後の晩期毒性によって長期間日常生活に支障をきたすような状態になるものがある. そのため治療の選択の際にはその治療のメリットとデメリットをよく理解したうえで慎重に判断する必要がある.
5. このようなときは抑うつや適応障害の状態になりやすい.

Q2 | **A**……2
解説
　小児がん患者の家族は様々な苦痛を抱えているため，病気の子どもを中心とした「家族」という視点で支援を行う必要がある.

文献
1) 厚生労働省：令和 3 年（2021）人口動態統計月報年計（概数）の概況，2021. Available at: https://www.mhlw.go.jp/toukei/saikin/hw/jinkou/geppo/nengai21/dl/gaikyouR3.pdf
2) 国立がん研究センター：がん情報サービス がん登録・統計 [Internet]. Available at: https://ganjoho.jp/reg_stat/statistics/stat/summary.html
3) Breitbart W, Alici Y：Evidence-based treatment of delirium in patients with cancer. J Clin Oncol, 30(11): 1206–1214, 2012.
4) 細谷亮太, 真部　淳：小児がん：チーム医療とトータル・ケア. 中公新書，2008.
5) Jemal A, Siegel R, et al：Cancer statistics. CA Cancer J Clin, 58：71–96, 2008.
6) 大園秀一：小児がん. 精神腫瘍学（内富庸介・他編），医学書院，2011, pp296-308.
7) 栗山貴久子：心理社会的側面. 小児がん経験者の長期フォローアップ　集学的アプローチ（日本小児白血病リンパ腫研究グループ長期フォローアップ委員会監訳），日本医学館，2008, pp274-282.
8) Stuber ML：Psychiatric Impact of Childhood Cancer. Pediatric Psycho-oncology. Shulamith K, et al, eds.），2nd ed., Wiley-Blackwell，2012, pp43-51.
9) Power SW：Empirically supported treatments in pediatric psychology: procedure-related pain. J Pediatr Psychol, 24：131-145, 1999.
10) Greenan-Fowler E, Powell C & Varni JW：Behavioral treatment of adherence to therapeutic exercise by children with hemophilia. Physi Med Reha, 68：846-849, 1987.

（石木寛人，柳井優子）

8章 感染症

到達目標

- 感染症の特徴を概説できる.
- HIV 感染症の特徴と社会的支援, 心理社会的問題について概説できる.
- 新型コロナウイルス感染症の特徴について概説できる.
- 感染症領域の偏見・差別と心理職の役割について概説できる.
- 医療機関で勤務するうえで必要な感染対策について概説できる.

アウトライン

　感染症は, 抗菌薬・抗ウイルス薬・抗真菌薬・抗寄生虫薬などの化学療法を適切に使用することで, 回復が期待できる場合も多く, 医療スタッフは正しい知識を患者に共有しながら診療にあたることが望まれる. 薬剤耐性が世界的に問題となっており, 適正使用が望まれる. HIV 感染症は治療薬が改善され,「診断即治療」,「治療が予防」となり, 新規感染者数は減っており, 死の病から慢性疾患となってきた. また新型コロナウイルス感染症は予防ワクチンと治療薬が使われている.

　感染症に罹患した患者・家族・関係する人々への差別・偏見に対し, 心理支援（メンタルサポート）が重要である. 医療機関で勤務する場合は, 医療従事者の一員として, 手順やルールを守り感染管理に注意する必要がある.

---

1. 感染症

1）感染症とは
　感染は, 病原体が宿主（ヒトや動物など病原体に感染・寄生される生物）に侵入・定着

（キーワード） 病原体と宿主, 薬剤耐性（AMR）, ヒト免疫不全ウイルス（HIV）感染症, 後天性免疫不全症候群（AIDS）, スティグマと差別, HIV 関連神経認知障害（HAND）, 新型コロナウイルス感染症, 感染管理, 標準予防策

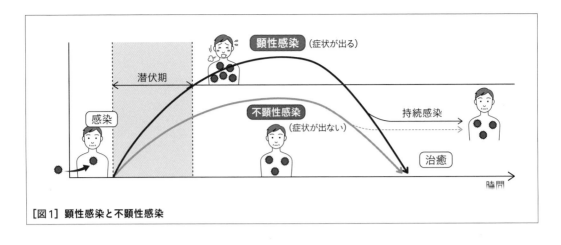

[図1] 顕性感染と不顕性感染

し，増殖することをいう．感染症とは，感染が引き起こす様々な疾患の総称である．

感染しても，**症状が出る場合（顕性感染）と出ない場合（不顕性感染）**がある [図1]．新型コロナウイルス感染症は，不顕性感染者が存在することで知られた．また，不顕性感染でも，新型コロナウイルス感染症のように感染力を有するウイルスの排除が可能な感染症と，乳幼児期に罹患した慢性 B 型肝炎のようにウイルスを保有したまま（キャリア）の感染症が知られている．顕性感染では，感染から発症までに**潜伏期**が存在し，その期間は病原体によって異なる．たとえば，インフルエンザでは 1 ～ 3 日，風疹 2 ～ 3 週間，潜伏期間が長い病原体としてプリオン病 8 ～ 10 年が知られている．

同じ感染症でも，宿主の状態によって症状や重症度が異なる．一般的には，**宿主の抵抗力（免疫力）**が低いと，症状が強くなることが知られている．臓器移植や骨髄移植を施行した移植患者や抗がん剤治療者，生物学的製剤使用者，人工透析患者，HIV 感染者といった免疫機能低下者が該当する．そのため，免疫機能低下者は，感染症に対する不安やストレスを日々感じることが多い．抗菌薬・抗ウイルス薬・抗真菌薬・抗寄生虫薬などの化学療法を適切に使用することで，回復が期待できる場合も多く，医療スタッフは正しい知識を患者にも共有しながら診療にあたることが望まれる．

2）病原体の種類

条虫症・マラリアなどの寄生虫，カンジダ・白癬菌などの真菌，大腸菌・結核菌などの細菌，HIV・コロナウイルスなどのウイルス，クロイツフェルト・ヤコブ病を引き起こすプリオンなどが知られている．

3）感染症の症状

病原体は様々な臓器に感染し炎症を伴い，症状を引き起こす [図2]．全身症状として，発熱や倦怠感などがみられる．臓器に炎症が起きた場合の症状は病原体により異なるが，呼吸器症状（咳・痰・咽頭痛），消化器症状（腹痛・嘔吐・嘔気・下痢），中枢神経症状（頭痛・痙攣），膀胱刺激症状（頻尿・尿意切迫感・排尿時痛）が知られており，感染臓器を把握することは，診断や治療方針に大いに役立つ．ときに不明熱といって，発熱以外の症状が目立たず，診断までに時間がかかる疾患もある．不明熱の原因としては，感染症以外に悪性腫瘍や膠原病が知られているが，診断がつかない不安やストレスは，さらなる苦痛を伴う．医療スタッフは，患者および家族の心理的負担への対応が求められる．

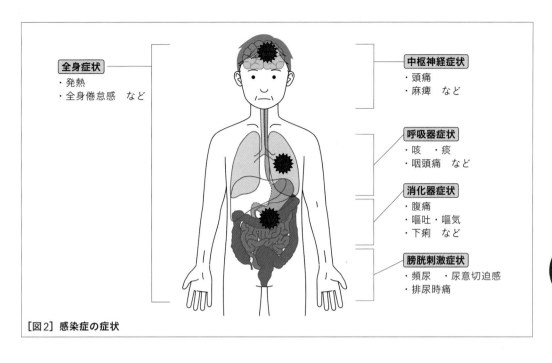

全身症状
・発熱
・全身倦怠感　など

中枢神経症状
・頭痛
・麻痺　など

呼吸器症状
・咳　・痰
・咽頭痛　など

消化器症状
・腹痛
・嘔吐・嘔気
・下痢　など

膀胱刺激症状
・頻尿　・尿意切迫感
・排尿時痛

[図2] 感染症の症状

4）感染経路

　妊娠・分娩・授乳に伴い母体から児に感染することを**垂直感染**または**母子感染**という．妊娠中に胎盤を介して病原体が胎児に感染する風疹ウイルス（胎児が難聴，白内障，先天性心疾患といった先天性風疹症候群に陥る）などが知られている．分娩時に産道を介して感染する病原体（B型肝炎ウイルス，クラミジア，淋菌，HIV），出産後に母乳を介して感染する病原体（HTLV-1）が知られている．現在，妊婦健診を利用した感染症検査が推奨されており，陽性と知らされた妊婦の心理的サポートもあわせて，母子感染を抑制するための取り組みが進められている．

　一方，感染者や汚染物から伝播する感染経路は，**水平感染**と呼ばれ，多くの感染症が含まれる．接触感染（伝染性膿痂疹＝とびひ，性感染の梅毒など），飛沫感染（インフルエンザ，マイコプラズマ肺炎など），空気感染（結核，麻疹＝はしか，水痘＝水ぼうそう），経口感染（コレラ，赤痢など）が知られている．

5）感染症の検査

　原因となる病原体を同定するために，病原体が存在する部位から検体を採取する．感染症の診断とその治療薬の選択に重要なことである．症状が辛いときに行う検査は，心理的負担も増すが，特に抗菌薬などの治療開始後は病原体の検出率が極度に低下するため，抗菌薬開始前の細菌分離・培養検査はなるべく行う方針が望ましく，患者に説明して理解を得ることが重要である．

6）感染症の治療

　軽症例では，安静，睡眠，水分補給や対症療法（解熱剤など）のみで回復することが多い．化学療法（抗菌薬，抗ウイルス薬，抗真菌薬，抗寄生虫薬）は，臨床現場ではよく使われる．

　近年，Antimicrobial Resistance（**AMR，薬剤耐性**）が世界的に問題となっており，

対策が講じられている．AMR とは，細菌，ウイルス，真菌，寄生虫などの病原体に対する化学療法薬に耐性ができ，薬剤が効かなくなることであり，2050 年には全世界で年間 1,000 万人が薬剤耐性菌により死亡することが推定されている．これを予防するために，2015 年に WHO（世界保健機関）にて薬剤耐性に対する国際行動計画が採択され，わが国でも薬剤耐性（AMR）対策アクションプランが策定された． 適切な薬剤を適切な量と期間使用（適正使用）することが重要である．

7）感染症の予防

手洗い，うがい，睡眠・栄養・運動といった基本的な**清潔**や**体調管理**は重要であるが，**予防接種**も重要である．

予防接種とは，病原体に対する免疫ができる体の仕組みを使って，病気に対する免疫をつけたり，免疫を強くするために，ワクチンを接種することをいう．**ワクチン**の種類は，弱毒生ワクチン[*1]，不活化ワクチン[*2]，トキソイド[*3] がある．生ワクチン同士は 27 日以上間隔，mRNA ワクチンは前後 2 週間間隔をあけるが，他ワクチンは間隔をあけずに接種可能である[1]．

予防接種は，乳幼児期や小児期に接種するものが知られているが，コロナワクチンで成人への接種も身近になった．元来，高齢者（肺炎球菌・帯状疱疹など）や海外渡航前（黄熱病・狂犬病など）の接種も重要である．健康な人が受ける予防接種は，安全性と有効性の両者が必要である．また，なかにはアレルギーなどのためワクチンを接種できない人もいるため，配慮が必要である．

2. HIV 感染症

1）HIV 感染症とは

HIV とは Human Immunodeficiency Virus（**ヒト免疫不全ウイルス**）の略語である．HIV はヒトの白血球の中のリンパ球のうち，CD4 陽性 T リンパ球（CD4 細胞）に感染する．感染した CD4 細胞の中でウイルスが増え，CD4 細胞を破壊し，CD4 細胞は減少する．本来，CD4 細胞は，ヘルパー T 細胞と呼ばれ，真菌・ウイルスなどから体を守る働きをしている．そのため，HIV が体内で増えると，真菌・ウイルスなどに感染しやすくなり（**免疫不全状態**），本来なら自身の免疫力で抑えることのできる感染症などの病気（**日和見感染症**）を発症しやすくなる．

免疫不全症は，先天性（小児など）と後天性［HIV 感染症や臓器移植後（骨髄移植も含む），抗癌剤の使用や生物学的製剤の使用などでも生じる］に分けられる．HIV 感染症のうち，免疫機能が低下し，代表的な 23 の指標疾患（日和見感染症など）**[表1]** を発症

---

*1 弱毒性ワクチン：病原性を弱めた病原体．強い免疫力が獲得されるが，発症することがある．麻疹・風疹・ロタウイルスワクチンなど．

*2 不活化ワクチン：病原体を不活化したもの，もしくは病原体の一部を使うもの．発症することはなく，安全性が高い．獲得する免疫機能が弱い．季節性インフルエンザ・A 型肝炎・肺炎球菌・ヘモフィルスインフルエンザ菌 b ワクチンなど．

*3 トキソイド：病原体の毒素を無毒化したもの．ジフテリア・破傷風ワクチンなど．

[表1] AIDS（エイズ）指標疾患

1. カンジダ症（食道，気管，気管支，肺）
2. クリプトコッカス症（肺以外）
3. コクシジオイデス症（①全身に播種したもの　②肺，頚部，肺門リンパ節以外の部位に起こったもの）
4. ヒストプラズマ症（①全身に播種したもの　②肺，頚部，肺門リンパ節以外の部位に起こったもの）
5. ニューモシスティス肺炎
6. トキソプラズマ脳症（生後1か月以後）
7. クリプトスポリジウム症（1か月以上続く下痢を伴ったもの）
8. イソスポラ症（1か月以上続く下痢を伴ったもの）
9. 化膿性細菌感染症（13歳未満で，ヘモフィルス，連鎖球菌等の化膿性細菌により，①敗血症　②肺炎　③髄膜炎　④骨関節炎　⑤中耳・皮膚粘膜以外の部位や深在臓器の膿瘍のいずれかが，2年以内に，二つ以上多発あるいは繰り返して起こったもの）
10. サルモネラ菌血症（再発を繰り返すもので，チフス菌によるものを除く）
11. 活動性結核（肺結核又は肺外結核）
12. 非結核性抗酸菌症（①全身に播種したもの　②肺，皮膚，頚部，肺門リンパ節以外の部位に起こったもの）
13. サイトメガロウイルス感染症（生後1か月以後で，肝，脾，リンパ節以外）
14. 単純ヘルペスウイルス感染症（①1か月以上持続する粘膜，皮膚の潰瘍を呈するもの　②生後1か月以後で気管支炎，肺炎，食道炎を併発するもの）
15. 進行性多巣性白質脳症
16. カポジ肉腫
17. 原発性脳リンパ腫
18. 非ホジキンリンパ腫（LSG分類による　①大細胞型，免疫芽球型　③Burkitt型）
19. 浸潤性子宮頚癌
20. 反復性肺炎
21. リンパ性間質性肺炎／肺リンパ過形成：LIP / PLH complex（13歳未演）
22. HIV脳症（認知症又は亜急性脳炎）
23. HIV消耗性症候群（全身哀弱又はスリム病）

（厚生労働省）[2]

した場合に，AIDS（エイズ）と診断される[2]．AIDS とは Acquired Immunodeficiency Syndrome（**後天性免疫不全症候群**）の略語である．後に記載するように，現在は HIV 感染症の治療薬が大変有効かつ副作用が減り，AIDS を発症する前に治療を開始継続すれば，AIDS に至ることはなくなった．

　HIV に感染すると時間経過で3つの時期に分かれることが知られている **[図3]**[3]．急性感染期（1～3カ月後）では，発熱・咽頭痛といったインフルエンザ様症状を呈すが，無症状の人もいる．その後，無症候キャリア期（数年～10年程度：症状なし）を経て，AIDS 期に入っていく．

2）HIV 感染症の感染経路

　感染者の体液（主に精液・膣液・血液など）に存在する HIV が，他者の粘膜から体内へ侵入し感染を起こす（主に**性感染**）．注射針を共有するなど薬物使用時の回し打ち，妊娠時に母体から胎盤・産道・母乳を介した母子感染などが知られている．日本では，後に

記載するような性感染が多数を占め，特に男性間性交渉による感染が半数以上と報告されている．

一方，治療にて HIV のウイルス量を検出限界以下（Undetectable）に保つことで，性行為によって他人への感染が起こらない（Undetectable）とい

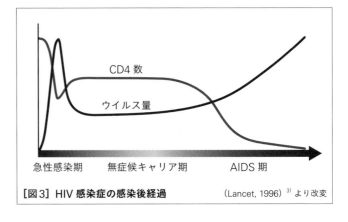

[図3] HIV 感染症の感染後経過 (Lancet, 1996) 3) より改変

う「治療が予防」U=U（ユーイコールユー）であることがわかってきた．

3）HIV 感染症の疫学

世界的には，2022 年に UNAIDS（joint United Nations Programme on HIV/AIDS: 国際連合合同計画）から，2021 年の HIV 陽性者数は 3,840 万人，新規 HIV 感染者数は 150 万人，AIDS 関連死亡者数は 65 万人と報告された．新規感染者数・AIDS 関連死亡数とも減少傾向にある [図4]．これは，「診断即治療」「治療が予防」が世界的に広がってきたためである．2021 年，世界中の HIV 感染者のうち 85% が自身の HIV 感染を知っており，75% が抗 HIV 治療を受けているが，15% は自身の感染を知らない．キーポピュレーション（鍵となる人々，つまりセックスワーカーや男性間性交渉をする男性，注射薬物使用者，トランスジェンダー）とその性的パートナーは，全世界での新規感染の70% を占めていると報告された[4]．

UNAIDS が「2025 年エイズターゲット」を掲げている[5]．HIV に感染している人の95% が自らの感染を知る，感染を知った HIV 陽性者の 95% が治療を受ける，治療を開始した人の 95% が体内のウイルス量の抑制を達成し維持する，スティグマと差別を経験する人の割合を 10% 未満にするといった目標を掲げ，HIV 感染症の抑圧に向かって歩んでいる．

一方，日本の感染者について，厚生労働省エイズ動向委員会より発生動向年報として発表されている[6]．2021 年の新規感染者は 1,057 人，累積報告者数は 33,537 人であった．なお，後述する凝固因子製剤による感染者は含まれていない．新規感染者のうち日本国籍

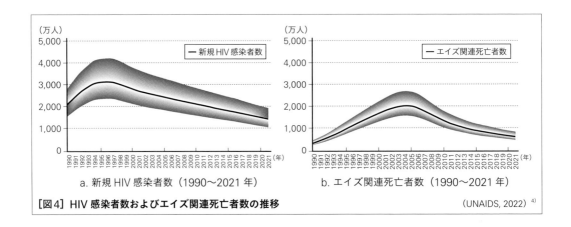

a. 新規 HIV 感染者数（1990〜2021 年）　　b. エイズ関連死亡者数（1990〜2021 年）

[図4] HIV 感染者数およびエイズ関連死亡者数の推移 (UNAIDS, 2022) 4)

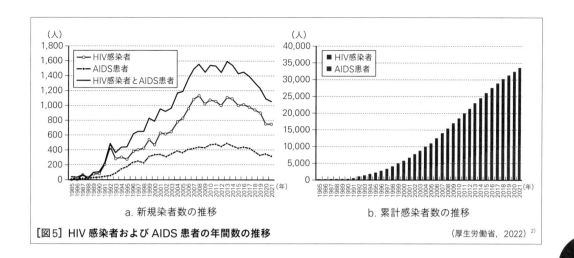

[図5] HIV 感染者および AIDS 患者の年間数の推移

a. 新規感染者数の推移

b. 累計感染者数の推移

（厚生労働省，2022）[2]

男性が約 83% を占め，同性間性的接触による感染経路と推測されたのは 65.6% であった．新規報告数は，2012 年頃から減少傾向にあるが，2020 年以降のコロナパンデミックのため，保健所検査数が激減し，感染者の状況を把握できていない可能性が示唆されており，今後の動向が注視される [図5]．わが国で大きな問題となっているのは，HIV 感染者のうち AIDS 患者の割合が 3 割前後であることである．後述する通り，HIV 治療は，早期発見・早期治療開始が重要である．AIDS 発症前に治療開始ができるよう，厚生労働省も啓発をしているが，HIV 感染症や性感染症，セクシャリティへの偏見・差別がスティグマとして払拭できていない現状があり，早期発見を難しくしている．

4）HIV 感染症の治療

　HIV 感染症は，**診断即治療開始**である．治療を開始継続すれば，ウイルスを抑制することは十分可能であり，HIV 感染症は「死の病」ではなくなった．免疫機能が少しでも良い時期に治療開始することは，患者自身の免疫予後の回復につながり，かつ U=U 感染拡大抑止に大きく寄与する．

　HIV は薬剤耐性を起こしやすいため，抗 HIV 治療薬を 3 剤もしくは 2 剤併用して治療を行う．1996 年頃は 1 日に複数回かつ多数の内服薬が必要で，副作用も多く，規則的な内服が保てず，体内の HIV ウイルス量を抑制することは難しかった．現在は 1 日 1 回 1 錠で治療できるようになり，副作用も激減し，内服率も上昇した．この治療薬の改良は，長期間，内服継続するにあたり，診断即治療に大きく貢献した．外来診療では最大 90 日分まで処方が可能なため，通院間隔も 3 カ月に 1 回で十分となっている．また，2022 年から長期作用型注射製剤が承認され，毎日服薬する代わりに，2 カ月に 1 回注射をすることで，体内のウイルスを抑制することができるようになった[7]．これにより HIV 感染者の QOL（quality of life）は向上し，後述するような患者自身の HIV 関連スティグマが，今後減弱することが期待される．

5）HIV 感染症の歴史と社会的支援[8]

　1981 年に米国で，世界で初めて原因不明の免疫不全症が報告され，翌年，AIDS と命名された．その後，感染は全世界に広がり，日本では 1985 年に，ニューモシスチス肺炎を呈した AIDS 患者が初めて認定された．患者は男性同性愛者であったが，当時は HIV

113

感染者の9割が血友病患者であった．**血友病**は，先天的に血液凝固因子の一部が不足する疾患で，小児期より出血を繰り返す遺伝疾患である．当時，血液凝固因子製剤は加熱処理がなされておらず，アメリカのHIV感染血液が使われたためと考えられている．これにより，血友病患者全体の3割，約1,400名の血友病患者がHIVに感染した．当時は治療法もなく，HIV感染症の診断を告げることは，死の宣告であったが，同じ頃「エイズパニック」と呼ばれる「エイズ＝怖い」とされたHIV感染症への偏見・差別が顕著であった．患者は，周囲に病名が知られることを避け，身を隠すように病院へ通院した．医療従事者のなかにも，診療に関与することを避ける者が多い状況で日本のHIV診療を開始せざるを得なかった．

その後，HIV感染症は，主に同性間性的接触による性感染症として広がり，セクシュアリティの問題が大きくなった．NGO/NPOの活動が活発化し，HIV感染症の人権擁護と支援サポートが設立された．前述した治療薬の進歩が大きく，「HIVと共に生きる」時代となっている．感染者の免疫機能は維持され，日和見感染症にて死亡することが少なくなり，生活習慣病・精神科疾患などの併発疾患や発がんの問題を抱えた慢性疾患となり高齢化へ向かっている．

また，HIV感染症の治療薬は約30万/月と高額のため，障害者手帳・自立支援医療など福祉制度の利用が必須である．

以上のことから，HIV感染患者の診療・支援には，以前より医師，看護師，薬剤師，栄養士，理学療法士，社会福祉士，心理職などを含む多職種連携が必須であり，「チーム医療」体制が組まれている．

6）HIV感染症の精神疾患，心理・社会的問題

HIV感染症は精神疾患を併発していることが多い．最も多いのは，うつ病と適応障害である．うつ病を含めた気分障害は10%前後[9]，検査方法によっては37%（一般集団では10〜20%）との報告がある[10]．抑うつは服薬アドヒアランスの低下，診療の中断，不安定な行動などと関係するため，抑うつに対するケアは重要である．特に無職，パートナーなし，精神科受診歴ありなどのHIV感染者は社会的孤立をきたしやすく，特に留意して精神状態の把握に努める必要がある．HIV感染者の適応障害は31.7%（一般集団では5〜20%）にみられ，「仕事」に関するストレス因子が高頻度であった．HIV感染者の予後が著明に改善し，「HIVを隠して働くことへの不安」などが背景にある点を理解する必要がある[11]．

また，HIV感染者のなかには，依存症（薬物，性，アルコール，ゲームなど）も罹患していることがある．薬物使用歴は，35%（一般人口では2.3%）と高頻度といえる[12, 13]．薬物使用経験は，HIV診療の自己中断と関連するという報告もあり[14]，適切な支援が重要である．

また，抗HIV治療が適切に行われているにもかかわらず，軽度の認知機能低下を示す患者がいることが明らかになってきた．このような軽度の認知機能低下を含めた疾患概念を**HIV関連神経認知障害**(HIV associated neurocognitive disorder: HAND) という．血液中のHIV量が多い時にみられるHIV脳症とは異なり，病態は依然として不明な点が多い．記憶障害，注意集中力障害，作業能率の低下，運動障害（バランス感覚不良），無気力，抑うつなどの症状を呈する．日本人では軽症のものも含め約25%であると報告

されている[15].

　HIV 関連スティグマとは，HIV とともに生きている，あるいは関連のある人を低く評価することであり，このスティグマにより，社会的な差別・偏見が生じている．社会にあるスティグマ（＝外）は，HIV 感染者の心（＝内）にも内在化され，他者に自分のことを打ち明けることや他者と接する機会を避けようとするだけでなく，自尊感情も低下する可能性がある[16]．医療従事者は，内なるスティグマも理解して診療にあたることが必要である．

3. 新型コロナウイルス感染症

1）新型コロナウイルス感染症とは[17]

　ヒトコロナウイルスは 4 種が知られており，感冒の原因の 10 ～ 15% を占める病原体である．2002 年に重症急性呼吸器症候群（SARS，コウモリのコロナウイルスからハクビシンを介してヒトに感染），2012 年に中東呼吸器症候群（MERS，ヒトコブラクダからヒトに感染）が判明していた．2019 年に中国武漢市で発生した新型コロナウイルス（SARS-CoV-2）による肺炎は世界中に広がり，**COVID-19（新型コロナウイルス感染症）**と命名された．国内では 2020 年 1 月 16 日に初めて感染者が報告され，2 月 1 日に指定感染症に指定され，2021 年 2 月 13 日に新型インフルエンザ等感染症（2 類）へ，2023 年 5 月 8 日に 5 類感染症へ移行した．

　新型コロナウイルスは様々な変異株が知られてきたが，2022 年 12 月以降，世界中に流行しているのはオミクロン株である．オミクロン株の中で様々な亜型が出現し，ワクチン接種や感染後の免疫（中和抗体）からの逃避が知られている．感染経路は，飛沫・エアロゾル（飛沫よりさらに小さな粒子）の吸入が主要な感染経路と考えられている．発症前から感染性があることが大きな特徴であり，オミクロン株の潜伏期は，2 ～ 3 日程度である．感染可能期間は発症後 7 ～ 10 日程度と考えられている．

　発症時の症状は，発熱，呼吸器症状（咽頭痛・咳嗽・鼻汁・鼻閉感），倦怠感，味覚嗅覚異常などが知られている．1 週間程度で軽快するが，一部の患者で肺炎を併発しサイトカインストームや血栓症を呈する重症化に至る．重症化のリスク因子は高齢，糖尿病，悪性腫瘍，免疫抑制状態などが報告されてきた．

　感染後の一部の患者に症状が遷延することがある．WHO は，新型コロナウイルス感染症後の罹患後症状を「少なくとも 2 カ月以上持続し，他の症状として説明がつかないもの」と定義しており，疲労感・倦怠感，脱毛，関節痛，記憶障害・集中力低下，頭痛，抑うつなどが知られている．後遺症，long COVID などと呼ばれているが，原因が不明で今後の解明・治療が望まれるとともに，患者への支援も重要である．

2）予防と治療

　わが国では，2020 年 12 月から mRNA 新型コロナウイルスワクチンが医療従事者，高齢者に順次開始され，現在 3 種類が承認されており，3 回接種済みの人は，68.7%（2023 年 7 月時点）と報告されている．ワクチン接種は，感染予防・重症化予防に有効であり，2023 年 5 月以降は原則年 1 回，高齢者や基礎疾患のある人・医療従事者は年 2 回接種の

方針となった.

　2023年4月時点で，抗ウイルス薬は4種特例承認され，中等症・重症に使用する免疫抑制・調整薬は3種類承認されている．中和抗体薬も3種類特例承認されているが，オミクロン株に対する効果が減弱している恐れがある．

3）新型コロナ感染症の心理支援

　2022年3月，WHOはCOVID-19パンデミック

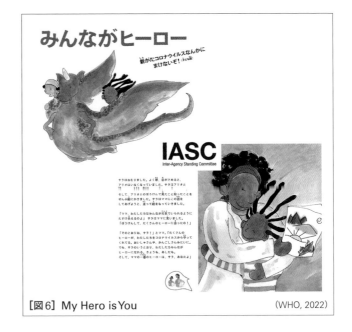

[図6] My Hero is You　　　　　　　　　　（WHO, 2022）

の最初の年に，世界的に不安とうつ病の有病率が25%増加したと発表した[18]．WHO事務局長のTedros博士は「COVID-19が世界のメンタルヘルスに与える影響について私たちが今持っている情報は，氷山の一角にすぎない」と述べた．

　増加の主な原因の1つは，パンデミックに起因する社会的孤立（感染抑止のための孤独，感染による孤独など）による前例のないストレスであった．これに加え，感染の恐怖，財政的な心配など，不安やうつ病につながる複雑なストレス要因が存在した．感染者に向けられた差別・偏見や，医療従事者にとっても過酷な業務による疲労に加え，当初向けられた差別・偏見，クラスター発生へのプレッシャーなどは大きなストレスであった．

　また，**パンデミック**が小児，青少年，女性などのメンタルヘルスにも影響を与えたことも明らかになっている．WHOは6〜11歳向けのストーリーブック「My Hero is You」【図6】を制作した[19]．WHO精神衛生部門責任者であるデボラ・ケステルは，「パンデミックはメンタルヘルスへの関心と懸念を生み，明らかにメンタルヘルスサービスは不足している．各国は，メンタルヘルスサポートがすべての人に利用可能であることを保証するために緊急に行動しなければならない」と述べた．

　感染症パンデミックに伴う心理支援は喫緊の課題である．矢永は，感染症に関する情報の提供，感染症と向き合いやすいような心理教育，そして共に考え，必要時に専門的な支援を紹介するという心理支援（メンタルサポート）のあり方が重要と述べている[20]．

　HIV感染症や新型コロナウイルス感染症といった感染症領域にとって，スティグマを払拭するためにも予防・治療とともに心理支援が重要である．

4. 医療従事者としての感染管理

　医療機関では安全管理に基づき，感染制御を遵守する必要がある．医療スタッフの一員として，手順やルールを守り感染管理に努めてほしい．

1）医療関係者のためのワクチン接種

自身を感染症から守るために，医療従事者にはワクチン接種が勧められている．Ｂ型肝炎，麻疹，風疹，流行性耳下腺炎，水痘，インフルエンザ，新型コロナウイルス感染症などのワクチン接種がある[21] [表2].

[表2] 医療従事者のワクチン接種

Ｂ型肝炎	破傷風
麻疹	帯状疱疹
風疹	髄膜炎菌
流行性耳下腺炎	新型コロナウイルス
インフルエンザ	感染症
百日咳	

2）標準予防策

感染症の診断・推定の有無にかかわらず，すべての患者が病原体を保菌している可能性を前提にとる対策を，**標準予防策**（standard precautions）と呼ぶ．具体的には，血液・体液・汗を除く分泌物，排泄物，皮膚破綻部，粘膜は常に感染性を有すると考えて対応することが必要である[22, 23].

① 患者診療前後に必ず手指衛生を図る．流水と石鹸による手洗い，速乾性擦式手指消毒薬剤を使用する．
② 血液や体液に触れる可能性がある際は手袋を着用する．血液や体液が飛散する可能性があるときは個人防護具（personal protective equipments：PPE，マスク・フェイスシールド・ガウン）を着用する．
③ 呼吸器衛生，咳エチケットを遵守する．
④ 使用した器材・器具・機器の取り扱いは，新たな環境を汚染しないように取り扱う．

3）感染経路別予防策

上記の標準予防策に加え，特殊な患者ケアのために**感染経路別予防策**がある．

(1) 空気感染予防策

微生物を含む直径 5 μm 以下の飛沫核が長時間空中を浮遊し空気の流れによって広範囲に拡散し，その飛沫核を感受性のある人が吸入することによって感染する．結核・麻疹・水痘が該当し，独立空調で陰圧管理の個室が原則で，医療者は N95 微粒子用マスクを使用する（麻疹・水痘の抗体陽性者はサージカルマスクでよい）．

(2) 飛沫感染予防策

感染している患者が咳やくしゃみ，会話などで放出した微生物を含む直径 5 μm より大きい飛沫が，感受性のある人の口腔粘膜・鼻粘膜・結膜などの粘膜に付着することによって感染する．インフルエンザ・百日咳などが該当し，サージカルマスクが必要である．

(3) 接触感染予防策

医療関連感染で最も重要な感染経路であり，最も頻度の高い感染経路である．直接接触感染（皮膚と皮膚の直接的な接触），医療機器などを介した間接接触感染がある．薬剤耐性菌やクロストリジウム・ディフィシル・疥癬などが該当する．

Q1 HIV 感染症について，正しいものを 1 つ選びなさい.

1. HIV 感染症と AIDS は同じである.
2. 抗 HIV 治療にてウイルスを抑制すれば，性交渉をしても他人へ HIV を感染させない.
3. 国内の新規 HIV 感染者数は増えている.
4. HIV 感染症の治療薬は改良され，治癒できるようになった.
5. 今は AIDS を発症して，HIV 感染症に気付く人はほとんどいない.

Q2 新型コロナウイルス感染症について正しいものをすべて選びなさい.

1. 新型コロナウイルス感染症に罹患すると必ず肺炎が起きる.
2. 新型コロナウイルス感染症の重症化しやすいのは乳幼児や小児である.
3. 罹患後の後遺症の 1 つに倦怠感がある.
4. パンデミック時に不安とうつ病の有病率が増悪した.
5. 新型コロナウイルス感染症時に，メンタルサポートが重要であった.

Q1 | **A**…… 2
解説
4. HIV 感染症の根治薬はいまだに存在せず，抗 HIV 薬は長期間服用する必要がある.
5. 3 割はエイズ発症である.

Q2 | **A**…… 3, 4, 5
解説
1. 感染しても不顕性感染者といって症状の乏しい感染者もみられる.
2. 重症化しやすいのは，高齢者，糖尿病などの基礎疾患のある人が知られている.
5. 感染症領域には，スティグマが存在し，心理的支援は重要である.

文献

1) 厚生労働省：ワクチンの接種間隔の規定変更に関するお知らせ
https://www.mhlw.go.jp/stf/seisakunitsuite/bunya/kenkou_iryou/kenkou/kekkaku-kansenshou03/rota_index_00003.html

2) 厚生労働省：サーベイランスのための HIV 感染症 /AIDS 診断
https://api-net.jfap.or.jp/library/data/law/images/070808_03.pdf

3) Mark BF:Changing the natural history of HIV disease. Lancet,1996.

4) UNAIDS：API-Net 世界の状況，UNAIDS「ファクトシート 2022」，2022.
https://api-net.jfap.or.jp/status/world/sheet2022.html

5) UNAIDS：API-Net 世界の状況，UNAIDS 2025 年エイズターゲット

https://api-net.jfap.or.jp/status/world/booklet044.html

6) API-Net 日本の状況，2022．https://api-net.jfap.or.jp/status/japan/index.html

7) 満屋裕明・他：HIV の発見から 40 年―医学はどう戦ったか―，医学のあゆみ，284（9），2023．

8) 矢永由里子，向笠章子・他：感染症と心理臨床，風間書房，2022，pp14-17.

9) 渡邊愛祈・他：抗 HIV 療法が確立した時代の HIV 定期通院者の精神疾患有病率とその特徴．エイズ学誌，20（1）：47-52, 2018.

10) Komatsu K, et al：Detailed analysis of social support and proactive coping with depressive symptoms in Japanese HIV-infected individuals. AIDS care, 1-9, 2021.

11) 霧生瑤子・他：適応障害合併 HIV 患者の特徴とその支援 エイズ学誌，25（1）：11, 2023.

12) Nishijima K. et al：High prevalence of Illicit Drug Use in Men who have sex with Men with HIV-1 Infection in Japan. PLoS One, 8（12），2013.

13) 嶋根卓也・他：薬物使用に関する全国住民調査 医薬品・医療機器等レギュラトリーサイエンス政策研究事業 薬物乱用・依存状況等のモニタリング調査と薬物依存調査・家族に対する回復支援に関する研究，平成 29 年度総括・分担研究報告書，2017.

14) 西島 健：薬物使用が HIV 感染者の健康に及ぼす影響．日本エイズ学誌，18（1）：1-6, 2016.

15) Kinai E, et al：Association of age and time of diseases with HIV-associated neurocognitive disorders: a Japanese nationwide multicenter study. J Neuro Virol, 25（2）：864-874, 2017.

16) 矢永由里子，向笠章子・他：感染症と心理臨床，風間書房，2022, p67, 209.

17) 厚生労働省：新型コロナウイルス感染症 診療の手引き，第 9 版，2022.

https://www.mhlw.go.jp/content/000936655.pdf

18) World Health Organization：COVID-19 pandemic triggers, 2022. My Hero is You, 2022.

https://www.who.int/news/item/02-03-2022-covid-19-pandemic-triggers-25-increase-in-prevalence-of-anxiety-and-depression-worldwide

19) World Health Organization：COVID-19 pandemic triggers, 2022. My Hero is You, 2022.

https://www.who.int/news-room/feature-stories/detail/scicom-compilation-hero

20) 矢永由里子，向笠章子・他：感染症と心理臨床，風間書房，2022, pp222-235.

21) 日本環境感染学会．医療関係者のためのワクチンガイドライン，第 3 版，2022.

http://www.kankyokansen.org/modules/publication/index.php?content_id=17

22) CDC：Infection Control Basis

https://www.cdc.gov/infectioncontrol/basics/index.html

23) 日本環境感染学会：教育ツール Ver.3.2

http://www.kankyokansen.org/modules/education/index.php?content_id=5

（古賀道子，田中貴大，四柳 宏）

8章

感染症

9章 脳血管疾患

アウトライン

　代表的な脳血管疾患である脳卒中は，脳梗塞，脳出血，くも膜下出血に病型分類される．脳血管疾患の多くは動脈硬化を背景として生じ，高血圧症や脂質異常症，糖尿病などを有する高齢者にみられるが，脳卒中の病型によってそれぞれ好発する年齢層や治療が異なる．

　脳血管疾患では運動麻痺や失語症，高次脳機能障害などの様々な症状がみられ，これらは長期的な後遺症として心理的な負担を生じる要因となる．

　脳血管疾患を発症した後は，食事や排泄，移動，コミュニケーションといった日常生活の自立や社会生活への参加拡大を目指し，リハビリテーションが行われる．

1. 脳血管疾患とは

　脳血管疾患とは，脳に血液を循環させている血管の異常によって脳の組織が損傷し，機能が損なわれる病態である．脳に血液を送り込む動脈を**図1**に示す．前方からは左右の**内頸動脈**が，後方からは左右の**椎骨動脈**が頭蓋内に流入し，左右の椎骨動脈は合わさって**脳底動脈**となる．これらの血管は頭蓋内で脳の表面を走行する**前・中・後大脳動脈**となり，それぞれは枝分かれして脳の実質内に入り込んでいく．

　大脳皮質には運動野，感覚野，言語野，連合野などが存在し，右半球と左半球でも働き

〔キーワード〕脳梗塞，脳出血，くも膜下出血，内頸動脈，動脈硬化，動脈瘤，一過性脳虚血発作，血栓，運動麻痺，失語症，排尿障害，高次脳機能障害，血管性認知症，うつ病

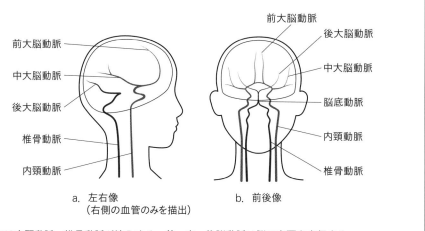

前大脳動脈
中大脳動脈
後大脳動脈
椎骨動脈
内頸動脈

前大脳動脈
後大脳動脈
中大脳動脈
脳底動脈
内頸動脈
椎骨動脈

a. 左右像
（右側の血管のみを描出）

b. 前後像

頭蓋内には内頸動脈，椎骨動脈が流入する．前・中・後脳動脈は脳の表面を走行する．
※主要な血管以外は省略．後大脳動脈は内頸動脈から分岐する場合もある．
[図1] 脳に血液を送り込む動脈

が異なる（3章，043頁の図10参照）．また，大脳皮質以外の視床，脳幹，小脳などもそれぞれの役割を担っている．このような脳における機能の局在により，脳血管疾患の症状は損傷する脳の部位によって様々である．たとえば，右の内頸動脈が閉塞した場合と左の内頸動脈が閉塞した場合とで，その症状は著しく異なる．細い血管の閉塞であれば症状も限られる一方，心臓に近くより太い血管が閉塞するような場合には損傷部位が大きくなり，症状は重篤になりやすい．また，意識や覚醒，呼吸にかかわる脳幹に血液を送る脳底動脈が完全に閉塞すると，生命活動を維持することが困難となる．

2. 脳血管疾患と脳卒中の疫学

厚生労働省の患者調査によれば，2020年におけるわが国の脳血管疾患患者数は174.2万人と推計されている[1]．脳血管疾患は介護が必要となる原因として認知症に次ぐ割合を占め，高齢者が寝たきりとなる最大の要因である[2]．

代表的な脳血管疾患である**脳卒中**とは，脳血管疾患のなかでも急性の経過をたどるものを指す．脳卒中の病型は，血管が閉塞することによって生じる**脳梗塞**，脳の実質内の血管が破綻して出血することによる**脳出血**（あるいは脳内出血），くも膜下腔に出血する**くも膜下出血**に分類される [図2]．2020年におけるわが国の推計患者数は脳梗塞119.9万人，脳内出血20.1万人，くも膜下出血6.2万人[1]で，脳卒中のなかでは脳梗塞の患者が大部分を占め，くも膜下出血の患者数は比較的少ない．

脳血管疾患は**高血圧症**や**脂質異常症**，**糖尿病**などを基礎疾患として有する高齢者に多くみられる疾患である．脳卒中の発症時年齢中央値は脳梗塞で女性79歳，男性72歳，脳出血は同74歳，66歳，くも膜下出血で同68歳，57歳という報告がある[3]．70代以上に多い脳梗塞は脳出血と比べると発症年齢はやや高く，くも膜下出血は脳梗塞や脳出血よりも若く50代～60代で発症しやすい．

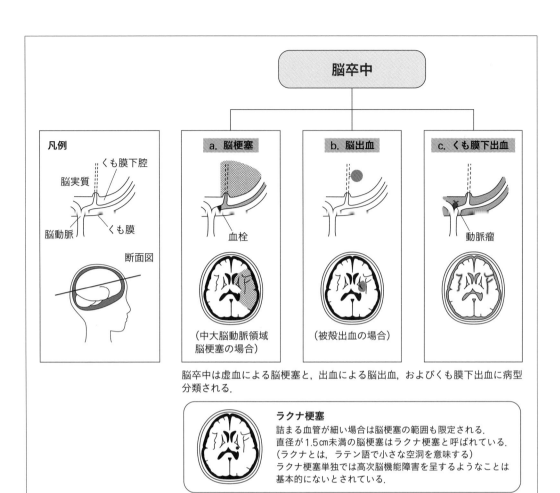

a. 脳梗塞

血栓

（中大脳動脈領域
脳梗塞の場合）

b. 脳出血

（被殻出血の場合）

c. くも膜下出血

動脈瘤

脳卒中は虚血による脳梗塞と，出血による脳出血，およびくも膜下出血に病型
分類される．

ラクナ梗塞
詰まる血管が細い場合は脳梗塞の範囲も限定される．
直径が 1.5 cm 未満の脳梗塞はラクナ梗塞と呼ばれている．
（ラクナとは，ラテン語で小さな空洞を意味する）
ラクナ梗塞単独では高次脳機能障害を呈するようなことは
基本的にないとされている．

［図2］脳卒中の病型

3．脳卒中の各病型

1）脳梗塞［図2-a］

　血液の循環が不足した状態を**虚血**という．脳が虚血に陥るとその機能は低下し，神経症状が出現する．虚血の時間が長く続き，脳の組織が壊死してしまった状態が脳梗塞である．なお，短時間で血流が再開して虚血が解除されれば脳は機能を回復し，一時的な虚血によって生じた症状が24時間以内に消失するものは**一過性脳虚血発作**（transient ischemic attack：TIA）と呼ばれている．一過性脳虚血発作は脳梗塞の前段階であり，発作を繰り返して最終的に脳梗塞となる可能性がある．

　血管の壁にコレステロールが異常に蓄積されて血管が細くなった状態は粥状（アテローム）動脈硬化と呼ばれ，特に頸動脈に生じやすい．粥状動脈硬化が生じると血液の流れが悪くなり，血小板の働きによって血液の塊である**血栓**が形成され，血管が閉塞する．血栓は血流に流されて下流の血管を閉塞することもある．

　血栓を生じるもう一つの代表的な原因は，**心房細動**という不整脈である．心臓が拍動するリズムが乱れることによって心臓の内部で血流に淀みができ，血栓が形成される．この血栓が心臓から出て脳血管を詰まらせ，脳梗塞が生じる．

2）脳出血［図2-b］

　脳の実質内に入り込んだ血管からの出血が脳出血である．くも膜下出血との区別を明確にするために，脳内出血とも呼ばれることもある．血圧が高い状態が続くなどの理由によって血管がもろくなると，脳出血が生じる．高血圧症を原因とした脳出血は**被殻**，**視床**，**橋**，**小脳**などに多い．若年者でも血管の奇形が原因となって脳出血を起こす場合がある．脳出血では出血した血の塊である**血腫**が周囲の組織を圧迫することで，神経症状が出現する．

3）くも膜下出血［図2-c］

　脳の表面を走行する血管からくも膜下腔に出血したものがくも膜下出血である．くも膜下出血の代表的な原因は動脈の壁の一部が膨れてこぶ状になった**動脈瘤**が破裂することであり，発症時には突然の激しい**頭痛**を伴う．頭部を打撲するなど，外傷によってくも膜下出血が生じることもある．なお，重症のくも膜下出血ではくも膜下腔への出血の影響を受けて脳血管が異常に緊張して細くなるため，結果的に脳梗塞を合併して重篤な後遺症を残す場合がある．

4. 脳血管疾患の診断と治療

　脳血管疾患の診断は頭部 CT や頭部 MRI などの画像診断装置を用いて行われる．梗塞や血腫の部位を同定することができるほか，血管が閉塞している箇所などを調べることができる．

　脳梗塞の場合，発症から数時間以内であれば血栓を溶かす薬物を使用する，あるいはカテーテルを血管に挿入して血栓を取り除く治療などが適応となる場合がある．脳出血に対しては，血腫による圧迫が強い場合には血腫を除去する手術（血腫除去術）が，くも膜下出血では破裂した動脈瘤にクリップをかけて止血する手術（クリッピング術）などが行われる．

　脳梗塞の再発を予防するためには，血液を固まりにくくして血栓ができることを防ぐよう，血小板の働きを抑える薬物（**抗血小板薬**）や，凝固因子の働きを妨げる薬物（**抗凝固薬**）などが用いられる．また，動脈硬化の進行を防ぐ意味では血圧，コレステロール値，血糖値のコントロールも重要であり，飲酒や喫煙などを自制することも求められる．特に脳出血の再発予防については血圧を厳重に管理する必要がある．

5. 脳血管疾患の症状

　脳卒中の発症時には，呂律（ろれつ）が回らない，言葉が出てこない，手足が動かせない，しびれるなどの症状がみられる．頭痛やめまい，嘔気や嘔吐を伴うこともある．また，場合によっては意識障害によって受け答えが不良となったり，重症の場合は意識を失って倒れたりすることもある．後遺症として問題となる脳血管疾患の症状を**表1**に示す．

　脳卒中の症状は，時間の経過とともにある程度は自然回復する．指示に従うことができるようであれば訓練による機能の回復も期待できるが，脳の損傷が重度で意思の疎通が困

難であるような場合などには，回復が見込めない場合もある．以下に主要な症状の詳細をまとめる．

1）運動麻痺

筋肉を意図的に収縮できなくなった状態が**運動麻痺**である．脳血管疾患における運動麻痺は運動野から脊髄に向けて下行する神経経路である**錐体路**の損傷によって生じる．錐体路は延髄で左右が入れ替わって交叉しているので，大脳に病巣がある場合では運動麻痺の症状は病巣と反対側に出現する．血腫が両側に及ぶ脳幹や橋における脳出血などを除き，一側の脳梗塞や視床や被殻における脳出血では，運動麻痺は対側の左右いずれかに出現し，このような分布を呈する運動麻痺は**片麻痺**と呼ばれている［**図3**］．また，脳血管疾患における運動麻痺は筋肉の緊張が高くなる**痙性麻痺**を呈することが一般的である．典型的な痙性麻痺を呈する片麻痺患者の例を図4に示す．脳血管疾患による運動麻痺では，こうした異常な肢位や姿勢をとることによる見た目が問題となることもある（醜貌）．

2）運動失調

運動失調とは，目的とする運動に関わる筋肉をタイミングよく収縮させることができず，無駄のない滑らかな動作ができなくなった状態である．いわゆる協調した運動の制御に関わる小脳の病変では，手足を動かそうとすると震えが生じるようになり，真っ直ぐに

[表1] 脳血管疾患の主要な症状	
意識障害	高次脳機能障害
運動麻痺	失語症
運動失調	失行
感覚障害	失認
視野障害	注意障害
眼球運動障害	記憶障害
構音障害	遂行機能障害
嚥下障害	社会的行動の障害
排尿障害	

失語症，失行，失認は高次脳機能障害とは独立した症状として扱われる場合もある

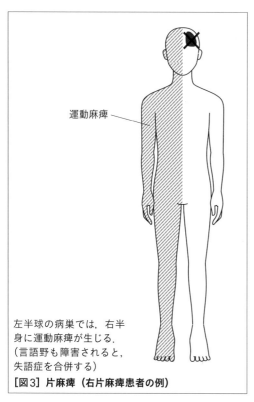

運動麻痺

左半球の病巣では，右半身に運動麻痺が生じる．（言語野も障害されると，失語症を合併する）

[図3] 片麻痺（右片麻痺患者の例）

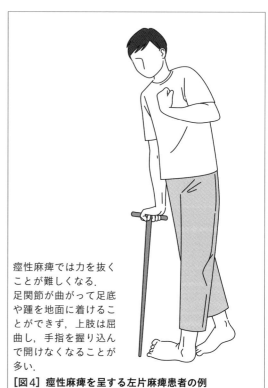

痙性麻痺では力を抜くことが難しくなる．足関節が曲がって足底や踵を地面に着けることができず，上肢は屈曲し，手指を握り込んで開けなくなることが多い．

[図4] 痙性麻痺を呈する左片麻痺患者の例

歩くことが困難となる.

3）感覚障害

末梢から感覚野に至る上行経路の損傷によって，何かに触れている感触や温度，痛みなどを知覚できなくなる．このような触圧覚，温痛覚の障害のほかに，感覚障害には手足のある位置がわからなくなる，"しびれ"などの異常な感覚を知覚する，感覚が過敏になったり刺激がない場合でも自発する痛みを感じたりする，などの症状が含まれる．特に感覚神経が集まる視床の病変では，著しい痛みの感覚が持続することがある.

4）視野障害，眼球運動障害

視神経から視覚野に至る経路の損傷では，視野に問題が生じる．例えば左後頭葉にある視覚野の損傷では，両眼において右側の視野が欠損する．また，眼球運動が障害されると両側の視線を合わせることが困難となり，物が二重に見えてしまうこともある.

5）構音障害

発声に関わる器官の問題により，音としての声を正しく構成することができなくなった状態が**構音障害**である．脳血管疾患では運動麻痺や運動失調によって口唇や舌，軟口蓋などの動きが不良となることで，構音障害がみられる．構音障害は言語としての言葉を表出できない失語症（後述）とは病態が異なる.

6）嚥下障害

顔面，口腔，咽頭，頸部などで嚥下に関わる筋肉の動きが障害されると，食物をうまく咀嚼し，飲み込むことができなくなる．**嚥下障害**では本来食道を経て胃に送り込まれるはずの食塊が気管に入ってしまうこと，すなわち**誤嚥**が問題となる．誤嚥は肺炎の原因となる．嚥下に関与する神経が集中している脳幹，特に延髄の病変では嚥下障害が重篤となりやすい．誤嚥を回避することが難しいようであれば，鼻腔などを経由して胃に管を挿入し，栄養剤を注入するような代替手段（経管栄養）が必要となる．嚥下障害では食べるという楽しみが奪われる.

7）高次脳機能障害

運動や感覚以外の脳の働きとして，言語に関する機能，道具を使用したり物品を操作したりするための知的な機能，自分の身体や周囲の環境を認識し，注意を向けて集中を維持する機能，記憶にかかわる機能，作業を順序立てて効率よく行う機能，感情をコントロールして他者と上手に接し，交流を図る機能などがあげられる．こうした機能は高次脳機能と呼ばれ，その障害が**高次脳機能障害**である.

(1)　失語症

一般的に右利きの場合，言語の中枢は左半球に存在する．言語野として知られている**ブローカ野**や**ウェルニッケ野**（3章，047頁の図13参照）の損傷では，それぞれ言語が表出できない，理解できないといった症状がみられ，こうした症状は**失語症**と呼ばれている．失語症には話す，聞くといったいわゆる音声としての言語だけではなく，字を書いたり読んで理解したりすることなどの障害も含まれ，ブローカ野やウェルニッケ野以外の病巣で

も失語症は出現しうる．失語症では発話のリズムや抑揚が悪く，たどたどしい非流暢な話し方になるほか，流暢に話しているように聞こえても文章が支離滅裂で，意思が疎通できない場合もある．

(2) 失行

運動麻痺や運動失調がないにもかかわらず手足の使い方が拙劣となり，道具の使用や物品の操作ができなくなるような症状は**失行**と呼ばれる **[図5-a]**．失行があるとハサミや筆記用具などの文房具や家電のリモコン，箸や歯ブラシなどの生活用具が使えなくなったり，手すりや杖などを上手く使えなくなったりするなどの問題が生じる．

(3) 失認

失認とは，視覚や聴覚などの刺激を認識できなくなる症状である．視覚性失認では人物の顔や風景を識別できなくなり，自宅に戻れない，道に迷うなどの問題が生じる．

広義の失認として，自らの身体に対する認識が低下する身体失認がある．身体失認のある患者は麻痺している手足の存在を意識できないまま立ち上がろうとして転倒したり，ぶつけて怪我をしたりすることもある．また，運動麻痺などの症状を自覚できず否認する症状は，病態失認とも呼ばれている．

(4) 注意障害

大脳半球から基底核，脳幹など様々な病巣で注意機能の障害が生じる．**注意障害[図5-b]**では気が散りやすく必要な情報を選択できない，作業や思考を持続できない，周囲に気を配れない，複数の課題を処理できないなどの症状がみられる．注意障害があると安全への配慮が欠如し，見守りを外せなくなる．

なお，右半球の病変では，対側である左側に注意を向けられない半側空間無視と呼ばれる症状がよくみられる．

(5) 記憶障害

経験したことなどに関わる**エピソード記憶**に障害をきたす部位は，海馬を含む内側側頭葉，前脳基底部，視床および視床下部である．一方，知識や情報にかかわる**意味記憶**の障害は側頭葉の病変でみられる．両側が損傷された場合，これらの症状はより重篤となる．また，左半球の病変では言葉にかかわる言語性記憶，右半球では視覚などの非言語性記憶が障害されやすい．こうした記憶障害により，話したことや聞いたこと，見たことを忘れる，作り話をして取り繕う，物をなくす，手順が覚えられない，約束が守れない，服薬を忘れる，スケジュールが管理できないなどの問題が生じる．ほかに小脳や基底核の病変では，自転車の乗り方や楽器の演奏など反復によって強化される，いわゆる**手続き記憶**が障害される．

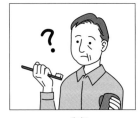 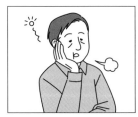 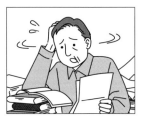

a. 失行　　　　　　　b. 注意障害　　　　　　c. 遂行機能障害

[図5] 高次脳機能障害の主な症状

（6）遂行機能障害

　掃除や調理などの家事，書類や資料作成などのデスクワークや部品を組み立てる作業など，目的をもった一連の動作を計画的に，手際よく効率的に処理することが困難になる障害が**遂行機能障害**［図5-c］である．遂行機能障害は主に前頭葉の損傷でみられる．

（7）社会的行動の障害

　脱抑制，易怒性，意欲・発動性の低下，情動の問題，および固執など，感情と行動の障害を包括した概念が**社会的行動の障害**である．こうした症状は脳の損傷自体によるものに加えて，周囲の環境の影響を受け，心因性の反応によって増悪しうる．脳血管疾患では多幸的になったり，ちょっとしたことで涙もろくなったりする感情失禁や，アパシー（apathy）と呼ばれる周囲に無関心で意欲に欠ける状態がみられる場合もある．また，脳卒中後には**うつ病**を合併しやすい．うつ症状の出現は発症後の間もない時期から，慢性期にわたるいずれの時期にもありえる．

8）排尿障害

　脳血管疾患では，尿意が曖昧になる，あるいは尿意を催してから我慢できず失禁してしまうなどの症状がみられるほか，尿道括約筋を緩めることができず膀胱にたまった尿を排泄できない状態（尿閉）となるような場合もある．

　また，運動麻痺や高次脳機能障害などのためにトイレでの排泄動作に時間がかかることも問題となる．排泄にかかわる介助はケアを受ける側，提供する側の双方にとって心理的な負担が大きい．

9）その他

（1）脳卒中後てんかん

　脳卒中をきっかけとし，脳の神経細胞が異常に興奮するてんかん発作を生じるようになる場合がある．てんかんでは顔や手足など身体の一部が自らの意思とは関係なく動いたり，言葉がでなくなったり，記憶をなくしたりするような症状がみられる．また，意識を失ったり，全身の筋肉が収縮して強直状態になったりすることもある（11章，142頁参照）．

（2）血管性認知症，脳血管性パーキンソニズム

　脳血管疾患を原因とする認知症は**血管性認知症**と呼ばれる．記憶障害以外に注意障害や遂行機能障害などの高次脳機能障害が認知症の症状として捉えられる場合もある．小さな梗塞や出血を繰り返すと，認知症症状は段階的に進行する．

　一方，脳血管疾患を原因として筋肉が固くなる（筋固縮），動作が緩慢になり（寡動），表情が乏しい，バランスをとることができず，歩行が困難になる（姿勢反射障害）など，パーキンソン病と似たような症状が出現することがある．このような病態は，**脳血管性パーキンソニズム**と呼ばれる．大脳基底核や白質が責任病巣となり，血管性認知症の症状を伴うことも少なくない．

（3）もやもや病と一過性脳虚血発作（TIA）

　もやもや病とは，内頸動脈の終末部が徐々に狭窄あるいは閉塞し，周辺に「もやもや血管（煙のように「もやもや」して見えることに由来）」と呼ばれる異常な血管網が形成される原因不明の疾患である．激しい運動や，熱いものを食べるときに息を吹きかけるなどの過換気をきっかけとして生じる**一過性脳虚血発作（TIA）**を特徴とする．典型例では小

児期からこのような発作を繰り返し，脳梗塞を生じる．また，もやもや血管は構造が脆く，脳出血の原因となることもある．

6. 脳血管疾患のリハビリテーション

脳血管疾患を発症した後は，運動麻痺などの症状を軽減し，自立した生活を送れるようになること，あるいは介助量を軽減することを目的としてリハビリテーションが行われる（コラム，130頁参照）．リハビリテーションは発症直後のできるだけ早い時期から開始し，ベッドで横になって過ごす期間を可能な限り短くすることが良いとされている．

運動麻痺に対しては，動作を繰り返し反復して身体の動かし方を再学習する．ベッドから起き上がって座る，立ち上がって歩くといった基本的な動作は**理学療法士**が指導を行う．手指の機能訓練や，食事，歯磨き，着替え，トイレや入浴などの日常生活における応用的な動作の訓練は**作業療法士**が担当する．作業療法士は日常生活に影響を及ぼす高次脳機能障害に対しても評価と指導を行う．失語症や構音障害に関しては，**言語聴覚士**による発声の練習や，コミュニケーション能力を向上するための訓練が行われる．嚥下機能の改善を促す訓練，適切な食事の形態や摂取の仕方についての指導も，言語聴覚士の役割である．

脳血管疾患の後遺症はほとんど残らない場合もあるが，症状が重たければリハビリテーション専門の病院などに入院し，時間をかけてリハビリテーションを行う必要がある．運動麻痺などは，脳血管疾患を発症してから概ね3〜6カ月程度で症状が固定するとされている．失語症や高次脳機能障害はより長い時間をかけて回復する場合もある．なお，後遺症が残っても，後遺症に応じたトレーニングや機能を補うための手段を工夫することで，生活能力を向上させることができる．

医療機関でのリハビリテーションが終了した後は，**介護保険サービス**などを利用し，地域で生活しながら心身の機能の維持，向上を図っていくこととなる．後遺症がこれ以上改善しないと診断されれば，**身体障害者手帳**を取得することもできる．若年者の場合は就労支援などもリハビリテーションの課題となる．

7. 心理職の役割

脳血管疾患は心身の機能に様々な障害をもたらし，患者はこれまで普通にできていたことが突然できなくなり，介助や介護が必要な状態となってしまう．治療やリハビリテーションを進める過程においては，不自由な生活を余儀なくされることや，障害をもつようになってしまったことに対する心の反応に留意しなければならない．

また，脳血管疾患自体の症状として，特に高次脳機能障害は心理面の問題としても評価や指導の対象となる．感情がコントロールできなくなったり，うつになったりすることもあれば，症状を自覚できていないことで周囲とトラブルになる場合もある．リハビリテーションや社会福祉に関わる職種とも協力し，患者本人はもとより，患者にかかわる家族を含めて心理的なケアを進める必要がある．

Q1 脳出血について，正しいものを1つ選びなさい．
1. わが国では脳梗塞よりも患者数が多い．
2. 後遺症は残らない．
3. 好発年齢は40代である．
4. 高血圧症が原因となる．
5. 一過性脳虚血発作を起こす．

Q2 失語症の症状として，正しいものを1つ選びなさい．
1. 字を書くときに手が震える．
2. 道具の使い方がわからない．
3. 視野が欠けて字が読めない．
4. 流暢に話せない．
5. 作り話をする．

Q1 | **A**⋯⋯ 4

解説

　脳出血は脳梗塞と比べると患者数は少ない．好発年齢は60〜70代で，運動麻痺や高次脳機能障害などの後遺症が問題となる．一過性脳虚血発作と関連があるのは脳梗塞である．

Q2 | **A**⋯⋯ 4

解説

　失語症では発話が非流暢となったり，言葉を聞いても理解できなくなったりする．字を書くときに手が震えるのは運動失調，道具の使い方がわからないのは失行でみられる症状である．失語症でも文字が読めなくなるが，視野の問題とは関係がない．作り話がみられるのは記憶障害である．

文献
1）厚生労働省：令和2年患者調査　傷病分類編．
　　https://www.mhlw.go.jp/toukei/saikin/hw/kanja/10syoubyo/dl/r02syobyo.pdf
2）厚生労働省：令和元年国民生活基礎調査 介護．
　　https://www.mhlw.go.jp/toukei/saikin/hw/k-tyosa/k-tyosa19/dl/05.pdf
3）国循脳卒中データバンク2021編集委員会，豊田一則（編集）：脳卒中データバンク2021，中山書店，2021．

（山田　深）

リハビリテーション医療

1. リハビリテーションの定義，目的

　リハビリテーションは，ラテンの re（再び）+habilis（適した），すなわち「再び適した状態になること」「本来あるべき状態への回復」を語源とし，身体的，精神的，社会的に最も適した生活水準の達成を可能とすることによって，各人が自らの人生を変革していくための手段を提供していくことを目指すものである．リハビリテーション医療では impairment（機能障害・形態異常），disability（能力低下），handicap（社会的不利）という障害構造モデルをふまえ，複合障害がある場合も含め，幅広い視点で患者のもてる活動能力を最大限に引き出して，より質の高い，家庭での活動や社会での活動につなげていくことが求められる．その際，社会環境の整備にも目配りする必要があり，地域社会の種々のサービス計画や実施に関しても積極的に関与することが重要となる．

　家庭での生活においては，日常生活活動（ADL：activities of daily living）を少しでも自立して快適に行うことができ，介護量を軽減し，生活の質（QOL：quality of life）を高めることを目的とする．

　一般的に，リハビリテーション医療は医学的な面だけでなく，心理的，社会的，経済的，職業的，教育的な面すべてが含まれており，医学的リハビリテーションとは，1969 年に WHO（世界保健機関）が発表した定義では，「個人の身体的機能と心理的能力，また必要な場合には補償的な機能を伸ばすことを目的とし，自立を獲得し，積極的な人生を営めるようにする医学的ケアのプロセスである」とされている．

2. チーム医療

　リハビリテーション医療には様々な専門職種が必要であり，それぞれの資格制度が整備されつつある．チームに参加する職種には，医師，看護師のほか，理学療法士，作業療法士，言語聴覚士，公認心理師（心理職），鍼灸マッサージ師，介護支援専門員などがある．各職種が意思疎通を図り，患者の状態把握やゴールについての認識を共有することが重要である．特に患者の生活面や心理面のサポートを含めて協力していくにあたり，心理職の果たす役割は大きい．

①**理学療法**：運動療法として ROM の拡大，筋力の増強，麻痺を回復させる神経生理学的運動練習などが行われる．そのほかに，寝返り・起き上がり・起立・歩行などの練習・指導による ADL の回復，残存機能による代償，予防可能な二次的障害として，過剰な安静や不適切な介護により生じる廃用症候群の予防・改善なども目的とする．

②**作業療法**：身体的・精神的障害を評価し，作業を通じてその障害の回復を促進することを目的とする．身体的障害では，巧緻動作の回復など上肢機能の回復を図る訓練が主体となる．そのほか，自助具・装具の使用，環境整備を含む食事，整容，更衣，排泄，入浴，家事動作などに対する ADL 訓練や職業復帰に向けた訓練，高次脳機能障害の評価訓練なども行う．精神科疾患では，社会生活技能について具体的な日常場面に即した訓練も行われる．

③**言語聴覚療法**：言語概念の障害である失語症や麻痺，失調による言語障害，吃音，口蓋裂や兎唇による発語障害，難聴に伴う言語障害などに対する言語評価や治療などを目的とする．

訓練としては言語そのものの訓練だけでなく，ジェスチャーや道具を利用してコミュニケーションの改善を図ることも指導する．また，摂食・嚥下障害に対するリハビリテーションも言語聴覚士が中心となり，医師，看護師，栄養士などと連携して行う．

④**臨床心理と心理療法**：障害の克服は本人の主体的な努力が大切であるが，疾患によっては抑うつ，依存性，粗暴行動など様々な心理的障害を生じる．脳が損傷される疾患では，症状として行動障害や高次脳機能障害がみられることもある．このような患者や家族に対して心理学に関する専門的知識および技術をもって心理支援や評価などを実施していく．

リハビリテーション治療の効果や帰結は患者の精神心理状態によって大きく影響されることがあり，リハビリテーションにおいて，精神心理面の評価やその治療法としての臨床心理検査，心理療法，カウンセリングなどは非常に重要である．

⑤**物理療法**：物理療法には，温水や冷水を利用した水治療，赤外線や紫外線を利用した光線療法，ホットパックやマイクロウェーブ（極超短波），あるいは超音波を利用した温熱療法，低周波電流を利用した電気療法などがある．

五十肩，関節障害，腰痛症など痛みを伴う疾患によく行われ，頸椎症など脊椎に対する牽引療法も含まれる．

⑥**義肢・装具療法**：切断肢に対して義手や義足の製作と，それらを装着しての歩行やADL訓練が行われる．また，麻痺による機能障害を補うことや関節の変形予防と矯正などを目的として，患部を固定し保護する補装具を用いての訓練なども行われる．

⑦**ソーシャルワーク**：障害者が復職や復学したり家庭生活に戻るためには，職場環境や家庭環境，経済的問題などを把握し，調整する必要がある．医療費に対する公的援助，社会福祉制度を利用するための手続きや様々な専門的施設の紹介，患者の家族に対するカウンセリングも含めて，社会的側面からの援助を行う．

参考文献

公益社団法人日本リハビリテーション医学会監修：リハビリテーション医学・医療コアテキスト，医学書院，2018.

（中原康雄）

リハビリテーション医療

10章 神経疾患（難病を中心に）

到達目標 ………………………………………………………………………………………

- 神経疾患の種類と特徴を概説できる.
- 難病の各症状について概説できる.
- 難病患者が必要としている支援について概説できる.
- 難病患者に対する社会的支援のしくみを概説できる.

アウトライン

　難病とは，原因がいまだ判然とせず，治療法が確立されていない疾患群をさす．皮膚や内臓が障害される難病もあるが，神経疾患に関わる難病（神経難病）の患者数が多く，心理職が接する機会も多い.

　患者とその家族の負担は大きく，医療関係者は患者に寄り添い，サポートする姿勢が求められる．そのためには正確な知識と評価能力を有し，心理的側面を含めた患者支援を行う必要がある.

1. 神経疾患の理解

　神経疾患はその病変の主座により様々な症状を呈する．神経疾患には大きく分けて大脳，小脳，脊髄といった**中枢神経の疾患**と，四肢の運動，感覚を支配する**末梢神経の疾患**，そして**筋肉の疾患**がある［図1］.

　精神疾患と異なる点は，たいていの場合，病理学的異常が確認できることである．つまり，組織を顕微鏡などで観察すれば正常と異なる点が指摘できる.

　一方で，**難病**とは原因が不明で，治療法も確立されていない疾患を指す．多くの場合，非常に長い慢性の経過をたどる．様々な診療科の疾患が該当するが，非常に多くの神経・

（**キーワード**）パーキンソン病，筋萎縮性側索硬化症，脊髄小脳変性症，多発性硬化症，筋ジストロフィー，指定難病，身体障害者

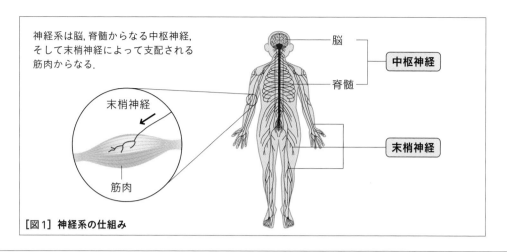

神経系は脳，脊髄からなる中枢神経，そして末梢神経によって支配される筋肉からなる．

脳 — 脊髄 — **中枢神経**

末梢神経

筋肉

末梢神経

末梢神経

[図1] 神経系の仕組み

[表1] 主な神経難病の特徴

疾患名	主な症状	主な病変部位
パーキンソン病	振戦，筋強剛，寡動，姿勢反射障害	中脳黒質
進行性核上性麻痺	歩行障害，易転倒性，認知機能障害	脳幹，大脳皮質など広範
皮質基底核変性症	巧緻運動障害，歩行障害	大脳皮質
筋萎縮性側索硬化症	筋萎縮，筋力低下	大脳運動野，脊髄運動ニューロン
脊髄小脳変性症	構音障害，歩行障害	脊髄，小脳
多系統萎縮症	構音障害，歩行障害，パーキンソン症状，自律神経障害	脊髄，小脳，大脳基底核，自律神経
前頭側頭葉変性症	行動障害，性格異常	前頭葉，側頭葉
多発性硬化症	運動障害，感覚障害，認知機能障害	大脳白質
筋ジストロフィー	筋萎縮，筋力低下	筋
クロイツフェルト・ヤコブ病	急速に進む認知機能障害	大脳
ハンチントン病	舞踏運動，抑うつ	大脳

筋が主におかされる疾患である．神経や筋肉の疾患は遺伝子に異常がある遺伝性疾患が多いこと，また脳という臓器はやすやすと組織学的な検索ができないという点が大きい．疾患にもよるが，神経疾患や難病では運動機能，認知機能，もしくはその両方が長期間にわたって障害されることで，患者のみならずその介護者の日常生活に多大な影響を与える点を理解しなければならない．主な神経難病の特徴を**表1**に示す．

2. 難病

　難病とは原因がわからず治療法も確立されていない疾患で，患者，家族への負担が大きいため，「難病の患者に対する医療などに関する法律（難病法）」に基づいて，患者数が人口の 0.1% 以下で診断基準が確立しているものを**指定難病**として医療費の助成制度が設けられている．本制度下では医療費の患者の自己負担額が軽減されるうえ，その上限が設けられるため経済的な負担が軽減される．様々な診療科に関わる疾患があるが，神経・筋疾患として 80 以上に分類されるうえ，それ以外にも神経・筋が障害される疾患がある．

[表2] ホーエン＆ヤール（Hoehn-Yahr）重症度分類	
1度	障害は体の片側，日常生活への影響はほとんどない
2度	障害は体の両側，日常生活に介助は不要
3度	明らかな歩行障害と姿勢反射障害
4度	立つこと，歩くことはなんとか可能だが，日常生活の障害が強い
5度	車椅子，床上での生活，日常生活は全介助
生活機能障害度	
1度	日常生活，通院にはほとんど介助は必要ない
2度	日常生活，通院に部分介助が必要
3度	日常生活に全面的介助が必要

1）パーキンソン病

　100万人あたり100〜150人程度の有病率と言われ，神経領域の難病のなかでも最も患者数が多い．特徴的な症状としては，振戦（手足の震え），筋強剛（手足を他動的に動かした際に感じる抵抗が強い），寡動（体の動きがにぶい），姿勢反射障害（バランスを崩して転倒しやすい）があげられるが，初期ではすべての症状が見られないこともある．

　直接的な原因は不明だが，中脳黒質にあるドパミン作動性ニューロンにレビー小体が出現し，細胞死が生じることで脳内のドパミンが減少して様々な症状を引き起こすと考えられる．ほとんどが孤発性の発症だが，稀に家族制の発症があり，その場合は若年性の発症となることが多い．

　薬物治療が基本であり，ドパミンの前駆物質である levodopa（レボドパ），またはドパミン受容体作動薬などの効果がみられる．そのほかにも様々な治療薬が開発されており，その改善度も以前に比べるとかなり向上したため，現在では軽症例は指定難病の認定対象からは外れた．基準としては，Hoehn-Yahr（ホーエン＆ヤール）重症度分類の3度以上で生活機能障害度2度以上が認定の基準である **[表2]**．しかしながら，現在ある薬剤はあくまでも症状に対する効果を認めるに留まり，今後，根底にあるレビー小体に関係する病理学的異常を改善させる薬剤の登場が待たれる．

　パーキンソン病患者で問題となる運動以外の症状として，うつと認知機能障害，自律神経障害がある．うつは初期から病期を通じて問題となるが，認知機能障害はある程度進行し，薬剤による治療歴が長期になった場合に特に問題となる．認知機能障害の原因は本質的にはレビー小体型認知症と同様で，幻視，視覚認知障害などが目立つようになる．自律神経障害は便秘，排尿障害，起立性低血圧，発汗障害など様々であり，なかでも便秘は運動機能障害の出現以前から生じることが多い．

2）パーキンソン症候群

　パーキンソン病でみられる4つの症状に似た症状を呈するが，病理学的にはパーキンソン病とは異なるものを指す．進行性核上性麻痺，皮質基底核変性症などが含まれる．症状としては歩行障害，易転倒性，構音障害，認知機能障害など様々であるが，パーキンソン病とは異なりパーキンソン病治療薬の効果が乏しいことが最大の問題である．

3）筋萎縮性側索硬化症

　有病率は10万人あたり1～2.5人とされる．全身の筋肉を支配する運動ニューロンが障害される疾患である．運動ニューロンには大脳皮質にある一次運動ニューロン，脊髄にある二次運動ニューロンの2つがあるが，その双方が失われる原因不明の疾患である．筋の萎縮，筋力低下が主症状であるが，呼吸，嚥下に関わる筋の症状が生命予後を決定する．進行スピードは患者によって異なるが，早い場合は半年ほどの経過で命に関わることもある．進行を遅延させる薬剤は存在するが，その効果は大きくない．

　感覚，視力，聴力は保たれることが特徴的である．また，寝たきりとなった後でも褥瘡ができにくいという特徴がある．

　呼吸に対しては人工呼吸器の装着が，嚥下障害については胃瘻の造設による栄養補給が可能であるが，そのような生活における患者本人，介護者の負担は相当に大きく，周囲のサポートが重要となる．筋萎縮性側索硬化症患者では進行期でも眼球運動が保たれることが多く，それを利用したyes/no形式のコミュニケーション，もしくはコンピュータ操作によるコミュニケーションが可能である．また，残された指先のわずかな動きを利用して操作する機器もある．

4）脊髄小脳変性症

　主に小脳において体のバランスをとったり，構音を司ったりする機能が障害されることで歩行障害，構音障害などをきたす．様々な原因があることが判明しているが，遺伝性（1/3）と非遺伝性（2/3）に大別される．遺伝性の場合，わが国では常染色体性優性遺伝のマシャド・ジョセフ病（MJD），脊髄小脳変性症6型（SCA6），脊髄小脳変性症31型（SCA31），歯状核赤核淡蒼球ルイ体萎縮症（DRPLA）の頻度が高い．非遺伝性の場合は，構音障害，歩行障害，自律神経障害，パーキンソン症状を併せもった多系統萎縮症の頻度が高い．脊髄小脳変性症のわが国での患者数は全国で3万人程度である．

5）前頭側頭葉変性症

　本来は認知症性疾患であるが，アルツハイマー病やレビー小体病と異なり難病に指定されている．これは，それらに比べて65歳未満の若年での発症が多いことが一因である．呼称障害，人格障害，行動障害を呈する．薬物治療で広く有効とされるものはないが，ほかの認知症と異なり記憶障害が軽度に留まることを利用して，早期からの認知行動療法が行われることがある（認知症については本シリーズ『精神疾患とその治療』『福祉心理学』を参照）．

6）多発性硬化症

　脳，脊髄といった中枢神経の軸索の周りにある髄鞘に対する自己免疫疾患である．髄鞘が破壊されることで神経伝達が障害され，運動障害，感覚障害（視神経が障害されれば視覚障害も），認知機能障害など様々な症状を呈する．病型として最も多いのは症状が出現しては軽快する再発寛解型であり，再発を繰り返すことで十分な改善が得られず，症状が蓄積していく．明らかな再発寛解を示さずに緩徐に進行していく一次進行型では，治療薬の効果が乏しく，予後は不良である．わが国での患者数は10万人あたり8～9人とされ，特に30歳前後の若年成人での発症が多い．また女性の発症が多い（男性の2～3倍）こ

とも特徴である．症状が増悪した急性期には副腎皮質ステロイドの大量静注療法が行われ，発作間欠期にはインターフェロンなどの再発予防薬が投与される．近年，難病のなかでは特に新薬の開発，発売が進んでいる疾患である．身体障害度の評価には EDSS（Expanded Disability Status Scale of Kurtzle）が用いられる．

　わが国に比較的多い亜型として，視神経脊髄炎がある．この場合は，視神経および脊髄が主におかされ，血液中の抗 AQP4 抗体が陽性となることが特徴である．この病型では発作間欠期の治療方法が異なる点に注意が必要である．

7）筋ジストロフィー

　遺伝子の異常を基礎として骨格筋の壊死，再生が慢性的に持続し，筋力低下を呈する疾患群である．疾患の種類により生下時から成人発症まで様々な年齢での発症をきたし，筋力低下の程度も異なる．様々な臓器障害を合併することがある．わが国に多いのは筋強直性およびジストロフィン異常症である．重症の場合は呼吸，嚥下機能が障害されるため，人工呼吸器や胃瘻を用いたそれぞれのサポートが必要となる．

8）重症筋無力症

　神経終末から骨格筋へ信号を伝達するアセチルコリンの骨格筋受容体に対する自己抗体が出現することで骨格筋への信号伝達が障害され，筋の低下を生じる病型が最多である．少量のステロイド内服によって日常生活を維持できる「寛解」へと到達できることが治療の目標となる．治癒することは極めて困難なため，長期にわたる治療へのサポートが重要である．

9）慢性炎症性脱髄性多発神経炎

　末梢神経の髄鞘に対する自己抗体の出現が原因で四肢の筋力低下，感覚障害をきたす．ステロイド薬や免疫グロブリンによる治療が可能だが，治癒は困難で長期にわたる治療が前提となる．日常生活への影響を最小限に抑えることが治療の目標となるが，身体的，精神的な負担に対するサポートが重要である．

10）クロイツフェルト・ヤコブ病　（プリオン病）

　脳に異常なプリオンタンパクが蓄積し，急速に進行する行動異常や認知機能低下を呈する．プリオンタンパク質はタンパク質でありながら感染性を有しており，この疾患で死亡した患者の組織，特に中枢神経には強い感染性があるため注意が必要である．100万人あたり1人程度発症する．発症から数カ月以内に寝たきりの無言無動となることもしばしばある．

11）ハンチントン病

　常染色体性優性遺伝を示す疾患で，顔面，四肢，体幹の不規則な不随意運動，すなわち舞踏運動が特徴的である．認知機能低下に加えて抑うつを伴うことが多く，また自殺率が高いことが知られる．

3. 難病患者の心理支援と介護支援

1）難病に起こりやすい心理的問題と支援

　想像に難くないが，確立した治療方法がなく，慢性の疾患へ罹患するということの人生への影響は計り知れない．すぐに命に関わることはない疾患は多いながらも，長い闘病生活や治療費用に対する不安，何より自己実現への妨げとなるのではないかという気持ちに寄り添い，サポートをすることが医療関係者の務めであろう．そのためには，正確な情報を有し，患者の心理状態を正確に評価できる医療人の存在が大きい．

　難病患者に対する支援には，大きく分けて3点ある．身体，心理，そして社会的領域に対する支援である．そのためには，患者といかにコミュニケーションをとり，どのような支援を望んでいるかを見つけ出すことが重要である．その際にキーとなるのが，3つの実存的問題といわれるポイントである．一つは「**孤独**」であり，疾病を患った者でないと理解できないと殻に閉じこもりがちになること，もう一つは「**生きることの意味**」，すなわち，自身が疾病状態でいることでの存在意義を導くことができるかという点，そして最後に，自己のアイデンティティ，運動能力の喪失による「**自由の問題**」である．これらをどのように理解し，より良い生活を送っていけるのかが，ひいては患者およびその家族の幸福へとつながっていく．

2）難病の認定とケア

　「難病の患者に対する医療などに関する法律」において指定された難病は，現在338にのぼる（2022年）．それぞれの診断基準を満たした場合，かつ一定以上の重症度を満たした場合に，**医療費助成**の対象となる．患者は必要書類を地域自治体の窓口に提出し，審査の結果，認定されれば所得の多寡に応じて医療費助成における自己負担額の上限が設定され，それを超えた分の当該疾患に関わる医療費が補助されるようになる．

　注意が必要なのは，申請に必要な診断書は都道府県から指定を受けた指定医に限られ，医療費の給付を受けられるのも指定医療機関で行われた医療に限られるという点である．

3）介護保険の特定疾病とは

　介護保険が使用可能となる65歳となっていなくとも，特定の疾患と診断されれば使用可能とする制度である．40歳以上65歳未満でも罹患率，有病率が加齢と関係することが認められる疾患については，**介護保険**の対象となる．神経疾患，筋疾患では筋萎縮性側索硬化症，若年性認知症，パーキンソン病，進行性核上性麻痺，皮質基底核変性症，脊髄小脳変性症，多系統萎縮症，脳血管障害が該当する．これらの疾患の患者であり，日常生活の自立が困難である状態が6カ月以上持続すれば，**特定疾病**として要介護認定を受けた場合に介護サービス，介護予防サービスの対象となる．

4）身体障害者の認定

　身体障害者手帳制度は，身体障害者福祉法に基づき税金の減免，公共料金や交通費の割引，雇用などのサービスを受けることのできる制度である．障害の重症度に応じて1級から6級に該当すると，**身体障害者手帳**の交付対象となる．神経疾患，筋疾患では「肢体不

[表3] 身体障害者の認定と疾患例

	該当する可能性のある疾患
肢体不自由	脳卒中後遺症, パーキンソン症候群, 筋萎縮性側索硬化症, 脊髄小脳変性症, 多発性硬化症
聴覚又は平衡機能の障害	脊髄小脳変性症
音声機能, 言語機能又はそしゃく機能の障害	失語を伴う疾患
ぼうこう又は直腸の機能障害	多系統萎縮症やパーキンソン病の自律神経障害で排尿障害がある場合など

(厚生労働省)

自由」,「聴覚又は平衡機能の障害」,「音声機能, 言語機能又はそしゃく機能の障害」,「ぼうこう又は直腸の機能障害」などが該当する **[表3]**. それぞれ指定された医師による診断書を自治体に提出することで審査される.

10章 Q and A

Q1 パーキンソン病の特徴的な症状でないものを1つ選びなさい.
1. 振戦
2. 筋力低下
3. 筋強剛
4. 寡動
5. 姿勢反射障害

Q2 筋萎縮性側索硬化症について正しいものを1つ選びなさい.
1. 治療薬は存在しない.
2. 進行期では植物状態となる.
3. 褥瘡ができにくい.
4. 大脳には病変はみられない.
5. 有病率は100万人あたり1人である.

Q3 脊髄小脳変性症について正しいものを1つ選びなさい.
1. 孤発性と遺伝性では遺伝性のほうが患者が多い.
2. 小児期発症が多い.
3. 遺伝性で最も多いのが多系統萎縮症である.
4. 遺伝性では常染色体性劣性遺伝が多い.
5. 多系統萎縮症ではパーキンソン症状がみられる.

Q4 多発性硬化症について正しいものを 1 つ選びなさい.

1. 多発性硬化症は男性に多い.
2. 治療薬は副腎皮質ステロイドの内服が基本である.
3. 身体障害度の評価には EDSS が用いられる.
4. 発症は青年期が多い.
5. 視神経脊髄炎では寛解期にインターフェロンの投与が勧められる.

Q5 難病患者が利用できる制度を 1 つ選びなさい.

1. 身体障害者の認定
2. 介護保険の認定
3. 指定難病の認定
4. 1 ～ 3 のすべて
5. 1 ～ 3 のいずれか 1 つ

Q1 | **A**……2
解説
　パーキンソン病では体の動きが鈍くなることによって一見筋力が低下しているように観察されるが, 筋力の低下自体は目立たない.

Q2 | **A**……3
解説
　筋萎縮性側索硬化症の有病率は 10 万人あたり 1 ～ 2 人であり, 現在有効な治療薬は複数存在する. 病変は大脳運動野に広がるが, 進行期でも意識は保たれている.

Q3 | **A**……5
解説
　脊髄小脳変性症では孤発例の多系統萎縮症が多くまた多くは成人期発症である. 遺伝性の場合常染色体性優性遺伝が多い.

Q4 | **A**……3
解説
　多発性硬化症は女性に多く 30 歳前後の発症が多い. 急性増悪時には副腎皮質ステロイドの大量静注が行われる. ステロイド内服は視神経脊髄炎では有効とされるが多発性硬化症では有効性はない. 視神経脊髄炎でのインターフェロン投与は推奨されない.

Q5 | **A**……4
解説
　難病患者が利用できる社会サービスを把握しておくことは, 患者の生活を支えていくうえで重要である.

（岩田　淳）

11章 機能性疾患

到達目標 ··

● 頭痛，てんかん，めまいの分類，病態および治療について概説できる．
● 心身症の代表的疾患の病態，治療について概説できる．
● 機能性神経疾患の種類，病態，治療について概説できる．

アウトライン

　機能性疾患には，頭痛やめまいなど器質性変化が明確でない神経疾患，心身症，および機能性神経障害（かつてのヒステリー）などが含まれる．医療者の一員として各病態や治療を理解することが必要となる．特に心身症と機能性神経障害は心理的アプローチが治療において重要である．

1. 機能性疾患とは

　従来から，頭痛，てんかん，めまいなどの器質性変化が明確でない神経疾患が**機能性疾患**という範疇でまとめられている．

　また，慢性疲労症候群や過敏性腸症候群などの心身相関（心と身体がお互いに影響を及ぼし合うこと）の病態を主とする疾患（**心身症**）も機能性疾患とされている．

　さらに，以前はヒステリーと呼ばれていた心因性疾患が，ヒステリーという言葉は本来子宮を意味するため不適切とされ，機能性疾患として**機能性神経障害**（functional neurological disorders: FND）と呼ばれるようになっている．

（キーワード）頭痛，てんかん，めまい，むずむず脚症候群，心身症，過敏性腸症候群，倦怠感，慢性疲労症候群，更年期障害，機能性神経障害

2. 頭痛

1）頭痛の分類

頭痛は，大きく**一次性頭痛**と**二次性頭痛**の２つに分類される［表1］.

一次性頭痛は，臨床検査上あるいは頭頸部画像検査などで原因となる明らかな器質的疾患が存在しない頭痛の総称であり，片頭痛，緊張型頭痛，群発頭痛などが含まれる.

[表1] 頭痛の分類	
一次性頭痛	二次性頭痛
● 片頭痛	● くも膜下出血
● 緊張型頭痛	● 髄膜炎
● 群発頭痛	● 脳炎
● 三叉神経痛	● 脳膿瘍

慢性頭痛の約９割が一次性頭痛であり，頻度が高い.

二次性頭痛は，原因となる何らかの疾患があって発生する頭痛の総称であり，くも膜下出血や髄膜炎など緊急対応を要する疾患が含まれる. 二次性頭痛の頻度は高くないが，重篤な疾患が含まれることがある.

2）二次性頭痛

(1) くも膜下出血

くも膜下出血 (subarachnoid hemorrhage: SAH) は脳動脈瘤破裂による場合が多く，予後は不良で総死亡率は 25 ～ 53% と報告されている. 予後を悪化させる最も重要な因子は破裂動脈瘤からの再出血である.

くも膜下出血は，「突然発症の頭痛」を呈する. 70 ～ 80% は「今までに経験したことがない頭痛」と表現されるが，残り 20 ～ 30% は軽症の場合があり，外来に歩いて受診するケースが多い. くも膜下出血では，大出血が生じる前に少量の出血（**警告出血**と呼ばれる）を約 20% に認める. この警告出血を見逃さず，予後不良な再出血を生じる前に早期に専門医へ搬送されることが重要である（9 章，123 頁参照）.

(2) 髄膜炎，脳炎，脳膿瘍

頭痛に発熱を伴う場合は，髄膜炎などを見逃さないことが重要となり，髄膜刺激徴候（項部硬直，Kernig 徴候など）を確認されることが多い. なお，真菌性髄膜炎では髄膜刺激徴候が明らかでないことも多い.

脳炎では，**ヘルペス脳炎**が頻度も高く，できるだけ早い治療が必要となるため早期診断が重要である. ヘルペス脳炎では発熱・頭痛の他に側頭葉の障害のため精神症状を伴い，痙攣を生じることが多い. 脳膿瘍では髄膜炎を併発しない限り髄膜刺激徴候は認めない. 診断は画像検査で行われる.

3）一次性頭痛

(1) 群発頭痛

群発頭痛は一次性頭痛のなかで最も激しい頭痛といえ，日常生活活動（ADL）を著しく低下させるため，早期の診断・治療が大切である.「眼球を錐でえぐられるような」と表現されるほどの激烈な頭痛のため，じっとしておられず部屋をうろうろするなど落ち着きがない，あるいは興奮した状態になる. これは，同じ片側の頭痛を生じる片頭痛とは対

照的であり，片頭痛では日常的な動作により増悪するため安静にしている．頭痛に加えて，同側の結膜充血，流涙，鼻閉，発汗などの自律神経症状を伴う．

　群発期には，夜間を中心に連日頭痛発作が生じ，それが数週間〜数カ月間継続する．数カ月間〜数年間の寛解期があり，再び群発期が訪れる経過をとる．なお群発期には，血管拡張作用があるアルコールなどによって頭痛が誘発されることが多いため禁酒が必要である．治療としては，酸素投与，トリプタン系薬剤の注射などがある．

（2）三叉神経痛

　三叉神経痛は，三叉神経分枝の支配領域の1つまたはそれ以上の部位に，発作性に短時間（数分の1秒間〜2分間）の電撃痛を生じるものである．通常，洗顔，会話，摂食などの些細な刺激で発作が誘発される．典型的な三叉神経痛は，第2または第3枝領域に認め，歯痛と誤診されやすい．治療は，カルバマゼピンが第一選択薬となる．

（3）片頭痛

　以前は，片頭痛の最大の特徴は「片側性」および「拍動性」と考えられていたが，両側性や，締め付けられるような痛みの場合もある．さらに片頭痛でも肩や首のこりは生じるため，「片側性」，「拍動性」あるいは「肩こり」というポイントからは，片頭痛と緊張型頭痛の鑑別はできない．日常生活に支障がある，光過敏がある，吐き気があるような頭痛の場合は，片頭痛の可能性を考えて治療される．治療として，塩酸ロメリジンなどの予防薬やトリプタン系の発作時治療薬など各種薬剤がある．

3. てんかん

1）てんかん発作（＝症状名）とてんかん（＝疾患名）

　大脳の神経細胞が過剰に興奮することによって発作性に生じた症状を，**てんかん発作**と呼ぶ．発作性症状には，ひきつけ・痙攣，体がピクッとする，ボーッとする，意識を失ったまま動きまわる，などがある．"てんかん発作"は，大きく2つに分類される．一つが脳の大部分または全体が興奮して起こる全般発作であり，**強直間代発作，欠伸発作**や**ミオクロニー発作**などがある．もう一つが脳の一部が興奮して起こる**焦点発作**（旧：部分発作）であり，**焦点意識保持発作**（旧：単純部分発作）や**焦点意識減損発作**（旧：複雑部分発作）がある［表2］．

　てんかんは，てんかん発作を引き起こす持続性素因を特徴とする脳疾患である．慢性の脳疾患であり，てんかん発作を反復性に生じる．てんかんの原因としては，いずれも慢性疾患である脳卒中後遺症，頭部外傷後遺症，脳の感染症後遺症，脳腫瘍，神経変性疾患（認知症など）や遺伝的な要因などがある．

2）診断

　一般に，てんかん発作が反復して生じた場合にてんかんと診断される．てんかん発作は多くの場合，病院に搬送された時には治っているため，発作を目撃した人からの病歴聴取が大変重要となる．代表的なてんかん発作を示す．

（1）強直間代発作

　ひきつけ・痙攣と呼ばれる症状を呈するが，以下に示すような特徴的な相構造を呈する．

[表2] てんかんの分類	
全般発作	部分発作
● 強直間代発作 （突然のひきつけ，痙攣など） ● 欠伸発作 （突然の意識減損と数秒後の回復など） ● ミオクロニー発作 （瞬間的な筋肉の不随意な収縮など）	● 焦点意識保持発作 （意識を失わず，手が痙攣するなど） ● 焦点意識減損発作 （ボーッとしたり意識を失ったまま動き回るなど）

①**開始時点**：開眼したままで意識減損を生じる．頭部と眼球は一側に偏倚することがある．
②**強直期**：短時間だけ屈曲性肢位をとり，その後伸展性肢位を呈する．四肢や顔面の骨格
筋は持続的収縮を示す．座位や立位で発生した場合には転倒する．③移行期：強直に細か
い間代が混在する．④間代期：原則，左右対称性・同期性の痙攣（筋収縮と弛緩を律動的
に繰り返すものであり，決して往復運動ではない）が生じる．痙攣は30秒から1～2分
かけて徐々に弱く，ゆっくりとなる．⑤回復期：筋肉は低緊張で昏睡（終末睡眠）に移行
することが多いが，もうろう状態や精神運動興奮がみられることもある．

（2）ミオクロニー発作

　体がピクッとする発作である．筋肉の短時間の不随意な収縮のことをミオクローヌスと
呼ぶ（例：吃逆は横隔膜のミオクローヌスである）が，それがてんかん性に生じたものを
ミオクロニー発作と呼ぶ．

（3）焦点意識減損発作（旧：複雑部分発作）

　ボーッとしたり，意識を失ったまま動きまわったりする症状を生じる．一般的に，側頭
葉起源の焦点発作であり，以下に示す相構造を呈する．①**多彩な前兆**：上腹部違和感，既
視感，嗅覚，味覚，体性感覚の異常などの前兆を認めることがある．②**開始時点**：意識減
損し，一点凝視・動作停止ではじまる．③**自動症**：多彩な自動症（口部：口をペチャペチャ
させる，四肢遠位部：手をもぞもぞ動かす，徘徊・歩行）を伴う．④回復期：発作後もう
ろう状態を認める．

3）治療

　まずは，抗てんかん薬による治療をする．全般発作予防に適した薬剤，焦点発作予防に
適した薬剤があり，発作に応じた薬剤が選択される．1剤で発作をコントロールできない
場合には多剤併用となるが，3剤併用しても発作がコントロールできない場合には**難治性
てんかん**と考えられ，外科的手術を検討される場合がある．

4）てんかんに関する諸問題

（1）運転

　意識減損を伴う発作や運転に支障をきたすような運動症状を呈する発作は，交通事故を
起こしうるため，道路交通法にて運転が禁止される．抗てんかん薬などにて発作をコント
ロールできた場合，わが国では2年間発作が生じなかった場合に公安委員会の許可が出れ
ば運転可能となる．このように，てんかんと診断されると長期間運転が禁止となるため，
仕事などで運転が必要な患者にとっては，経済的に大きな問題が生じる．

（2）妊娠

　抗てんかん薬のなかには，催奇形性*1の頻度が高くなるような薬剤がある．そのため妊娠可能な女性には，催奇形性などを考慮した薬剤を選択される必要がある．たとえば，バルプロ酸は原則避けることが望まれる．妊娠可能な女性には，あらかじめこうした内容を説明しておくことが望まれる．

（3）高齢発症てんかん

　65歳以上のてんかん有病率は1〜2%と言われている．高齢発症てんかんは，焦点意識減損発作が多くを占めるが，一般的に症状が軽微（前兆がない，自動症がないなど）であり，発作が生じていることに気づかれにくい．また，発作後にもうろう状態が長く続く場合がある（数時間〜数日間）ので，その状態をみて認知症や精神疾患と誤診される危険性がある．また，高齢発症てんかんの原因としてアルツハイマー型認知症やレビー小体型認知症があるが，これら認知症にてんかんを合併し認知機能が低下しているのに，認知症が進行したと誤診され，てんかんの治療をされずに見逃されている例も多いと思われる．

　上記問題のみならず，てんかんと診断された患者は，発作に対する不安，社会生活に対する不安などを抱えるため，心理職のサポートが期待される．

4．めまい

1）めまいの4つの病態

　患者が訴える「めまい」には様々な病態が含まれており，決して"天井が回ること"だけを意味していない．患者が訴える「めまい」には，4つの病態がある．

　第1の病態は，前庭機能障害で生じる**真性めまい**（vertigo）である．真性めまいは，"自分ないしは環境に関する運動幻覚"と定義される．したがって，「天井が（自分が）ぐるぐる回る」といった回転性めまいだけでなく，「横に引っ張られる」「グラグラ揺れる」と表現されるめまいも真性めまいに含まれる．

　第2の病態は，**失神感・前失神**である．これは，血圧低下により脳虚血になることで生じる病態である．「たちくらみ」「気が遠くなる」「目の前が暗くなる」などと言い換えられるめまいである．

　第3の病態は，**平衡障害**である．「歩いていてふらふらする」「足元がふらつく」という性質のめまいである．

　第4の病態は，上記3つの病態に当てはまらないものであり，心因性などが含まれる．

　したがって，まずは患者が訴えるめまいが上記のどの病態であるかを確認することが重要である．

2）真性めまいの原因

　真性めまい（vertigo）は，大きく**末梢性前庭系障害**と**中枢性前庭系障害**の2つに分けられる．

　末梢性前庭系障害とは，迷路（耳石器・三半規管）や前庭神経の障害であり，**メニエー**

---

*1　妊娠中の女性を介し，胎児に奇形を起こす作用

ル病，良性発作性頭位めまい症（benign paroxysmal positional vertigo：BPPV）や前庭神経炎などが代表的な疾患である．

中枢性前庭系障害とは，主に小脳や脳幹，稀に大脳の障害で生じるものであり，小脳・脳幹の血管障害や前庭性片頭痛といった疾患が含まれる．

3）中枢性前庭系障害

(1) 脳幹梗塞

脳幹の橋から延髄にかけて前庭神経核が存在する．したがって，同部位の脳梗塞によってめまいが生じる．特に延髄レベルでの脳梗塞は，延髄外側症候群（Wallenberg 症候群）と呼ばれる．延髄外側や橋には多くの神経核が存在するため，めまいに加えて多彩な神経症状を伴う．

(2) 小脳梗塞

小脳梗塞では，脳幹梗塞のような多彩な神経症状は呈さない．四肢失調がみられる場合もあるが，四肢失調はごく軽度あるいは認めないことも多く，まるで末梢性前庭系障害のように見える（偽前庭徴候とも呼ばれる）ので診断は容易ではない．この場合，四肢失調は明らかでなくても，体幹失調が著明なので，立って足踏みすることが困難な場合には小脳梗塞が疑われる．また，小脳梗塞は心原性脳塞栓症が多いので，心房細動を有する場合や50歳以上の患者では小脳梗塞の可能性が考えられる．

(3) 前庭性片頭痛

前庭性片頭痛（片頭痛性めまいとも呼ばれる）とは，めまい症状を伴う片頭痛である．片頭痛もちの患者が，頭痛と同時にめまいを生じたり，めまい発作中に片頭痛性症状（光過敏，音過敏など）を伴うことが何度かあれば，前庭性片頭痛と考えられる．頭痛とめまいが同時に起こる場合もあれば，頭痛だけあるいはめまい発作だけの場合もある．めまいだけで受診した場合に，耳鼻科疾患（特に良性発作性頭位めまい症）と誤診されることが非常に多い．本疾患のめまい発作は片頭痛の治療・予防薬で治療・予防できる．

前庭性片頭痛は一般住民の1%以上が罹患していると報告され，真性めまいの最も一般的な原因であるとも言われている．塩酸ロメリジンなどの片頭痛予防薬にてめまい発作も予防できる．

4）末梢性前庭系障害

メニエール病，前庭神経炎などがあるが，ここでは良性発作性頭位めまい症（benign paroxysmal positional vertigo：BPPV）について述べる．

BPPVはコモンな疾患[*2]である．BPPV以外の疾患でも，症状が軽快すると多くの場合，体動によりめまいが誘発される（増悪する）ようになるが，発症当初は基本的に持続性のめまいを呈している．一方，半規管結石症タイプのBPPV（BPPVには半規管結石症とクプラ結石症がある）は"発症当初から"じっとしていると短時間で治まり，体動で再びめまいが誘発される，という特徴がある[表3]．なお，前述したように，前庭性片頭痛のめまい症状は，BPPVに類似するため，注意を要する．

*2 日常的に遭遇しやすい疾患（コモンディシーズ）

[表3] 良性発作性頭位めまい症（半規管結石症）の診断基準

症状
1. 特定の頭位変換によって回転性あるいは動揺性のめまいがおこる.
2. めまいは数秒の潜時をおいて出現し，次第に増強した後に減弱ないし消失する. めまいの持続時間は1分以内のことが多い.
3. 繰り返して同じ頭位変換を行うと，めまいは軽減するか，おこらなくなる.
4. めまいに随伴する難聴，耳鳴，耳閉感などの聴覚症状を認めない.
5. 第Ⅷ脳神経以外の神経症状がない.

(診断基準化委員会, 2017)[1]

5. むずむず脚症候群

(1) 病態

むずむず脚症候群（restless leg syndrome: RLS）の病態は，ドパミン系の機能異常，鉄代謝異常や遺伝的素因などが考えられている.

(2) 診断

臨床的に以下の5つの症状を満たした場合に，むずむず脚症候群と診断される. ①不快な下肢の異常感覚（むずむず，皮下に虫が這うような感じや痛み）に伴って脚を動かしたいという強い欲求が生じる. ②横になっているなどの安静状態で出現，増悪する. ③歩くと短時間は不快な異常感覚から解放されるが，静止するとまたすぐに再燃する. 不快感を取り除くために脚を常に動かしたくなり，揉む，叩く，歩き回るなどの行為が見られることが多い. ④症状は日中より夕方・夜間に増悪する. ⑤これらの症状が，他の疾患・習慣的行動で説明できない.

むずむず脚症候群は，特発性と二次性あるいは疾患関連性（薬剤誘発性，鉄欠乏性貧血，末期腎不全，パーキンソン病，妊娠など）に分類される. したがって，むずむず脚症候群と診断後には，血液検査をし，パーキンソン症状の有無を確認する.

(3) 治療

鉄欠乏性貧血などがあればその治療が行われる. また，飲酒や喫煙を控え，夕食以降のコーヒーやお茶を控えるように指導する.

6. 心身症

心身症とは，「身体疾患の中で，その発症や経過に心理・社会的因子が密接に関与し，器質的ないし機能的障害が認められる病態」とされている. 心身症が認められる身体疾患としては，胃・十二指腸潰瘍，過敏性腸症候群，気管支喘息，アトピー性皮膚炎，円形脱毛症，本態性高血圧，痙性斜頸，緊張型頭痛や片頭痛などがあげられる.

1）過敏性腸症候群

(1) 概念・病態・疫学

過敏性腸症候群は，腸管に器質的異常を伴わないが，**腹痛**と**便通異常（便秘，下痢，交**

[表4] 過敏性腸症候群の Rome Ⅳ 診断基準

腹痛が，最近3か月のなかの1週間につき少なくとも1日を占め，下記の2項目以上の特徴を示す．
（最近3か月間は基準を満たす少なくとも診断の6か月以上以前に症状が出現）

① 排便と関連する
② 排便頻度の変化に関連する．
③ 便形状（外観）の変化に関連する．

（過敏性腸症候群委員会，2020）[2]

代性便通異常）が遷延する疾患である．機能性消化管障害の一つとして定義されている．ストレスなど社会的背景に起因することがしばしば見受けられる．ストレス反応として，脳腸相関（中枢機能と消化管機能の関連）が関与して腸管運動異常や腸管知覚閾値低下が引き起こされると考えられている．わが国の有病率は約10～15％程度といわれ，若干女性のほうが多い．感染性腸炎後にIBSの発症率が6～7割増加することが示唆されている．

（2）分類・診断

本症候群は，**便秘型，下痢型，混合型**，および**分類不能型**の4型に分類される．下痢型は男性に多く，便秘型や混合型は女性に多くみられる．診断は，腹痛が排便に関連する（排便によって症状が軽快する）かなどを確認し，Rome Ⅳ診断基準**［表4］**を用いて行われる．

（3）治療

治療には3段階のステップがある．第1段階として，まずは**生活指導**（食事と生活習慣の改善）が行われる．食物の大腸通過時間を短縮する高繊維食や腸内細菌バランスを改善するプロバイオティクス（乳酸菌など）が有用である．食事内容以上に生活習慣が重要であり，問題がある場合は改善を促す．薬物治療として，便秘に対しては粘膜上皮機能変容薬（リナクロチドなど），下痢には5-HT3拮抗薬（ラモセトロン）などがある．第2段階では，ストレス・心理的要因を評価し，抗不安薬や抗うつ薬などを投与する．第3段階では，再度ストレス・心理的要因を評価し，心療内科的アプローチを考慮する．

2）慢性疼痛

慢性疼痛とは，治癒に要すると予測される時間を超えて持続する疼痛であり，3カ月間

[表5] 心身症としての慢性疼痛の診断ガイドライン

A. 1つまたはそれ以上の解剖的部位における疼痛が，既存の身体的検査と治療にもかかわらず6か月以上臨床像の中心を占めている．

B. その疼痛は，臨床的に著しい痛みの自覚と愁訴，それによる日常生活での活動の制限ないし障害を引き起こしている．

C. 心理社会的要因，または心理社会的要因と身体的要因の両方が，疼痛の発症，持続または悪化，重症度に重要な役割を果たしている．

D. 気分障害や不安障害が，疼痛に先行あるいは同時発症したり，その結果として発症する場合もある．

除外項目

(1)（虚偽性障害または詐病のように）意図的に作り出されたりねつ造されている．

(2) 重篤な精神病性障害の既往があるか，現在もその疑いがある．

(3) 明らかな学習能力の障害，妄想性障害がある．

(4) 末期状態の疾患に罹患している．

（吉田，2006）[3]

を超えて持続もしくは再発する，または急性組織損傷の回復後1カ月を超えて持続する，または治癒に至らない病変に随伴する疼痛である．**表5**に心身症としての慢性疼痛の診断ガイドラインを示す．

　治療の基本は，疼痛の軽減はもとより，患者の痛みに対する認識を変えることによって，痛みに対する行動の変容を促すこととされている．薬物療法に加えて，認知行動療法を考慮する．

7. 倦怠感

　倦怠感は，一般的な身体的疲労によるもの以外に**器質的疾患，精神疾患，心理的要因**によってもみられる．まずは，器質的疾患に伴う倦怠感の可能性が検討され，発熱，体重変化，呼吸器症状（呼吸困難など），消化器症状（悪心，下痢等など）を確認し，そのような症候があれば，器質的疾患の検索を進められる．ウイルス感染症，がん，肝機能障害，貧血などがあげられる．

　次に，精神疾患の鑑別が行われる．うつ病が一般的だが，その他の疾患（統合失調症，双極性障害など）の可能性もある．原因不明の場合，慢性疲労症候群の可能性が検討される．

【慢性疲労症候群】

　慢性疲労症候群（chronic fatigue syndrome: CFS）は原因不明の疲労感・倦怠感が慢性的に認められる病態である．これまで健康に生活をしていた人が，ある日突然原因不明の強い全身倦怠感に襲われ，微熱，頭痛，筋肉痛，思考力低下なども伴う状態が長期間続くため健全な生活が送れなくなる．男女比では1：4で女性に多い．

　診断は，臨床検査（血液検査，尿検査など）にて器質性疾患を除外したうえで，臨床病態評価に基づく厚生労働省CFS診断基準**［表6］**が用いられている．

　治療としては，主に内科的治療，精神科的治療，伝承療法が行われている．内科的治療としては漢方薬（補中益気湯など），抗酸化を高める治療（ビタミンC大量，還元型CoQ10など）や抗うつ薬に分類されているSSRIやSNRIが用いられる．また，精神科，心療内科との連携が大切である．

8. 更年期障害

(1) 更年期

　更年期とは，女性の加齢に伴う生殖期から非生殖期への移行期であり，一般に閉経の前5年間から後5年間の約10年間とされる．更年期の始まりは45歳ぐらいが目安である．

(2) 更年期障害の原因と症状

　更年期障害の主な原因は**卵巣機能の低下**である．閉経の数年前から下垂体ホルモンのゴナドトロピン（性腺刺激ホルモン）である卵胞刺激ホルモン（follicle stimulating hormone: FSH）と黄体形成ホルモン（luteinizing hormone: LH）が上昇し始める（3章，052頁参照）．卵巣から分泌される卵胞ホルモン（エストロゲン）〔そのほとんどがエ

[表6] 慢性疲労症候群（CFS）臨床診断基準

前提 I.

1. 6か月以上持続ないし再発を繰り返す疲労を認める
2. 病歴，身体所見，臨床検査を精確に行い，慢性疲労をきたす疾患・病態を除外するか，経過観察する．また併存疾患を認める

　　ア）CFS を除外すべき主な器質的疾患・病態を別表に示す
　　　　（但し，治療などにより病態が改善している場合は経過観察とし，1 年間（がん，主な神経系疾患，双極性障害，統合失調症，精神病性うつ病，薬物乱用・依存症などは 5 年間）以上にわたって疲労の原因とは考えられない状態が続いている場合は除外しない：例えばコントロール良好な内分泌・代謝疾患，睡眠障害など）

　　イ）A．下記の患者に対しては，当該病態が改善され，慢性疲労との因果関係が明確になるまで，CFS の診断を保留にして経過を十分観察する

　　　　　　（1）治療薬長期服用者（抗アレルギー薬，降圧薬，睡眠薬など）
　　　　　　（2）肥満（BMI > 40）

　　　　　B．下記の疾患については併存疾患として取り扱う

　　　　　　（1）気分障害（双極性障害，精神病性うつ病を除く），身体表現性障害，不安障害
　　　　　　（2）線維筋痛症，過敏性腸症候群など機能性身体症候群に含まれる病態

前提 II.　以上の検索によっても慢性疲労の原因が不明で，しかも下記の 4 項目を満たすとき

（1）この全身倦怠感は新しく発症したものであり，発症の時期が明確である
（2）十分な休養をとっても回復しない
（3）現在行っている仕事や生活習慣のせいではない
（4）疲労・倦怠の程度は，PS（performance status）を用いて医師が評価し，3 以上（疲労感のため，月に数日は社会生活や仕事ができず休んでいる）のものとする

前提 III.　下記の自覚症状と他覚的所見 10 項目のうち 5 項目以上認めるとき

①労作後疲労感（労作後休んでも 24 時間以上続く），②筋肉痛，③多発性関節痛．腫脹はない，④頭痛，⑤咽頭痛，⑥睡眠障害（不眠，過眠，睡眠相遅延），⑦思考力・集中力低下，（以下の他覚的所見（3 項目）は，医師が少なくとも 1 か月以上の間隔をおいて 2 回認めること）⑧微熱，⑨頸部リンパ節腫脹（明らかに病的腫脹と考えられる場合），⑩筋力低下

臨床症候による CFS 診断の判定

（1）前提 I，II，III を満たしたとき CFS と診断する
（2）感染症後の発病が明らかな場合は感染後 CFS と診断する
（3）気分障害（双極性障害，精神病性うつ病を除く），身体表現性障害，不安障害，線維筋痛症などの併存疾患との関連を次のように分類する
　　A 群：併存疾患（病態）をもたない CFS
　　B 群：経過中に併存疾患（病態）をもつ CFS
　　C 群：発病と同時に併存疾患（病態）をもつ CFS
　　D 群：発病前から併存疾患（病態）をもつ CFS
（4）前提 I，II，III のいずれかに合致せず，原因不明の慢性疲労を訴える場合，特発性慢性疲労（Idiopathic Chronic Fatigue: ICF）と診断し，経過観察する

（渡邉，2016）[4]

ストラジオール（estradiol: E2）である〕は閉経を境に急激に減少する．FSH 上昇は最初に同定できる卵巣機能低下のサインである．E2 も徐々に低下するが閉経近くまで比較的維持され，閉経直前で大きく低下する．

　更年期障害の症状は多岐にわたるが，主な症状としては，肩こり（わが国では多い症状），腰痛，関節痛，手足のしびれ，ゆううつ，イライラ，不安，気分不安定，興奮しやすい，倦怠感，脱力感，無気力，頭痛・頭重，物忘れ，ホットフラッシュ（ほてり・のぼせ），発汗過多，寝汗，動悸，不眠（ホットフラッシュや発汗異常に起因した中途覚醒や早朝覚

醒が典型的)，めまい，耳鳴り，便秘，食欲不振などがあげられる．

(3) 診断と治療

まずは月経状態について把握したあと，卵巣機能の低下状態の有無を確認するため，月経周期，経血量，月経期間の変化などを聴き取り進められる．そのうえで前述の症状（肩こり，ホットフラッシュなど）の発現時期との関連が検討される．

治療は，ホルモン補充療法や漢方療法がある．また，更年期障害による心身の不調に対して，甘えている，怠けているなどと不当な評価を受けている場合もあることを知っておく．

9. 機能性神経障害

(1) 概念

機能性神経障害（FND）は，運動および感覚の症状が器質性障害よりも機能性なものに関連する病態である．古くはヒステリーと呼ばれていたが，「精神障害の診断・統計マニュアル（Diagnostic and Statistical Manual of Mental Disorder: DSM）」の最新版DSM-5では「**変換症 / 転換性障害ないし機能性神経症状症**」という用語がつけられている．

(2) 種類

DSM-5では，運動症状（筋力低下または麻痺，異常運動，嚥下症状，発話症状），発作またはけいれん，感覚症状（感覚脱失，視覚・嗅覚・聴覚障害），および混合症状などの分類がなされている．

(3) 診断

以前は除外診断（rule-out diagnosis）によってなされてきたが，現在ではrule-in diagnosisとなっている．即ち，機能性神経障害を示唆する**陽性徴候**（＝神経学的に説明できない症候）に基づいて診断されるようになり，心理的ストレス要因の特定が不要となっている．代表的な陽性徴候として，筋力低下であれば，いわゆる上肢のBarré徴候での回内を伴わない下降，腕落下試験で顔を打たない，Hoover試験やSonoo外転試験がある．Hoover試験とSonoo外転試験は，いずれも協働運動を利用して機能性筋力低下と器質性筋力低下を鑑別するものである．

(4) 治療

まずは早期診断が重要であり，器質的な障害ではないので必ず改善することを伝えられることで，早期に改善することが期待できる．難治患者では，精神科，リハビリテーション科等との連携が大切である．

Q1 突然動作を停止し,一点を凝視する感じで目つきが変わった後,口をペチャペチャ
させ手をモゾモゾと動かすことが1分程度続いた. それらの動作が治った後,
しばらくもうろう状態が続いた. このようなエピソードが繰り返し起こったが,
本人はそのことを覚えていない. この状態は何と考えられるか1つ選びなさい.
1. 認知症
2. 一過性脳虚血発作
3. ミオクロニー発作
4. 転換性障害（かつてのヒステリー）
5. 焦点意識減損発作（旧：複雑部分発作）

Q2 過敏性腸症候群について,不適切なものはどれか1つ選びなさい.
1. 排便によって症状が軽快する.
2. 治療としてまずは生活指導を行う.
3. 下痢型は男性に多く,便秘型は女性に多い.
4. ストレス・心理的要因の評価が大切である.
5. 大腸内視鏡検査にて器質性異常を指摘されることがある.

Q3 慢性疲労症候群について,不適切なものはどれか1つ選びなさい.
1. 筋肉痛や関節痛がよくみられる.
2. 気分障害が併存する場合がある.
3. 全身倦怠感の発症の時期が明確である.
4. 疲労は十分な休養をとることで回復する.
5. 疲労は現在行っている仕事や生活習慣のせいではない.

Q1 | **A**……5
解説
　この患者の発作は,動作停止・一点凝視で始まり,自動症を認め,発作後もうろう
状態を呈する相構造を認めているので,焦点意識減損発作（旧：複雑部分発作）である.
この発作を知らないと,精神科疾患,認知症あるいは脳血管障害と誤診する危険性が
ある.

Q2 | **A**……5
解説
　過敏性腸症候群は機能性疾患であり,大腸内視鏡検査では器質性異常はみられない.

Q3　**A**……4

解説

慢性疲労症候群では，慢性の疲労は十分な休養をとっても回復しない．

文献

1）診断基準化委員会：めまいの診断基準化のための資料　診断基準 2017 改定．Equilibrium Res, 76: 233-241, 2017.

2）機能性消化管疾患診療ガイドライン–過敏性腸症候群（IBS）委員会：IBS の Rome IV 診断基準．機能性消化管疾患診療ガイドライン 2020 過敏性腸症候群（IBS）（日本消化器病学会　編），第 2 版，南江堂，2020, pxvii.

3）吉田智子：心身症と痛み．日産婦誌，58: 402-407，2006.

4）渡邉恭良，倉恒弘彦：慢性疲労症候群の病態とその治療．神経治療，33: 40-45，2016.

（黒川勝己）

12章 整形外科疾患

到達目標 ···

● 運動器の解剖と代表的な疾患について概説できる.
● 各整形外科疾患の背景や予後を知り, 心理的サポートの必要性を概説できる.

アウトライン

　運動器とは, 四肢・体幹の骨, 関節, 靱帯, 筋肉, 神経であり, 反射的もしくは意志に基づく身体の運動を行う器官である. 本章では, それぞれの運動器官の解剖や役割を知り, 外傷や加齢性の変化により生じる代表的な疾患とその診断, 治療を理解する. 運動機能の障害はQOLに直結するため, 運動器を損傷して思うように体を動かせなくなった患者に心理的に寄り添い, 前向きな気持ちをもってリハビリテーション治療を行えるようにサポートすることが非常に重要である.

1. 運動器の基本的構造

　骨は体を支える臓器である. 骨と骨は線維性の組織である**靱帯**によって結合し, **関節**を形成している. 関節では, 骨端部の関節軟骨を介して骨同士が滑らかに動くようになっている一方で, 関節の形状や靱帯によって運動方向が制限され, 脱臼しないように固定されている (2章, 027〜029頁参照).

　筋肉は関節をまたいだ異なる骨に起始と停止をもち, 脳から神経を介して指令を受けて収縮することで関節を動かしている. 筋肉の一部は起始や停止に近い部分で腱に移行し, 大きな筋肉の力を付着部に集中して伝える役割を果たしている (2章, 029〜031頁参照).

　骨には, 体の支持や運動のほか, 脳や心臓・肺などの内臓を保護する器官としての役割, 造血やカルシウムの貯蔵など生体調節器官としての役割もある. 様々な形の骨があるが,

〔**キーワード**〕骨折, 変形性関節症, 脊椎疾患, 膠原病・関節リウマチ, 骨粗鬆症, ロコモティブシンドローム, サルコペニア, フレイル, 腰痛

ほぼ共通する構造として，外側に緻密で硬い皮質骨が，内側にメッシュ状の海綿骨があり，そのメッシュ（骨梁）の間隙に骨髄組織が含まれ造血が行われている．

2．外傷（骨折や捻挫）

ひびも含め骨が折れることを**骨折**といい，靱帯の損傷を**捻挫**という．**肉離れ**とは筋肉の断裂を指し，腱断裂は文字通り腱の断裂である．骨折を生じると局所の強い疼痛と，出血による腫脹が生じる．骨折しても，骨折部が動かないように固定されていれば，数週間で仮骨が形成されやがて骨は癒合する．しかし，骨折が関節面に及び関節の滑らかな動きが阻害される場合や，骨折部が不安定な場合には，手術によってできるだけ解剖学的な位置に戻して固定する必要がある．骨折部が不安定で癒合しないと，骨折部で骨片同士が関節のように動いてしまい，**偽関節**といわれる状態になる．

保存的な治療（手術を行わない）を行う場合には，骨折部を安定させるために骨折部周辺の関節を固定する必要があるが，長期間ギプス固定で安静を続けると，関節の可動域が悪化する（**拘縮**）．骨折の治療を行う場合には，骨折部の癒合を得ることだけでなく，周囲の関節の動きを保つことも考えて治療を行う．ここでは代表的な疾患について解説する．

1）大腿骨近位部骨折

大腿骨の近位部（体幹に近い部分），すなわち股関節に近い部分に生じる骨折を**大腿骨近位部骨折**と総称する．日本では，推定年間約15万人が大腿骨近位部骨折を受傷している．約8割が女性であり，**骨粗鬆症**のある高齢者の女性に生じやすい．

大腿骨近位部骨折を生じると歩けなくなるため，骨折部位によって人工骨頭置換術**［図1］**か，髄内釘などを用いた観血的整復内固定術が行われる．治療のポイントは，早期手術，早期離床，早期リハビリテーションである．歩けない状態でベッド上にいることで，筋力，心肺機能が低下するだけでなく，認知機能も低下

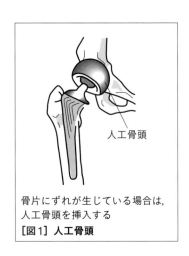

人工骨頭

骨片にずれが生じている場合は，人工骨頭を挿入する
［図1］人工骨頭

する．長期臥床により深部静脈血栓症（いわゆるエコノミークラス症候群）や肺炎などの合併症も生じるため，できるだけ早期に手術を行い，車椅子移乗，歩行訓練を行うことが，合併症なく歩行機能を維持するために最も重要である．受傷後の死亡率は，3カ月で5～26%，1年で10～30%にも達するとの報告がある．

2）足関節の外傷

足関節は体のなかで最も怪我をしやすい部位の一つであり，運動時に足を捻ったり，歩行時に段差を踏み外したりすることで，捻挫や骨折を生じる．

（1）足関節捻挫

足関節で最も多い外傷は**捻挫**である．捻挫とは靱帯の損傷であり，足関節を内側に捻ってしまう（足の裏が内側に向く）ことで，外側の靱帯（特に前距腓靱帯）に力がかかり損

傷される場合が多い［図2］．捻挫であっても出血により腫脹を生じることが多く，歩行困難になることも少なくない．程度が軽い場合には，弾性包帯固定を行い，運動を禁止する程度で回復する場合が多い．しかし，損傷の程度が強いと足関節に不安定性を生じてしまう．この場合，放置すると徐々に関節軟骨が損傷され将来の変形性足関節症の原因となるので，ギプスで固定し荷重歩行を禁止したり，手術による靱帯修復術を行ったりすることがある．

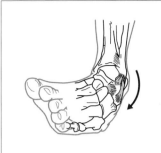

足関節を内側に捻る（内反）により起こる

［図2］捻挫

(2) 足関節骨折

　足関節を捻転することによって生じることが多い．靱帯へのストレスのかかり方によって，足関節の内側，外側，後方など様々な部位が骨折する．足関節は体の体重を支える関節であり，少しでも転位（ずれ）が残っていると，関節可動域に制限を生じたり，疼痛の原因になったりするので，転位がある場合には手術を行い，解剖学的な位置に整復して固定することが推奨される．手術により強固な固定ができれば早期から関節可動域訓練を行うことで，関節の拘縮を予防できる．通常は手術を行った場合でも，骨折部が癒合し始める術後1カ月頃まで荷重制限を続けることが多い．

3. 変形性関節症

　年齢とともに関節軟骨が変性してすり減ってしまい，慢性・進行性に関節の変形をきたし，疼痛や可動域制限を呈する疾患を**変形性関節症**という．荷重骨である**股関節**や**膝関節**に生じやすい．保存治療としては，痛み止めで疼痛を軽減し，筋力トレーニングや減量により関節の負担を軽減するが，すり減ってしまった軟骨を再生することは難しいため，疼痛がひどく日常生活に大きな支障がでる場合には，**人工関節置換術**が行われることが多い．

1）変形性股関節症

　原因が明確でない**一次性股関節症**と，発育性股関節形成不全や外傷などが原因となる**二次性股関節症**に分類される．日本では，発育性股関節形成不全や臼蓋形成不全に続発した二次性股関節症の頻度が80％といわれている．

　発育性股関節形成不全とは，周産期に股関節にゆるみのある赤ちゃんが，下肢を伸ばした位置でおむつをするなどの間違った育児習慣によって，股関節が脱臼しやすくなった状態である．一方，臼蓋形成不全は，股関節の骨盤側のできが悪い（かぶりが悪い）状態を指し，徐々に二次性の変形性股関節症を生じる．

　症状は，疼痛や関節可動域制限，歩行障害などであり，単純X線像で診断される．進行すると，持続痛や夜間痛も生じる．初期は関節裂隙（臼蓋側と大腿骨頭の隙間）が保たれているが，進行とともに軟骨がすり減って，末期になると消失する．疼痛に対して鎮痛薬を投与し，股関節への負担を軽減するために股関節周囲筋のストレッチや筋力増強訓練，減量，歩行補助具などの指導を行う．

　一般的には保存的治療に抵抗性の疼痛がある末期の股関節症に対して，**人工股関節置換**

術を行うことが多い．人工股関節の手術は非常に有効で痛みが劇的に改善することが多い．合併症としては，細菌感染，脱臼，将来的なゆるみなどがある．

2）変形性膝関節症

　変形性膝関節症は，1：4で女性に多く見られ，高齢者ほど罹患率は高くなり，日本人では 2,530 万人[1] が罹患している．加齢により関節軟骨が弾力を失い，徐々にすり減っていくことで生じる場合が多いが，靱帯損傷や半月板損傷などの外傷の後遺症として生じることもある．主な症状は膝の痛み，関節水腫（水が貯まること），関節可動域制限，関節の変形である．疼痛は，立ち上がる時や階段の昇降など膝を曲げて荷重する時に生じることが多い．膝関節内側の大腿骨と脛骨の関節軟骨が摩耗し，膝が内反変形（O脚）を生じる内側の変形性膝関節症が 85％以上であり，やはり単純 X 線像で診断する．

　保存治療としては，消炎鎮痛剤の飲み薬や湿布，ヒアルロン酸の関節内注射を行うが，膝関節の負担を減らすための，大腿四頭筋筋力トレーニングや減量（肥満がある場合）が最も重要である．また，正座を避ける，洋式トイレを使用するなど，深屈曲位で体重をかける動作を避けるように動作指導を行う．膝の内側に荷重がかからないように足底板を作成したり，膝関節装具を作成したりして負担を軽減する方法も有効である．保存治療に抵抗性の疼痛がある場合には，**人工膝関節置換術**を行う．近年では，膝関節の内側のみ人工関節に置換する単顆置換術も行われるようになっている．人工膝関節が脱臼することは少ないが，合併症として感染やゆるみを生じうることは股関節と同様である．

4．脊椎疾患

　脊椎は，体幹や頭部を支えるだけでなく脊髄や内臓を保護する機能をもち，頸椎（C1-7），胸椎（T1-12），腰椎（L1-5），仙椎（S1-5）から成る．脊椎の中心には脊柱管といわれる管腔構造があり脊髄を保護している．脳から発せられた運動の指令は，電気信号として中枢の神経細胞から脊髄を通って神経根に分岐するレベルまで下行する．脊髄の前角で電気信号は末梢神経の神経細胞に伝達され，神経根として左右に分岐し，最終的に筋肉に到達し指令を伝達する．頸椎を通る脊髄を頸髄，胸椎を通る脊髄を胸髄と呼ぶが，脊髄は胸椎と腰椎の境界レベルにある脊髄円錐部で末梢神経に乗り換えるため，腰椎の脊柱管内には馬尾と呼ばれる末梢神経が通っている（3章，038頁の図5参照）．一方，感覚神経は，末梢神経から脊髄に信号を伝達し，いくつかの神経細胞を介して脳に刺激が伝達される．

　脊椎は加齢と共に変性するが，骨，椎間板，靱帯等の変性や変形が強い状態を**変形性脊椎症**と呼ぶ．背部痛の原因となるだけでなく，脊髄や神経根が圧迫されると，その支配領域に様々な症状を呈する．一方，椎間板の変性は比較的若年者でも生じることがあり，椎間板が突出して椎間板ヘルニアになると，脊髄や神経根を圧迫し麻痺や疼痛の原因となる．

　脊椎疾患は慢性的な疼痛の原因となりやすいが，特に**腰痛**は非常に有病率が高い．心理社会的要因との関連が深く認知行動療法が有効であるため，心理職の果たす役割は大きい．

1）頸椎の疾患

　頸椎そのものや靱帯組織などが加齢とともに変性すると，脊柱管や神経根の通り道が狭

窄し頸髄（頸椎レベルの脊髄）や神経根を圧迫することがある．主に加齢性の変化が原因で，頸髄圧迫による症状を呈する場合を**頸椎症性脊髄症（頸髄症）**，神経根圧迫による症状を呈する場合を**頸椎症性神経根症**と呼ぶ．神経根の圧迫のみであれば，肩甲部や上肢の疼痛，しびれなどの症状ですむことも多いが，頸髄が圧迫されると上下肢，体幹，排泄機能などすべての運動や感覚が障害される可能性がある．症状が強い場合には，脊髄の圧迫を解除するための手術を行うが，手術を行っても症状がある程度以上残存することが多い．

外傷が原因で頸髄損傷を生じることもあり，もともと脊柱管が狭窄した高齢者が転倒により頭部を打撲して脊髄損傷となる場合，交通事故などの高エネルギー外傷により脊髄損傷となる場合がある．高エネルギー外傷による脊髄損傷は，頸椎，胸椎，腰椎のいずれの部位でも生じる可能性があり，損傷部位が頭に近いほど麻痺を生じる範囲は広くなる．外傷性の脊髄損傷により四肢の麻痺を生じると，心理的な受け入れが非常に困難であり，心理職の果たす役割は大きい．

2）腰椎の疾患

(1) 非特異的腰痛

腰痛の有訴率は国民の 40〜50% といわれ，既往歴は 70〜80% である．腰痛は原因が明らかな腰痛と明らかではない非特異的腰痛に分類される．原因が明らかなものは，脊椎由来，神経由来，内臓由来，血管由来，心因性に分類され **[表1]** [2]，非ステロイド性消炎鎮痛薬のほか，原因に応じた治療が行われる．非特異的腰痛の場合にも鎮痛薬を投与するが，痛みに応じた活動性維持が勧められる．腰痛に対して様々な体操が提唱されており，代表的なものとして，Mckenzie 法や「これだけ体操」**[図3]** などがある．

また，4 週間以上持続する非特異的な腰痛には，**認知行動療法**が腰痛の程度，うつ状態，日常生活動作（ADL），精神状態の改善，予後に有効であることが RCT（randomized control study）で示されており，心因性腰痛も含め，心理職の果たす役割は大きい．心理的ストレスが強い患者は否定的な思考をする傾向があり，痛みをとることに集中するあまり過度に安静にしてしまい，痛みの難治・慢性化が助長される．認知行動療法では否定的な考え方を肯定的な思考に変える．痛みをとることに集中した状態から，その他の事象

[表1] 腰痛の原因別分類

1) 脊椎とその周辺運動器由来
　脊椎腫瘍（原発性・転移性腫瘍など）
　脊椎感染症
　　（化膿性椎間板炎・脊椎炎，脊椎カリ
　　エスなど）
　脊椎外傷（椎体骨折など）
　腰椎椎間板ヘルニア
　腰部脊柱管狭窄症
　腰椎分離すべり症
　腰椎変性すべり症
　代謝性疾患（骨粗鬆症，骨軟化症など）
　脊柱変形（側彎症，後彎症，後側彎症）
　非化膿性炎症性疾患
　　（強直性脊椎炎，乾癬性腰痛など）
　脊柱靱帯骨化
　筋・筋膜性

　脊柱構成体の退行性病変
　　（椎間板性，椎間関節性など）
　仙腸関節性
　股関節性
2) 神経由来
　脊髄腫瘍，馬尾腫瘍など
3) 内臓由来
　腎尿路系疾患
　　（腎結石，尿路結石，腎盂腎炎など）
　婦人科系疾患（子宮内膜症など）
　妊娠
4) 血管由来
　腹部大動脈瘤
　解離性大動脈瘤　など
5) 心因性
　うつ病
　ヒステリー　など
6) その他

（日本整形外科学会診療ガイドライン委員会，2019）[2]

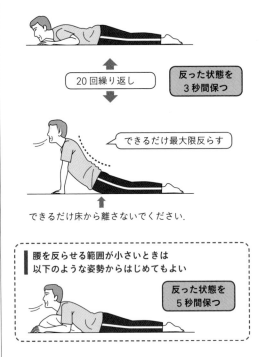

最初の１〜２週間のエクササイズ

20 回繰り返し

反った状態を
3 秒間保つ

できるだけ最大限反らす

できるだけ床から離さないでください.

腰を反らせる範囲が小さいときは
以下のような姿勢からはじめてもよい

反った状態を
5 秒間保つ

うつ伏せから，腕の力で上体をゆっくり最大限に反り，
その姿勢を保ちながら腰の力を抜いて息を吐きます.
うつ伏せに戻ったら大きく息を吸って，呼吸を止めな
いようにしてください.

１日の回数の目安は，20 回を１セットとして
朝，日中，夜の３セットとしてください.

最初の１〜２セットを行った際に，腰の違和感が強くな
ったとしても，強い痛みを感じなければ，数セット続け
てみてください．多くの場合は，徐々に楽になります.

日中，仕事場などで，
うつ伏せになれない場合は…

足を肩幅より広め
に開いて立ち，膝
はできるだけ伸ば
したまま，両手を
支点に上体をでき
るだけ後ろに反ら
してください.

反ってもすっきり
しない場合は…

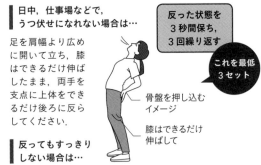

反った状態を
3 秒間保ち，
3 回繰り返す

これを最低
3 セット

骨盤を押し込む
イメージ

膝はできるだけ
伸ばして

後ろへ反るエクササイズを行ってもスッキリしない場合
は，横への 借金 タイプかもしれません．右の「これだ
け体操番外編」をためしてみましょう.

[図3] ホームエクササイズの例

に目を向けられるようになると活動性が増して腰痛が改善する.

(2) 変形性腰椎症，腰部脊柱管狭窄症

腰椎でも頸椎同様に加齢性の変化により，腰痛や下肢症状を呈することが多く，これを総称して変形性腰痛症と呼び，日本人では 2,790 万人[1] が罹患している．脊椎や軟部組織の変性により椎体同士が前後にずれて脊柱管が狭窄し神経が圧迫されることもある（腰椎すべり症）．腰椎の脊柱管が狭窄している場合には腰部脊柱管狭窄症と呼ばれ，神経根の圧迫症状による下肢痛・しびれ・麻痺と，馬尾症状と呼ばれる間欠性跛行（しばらく歩くと足に痛みやしびれを生じ少し休むと歩けるようになる症状）や膀胱直腸障害（排尿排便障害）を生じる.

非ステロイド性消炎鎮痛剤のほか，神経の血流を改善させる薬剤，末梢性神経障害性疼痛治療薬などが使用されるが，治療抵抗性の場合には，脊柱管を広げる手術，不安定性を改善する固定術，それらの組み合わせで手術が行われることがある.

(3) 腰椎椎間板ヘルニア

腰椎椎間板ヘルニアとは，腰椎椎間板の真ん中にある髄核と呼ばれる組織が後方に脱出して，神経根や馬尾を圧迫する変性疾患であり，主に急性の腰痛や下肢痛，下肢の麻痺を生じる **[図4]**[3]．ヘルニアが大きい場合は症状がひどくてもかえって自然にヘルニアが消失することがある．L4，L5 や仙骨レベルの神経根が圧迫されると，いわゆる坐骨神経痛と呼ばれる殿部から下肢後面にひびく疼痛やしびれを生じることがある．L4 神経根では下腿の内側，L5 神経根では外側の感覚低下を生じることが多い．筋力低下は足関節や足趾に生じやすいが，膀胱直腸障害が出現した場合，神経脱落症状が進行する場合，疼痛

おおむねよくなった後の日頃の「これだけ体操」

腰に違和感があらわれたら（ 借金 を作ったら），その場でこれだけ体操を行う（その場で
借金 を返す）ように心がけましょう．

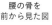
横への 借金 タイプ

重要 前屈みの姿勢が続いたら…

反らすことも屈めることもそれなりにできるが，
違和感のあるときは…

これだけ体操 番外編
左右で「きつい側」を見つける

猫背になったら…

▼

腰を反らすこれだけ体操

足を開き，膝を伸ばしたまま
上体を，ゆっくり息を吐きな
がら最大限反らして3秒間
姿勢を保つ（1〜2回）

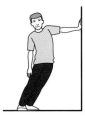

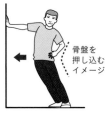
骨盤を
押し込む
イメージ

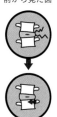
腰の骨を
前から見た図

・足元が滑らない場所で，安定した壁から離れて立つ．
・腕を伸ばして肩の高さで手をつき，腰を横に曲げる．左右行う．
・痛みを伴って曲げにくい側があれば，その方向に，ゆっくりと
　息を吐きながら徐々に曲げ，痛みを我慢できる範囲までしっか
　り曲げる．左右差がなくなるまで繰り返す．
（最初は1回5秒を5回繰り返してみましょう！）

（©松平 浩監修：厚生労働科学研究：循環器疾患・糖尿病等生活習慣病対策総合研究事業の生活習慣病予防のための運動を阻害す
る要因としてのロコモティブシンドロームの評価と対策に関する研究の一環として作成）（文献3より著者の許諾を得て掲載）

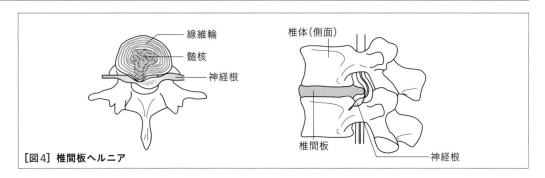

[図4] 椎間板ヘルニア

が著しく日常生活が困難な場合には手術を考慮する．近年では内視鏡を用いたヘルニア切
除術も行われており，小さな皮切で筋層へのダメージを最小限にすることが可能となった．
手術後の予後は一般に良好だが，長期的には保存治療と手術治療の成績はかわらないと言
われている．

5. 膠原病・関節リウマチ

膠原病とは，体内に侵入した異物を攻撃排除するための免疫機構が，自分の組織を攻撃
してしまう自己免疫疾患の一種で，全身の結合組織（種々の器官や組織の間にあり，それ
らを支持する組織）に炎症を生じる病気である．発熱，体重減少，倦怠感，易疲労感など
の全身症状を生じるほか，皮膚や関節，腎臓，肺，心臓，神経，筋，消化器，眼，血液な

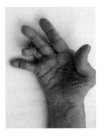 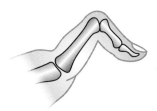 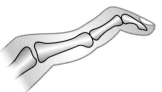

a　母指のZ変形，環指の　　　　b　ボタン穴変形　　　　　c　白鳥のくび変形
　ボタン穴変形，小指の
　白鳥のくび変形を示す.

[図5] 様々な手指の変形

ど多臓器が障害される．代表的な病気として，**全身性エリテマトーデス**，**関節リウマチ**，**強皮症**，**多発性筋炎**などがあるが，ここでは運動器の代表的な膠原病である関節リウマチについて解説する．関節の破壊が高度となり日常生活動作に支障を生じた場合は，改善が難しいことが多く，心理的サポートが重要になる．

　関節リウマチの推定有病率は0.6％程度であり，1：4で女性に多く20〜50代に好発する．関節包の内側にあり関節液を産生する滑膜に炎症を生じ，関節軟骨や骨，筋腱軟部組織が破壊される運動器疾患である．

　初期症状は，朝のこわばりとして自覚する手指の多発性関節炎であり，左右対称に発症することが多く，進行すると手指の変形のほか，C1-2（環軸椎）の亜脱臼，間質性肺炎，神経炎なども生じる．多発関節炎，リウマトイド因子または抗CCP抗体陽性，6週間以上症状が持続，CRPや血沈などの炎症反応に異常があることで，点数をつけて診断を行う．関節破壊の程度は単純X線検査で行う．関節リウマチに特徴的な変形として，手の中手指節間関節（MP関節）尺側偏位，母指のZ変形，手指のボタン穴変形や白鳥のくび変形，手根骨や手関節の癒合などがあげられる **[図5]**．

　早期診断，早期治療が重要であり，診断がついたら，免疫抑制剤であるメトトレキサート（methotrexate; MTX）を基本として，抗炎症薬，抗リウマチ薬，生物学的製剤[＊1]を組み合わせて薬物治療を行う．薬物治療で鎮静化が得られない滑膜炎に対しては関節破壊を予防する目的で増生した滑膜切除術を行うことがある．

　これらが奏効せず関節破壊や変形が生じ，日常生活に支障を生じる場合には装具治療を行うが，装具を作成する場合には多関節の機能障害があることを考慮に入れ，関節変形があるかもしれない反対側の手でも容易に着脱可能な軽い装具を作成しなければならない．関節リウマチでは手指を中心とした上肢機能低下が日常生活動作を低下させるため，ペットボトルのオープナー，ドアノブ回し，リーチャーなどの自助具が有用である．また，機能障害や能力低下の改善，機能再建を目的に，関節固定・形成術，人工関節置換術，腱の再建や移行手術，脊椎手術などを行うことがある．

＊1　生物学的製剤
　　生体がつくる物質を薬物として使用するものである．関節リウマチでは，組織に存在する腫瘍壊死因子（TNF）やインターロイキン6（IL-6）が関節破壊に関与していることが知られており，分子そのものやその受容体に対する抗体製剤を投与することで，炎症の改善，痛みや関節の腫脹の軽減がみられ，骨破壊の進行も抑制される．強力な効果を期待できるが，非常に高価であることが難点である．

関節の炎症が強い時期には過度の運動は避け，関節を保護することが重要であり，炎症が鎮静化してから適度な運動を開始する．筋力低下を生じやすいため，炎症が鎮静化している時に，過度な負担をかけないように注意しながら，関節可動域訓練，筋力増強訓練や体力増強訓練をすすめていく．

6. 骨粗鬆症

骨粗鬆症とは骨強度の低下を特徴とし，骨折のリスクが増大しやすくなる骨格疾患と定義されている（2000年 National Institue of Health（NIH）コンセンサス会議）．骨粗鬆症と診断されるのは，男性300万人，女性980万人，合計1,280万人と推定されている．骨粗鬆症の成因は，遺伝的素因，加齢，閉経後エストロゲンの減少など多因子によるが，全年齢で女性のほうが男性よりも**骨密度**が低く，20歳代をピークに年齢とともに減少する．特に，女性では50歳前後の閉経期の後，急激に減少する．骨粗鬆症の原因は，他の疾患が原因であることもあるが，ここでは**原発性骨粗鬆症**と**椎体骨折**について概説する．

原発性骨粗鬆症の診断基準は，①大腿骨近位部骨折や脊椎の椎体骨折などの脆弱性骨折を生じた場合，②その他の脆弱性骨折があり，骨密度が若年成人平均値と比較して80％以下である場合，③脆弱性骨折がなくても骨密度が70％以下である場合，である．

骨密度が低いことそのものが問題なのではなく，骨折を生じやすいことが問題である．大腿骨近位部骨折や椎体骨折を生じると歩行能力が悪化し，これらを繰り返すことで日常生活動作が徐々に困難になっていく．代表的な脆弱性骨折としては，上腕骨近位部骨折，橈骨遠位端骨折，脊椎椎体骨折，大腿骨近位部骨折などがあげられる．

治療としては，ビスフォスフォネート製剤，抗 RANKL 抗体，選択的エストロゲン受容体モジュレータなど破骨細胞（骨を壊す細胞）の働きを抑制する薬剤，副甲状腺ホルモンなど骨の形成を促進する薬剤，骨吸収を抑制し骨形成を促進する抗スクレロスチン抗体，活性型ビタミン D3 製剤などがあるが，投与する一番の目的は新規の脆弱性骨折を生じないことである．

椎体骨折は骨粗鬆症患者に高頻度で発生し，主たる症状は腰背部痛である．特に寝返りや起き上がり動作など脊椎が捻転しやすい動作での疼痛が強い．歩いて診察室に入室してくるのに，起き上がるのに30分かかった，と話す患者も多い．椎体の前方成分が骨折することが多く，一般的には脊柱管内に骨片が突出して神経を圧迫して麻痺を呈する頻度は少ない．高齢者の脆弱性骨折では，疼痛がなく気付かないうちに多発の圧迫骨折を生じている場合もある．椎体骨折を繰り返すと徐々に後弯変形（脊柱が後方凸に変形する）を呈していく．基本的には自然に骨折が癒合するのを待つが，疼痛のため長期に臥床すると，肺炎，廃用症候群，認知症悪化など様々な合併症を生じるため，できるだけ早期の離床を目指し，歩行訓練を開始する．疼痛に対しては痛み止めを使用するが，コルセットを作成してリハビリテーション医療をすすめることも多い．長期間疼痛がとれず，偽関節（骨癒合が得られない状態）になった場合には，骨折を生じた椎体に骨セメントなどを経皮的に注入する経皮的椎体形成術や，脊椎後方固定術などが行われる．

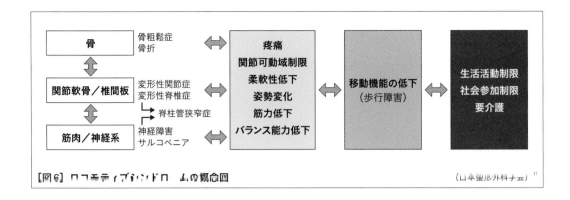

[図6] ロコモティブシンドロームの概念図　　　　　　　　　　（日本整形外科学会）[1]

7. ロコモティブシンドローム，サルコペニア，フレイル

　日本は今後，超高齢化社会を迎えることになる．高齢になると様々な問題を生じるが，健康寿命を延ばすことが非常に重要である．身体活動性の低下に関連する概念としてロコモ，サルコペニア，フレイルという，それぞれ少しずつ異なった概念があるが，高齢になっても適度な運動を行い，適切に栄養を摂取し，筋力を維持し，活動性を保つことが，身体機能を維持するために重要であることを理解しておきたい．また，これらの徴候を早めに診断して，早期に対策して身体機能低下の悪循環を断つことができれば，要介護状態になることを防ぐことができる．

1）ロコモティブシンドローム

　運動器の障害のために移動能力の低下をきたした状態を「**ロコモティブシンドローム（略称：ロコモ，和名：運動器症候群）**」と呼ぶ．ロコモは筋肉，骨，関節，軟骨，椎間板といった運動器のいずれか，あるいは複数に障害が起こり，「立つ」「歩く」といった機能が低下している状態をいう．進行すると日常生活にも支障が生じ，介護が必要になるリスクが高くなる．2007年，日本整形外科学会は人類が経験したことのない超高齢化社会・日本の未来を見据え，このロコモという概念を提唱した**【図6】**[4]．

　ロコモは運動習慣のない生活や，やせすぎ・肥満，活動量の低下，スポーツのやり過ぎや事故による怪我など生活習慣と大きな関わりがある．また，痛みやだるさが出現した際に，医療機関を受診するなどの適切な対処を怠ると，さらなる疼痛の悪化を招くことになる．さらに，今まで解説してきた骨粗鬆症，変形性関節症，変形性脊椎症などの運動器疾患を発症すると，要支援・要介護のリスクが上昇する．思うように身体が動かせなくなると，外出が面倒になり一日中家で過ごすようになることで，さらなる運動機能の低下を招く．ロコモ，メタボ，認知症はそれぞれが悪影響を与えながら悪化していくため，要介護のリスクを招く三大要因と考えられる．

　ロコモ度は1から3に分類され，立ち上がりテスト（40，30，20，10cmの台から両脚または片脚で立ち上がれるかによって下肢筋力を評価），2ステップテスト（立位から大股2歩で歩ける距離／身長により，下肢の筋力・バランス能力・柔軟性などを含めた歩行能力を総合的に評価），ロコモ25（身体状態，生活状況等についての25項目の質問表で，ロコモ度を測定する）により判定する．また，ロコモかどうかを簡単に確認するための7

項目のチェック項目があり，いずれか一つでもあてはまるとロコモの危険性がある．①片脚立ちで靴下がはけない，②家の中でつまずいたり滑ったりする，③階段を上るのに手すりが必要である，④家のやや重い仕事が困難である（掃除機の使用，布団の上げ下ろしなど），⑤2kg 程度の買い物をして持ち帰るのが困難である，⑥15分くらい続けて歩くことができない，⑦横断歩道を青信号で渡りきれない．

ロコモと判定された場合には，下肢筋力・バランス能力を鍛えるために，片脚立ちやスクワットなどのトレーニング（ロコトレ）を行うことが推奨される．いつまでも自分の足で歩き続けていくためには，ロコトレを含め適度な運動を継続することが重要であり，運動器を長持ちさせることで健康寿命を延ばすことが可能となる．

2）サルコペニア

サルコペニアとは，加齢，活動，栄養，疾患による進行性，全身性に認める筋肉量減少と筋力低下と定義される．診断としては，AWGS（Asian Working Group for Sarcopenia）の診断基準が用いられることが多い[5]．2019年に改訂され，筋力（握力男性 <28kg，女性 <18kg），身体機能（6m 歩行速度（<1m/ 秒），5回椅子立ち上がりテスト（>=12 秒），または SPPB（<=9）），骨格筋量（DXA（男性 <7.0kg/m2，女性 <5.4kg/m2），BIA（男性 <7.0kg/m2，女性 <5.7kg/m2））の3項目で評価される．骨格筋量低下を含む2項目を満たすとサルコペニア，3項目とも満たすと重度サルコペニアと診断される．転倒・骨折・寝たきりなどの原因となる他，生命予後にも影響するとされる．

サルコペニアは，原発性サルコペニアと二次性サルコペニアに分類される．原発性サルコペニアは加齢の影響のみによるサルコペニアである．二次性サルコペニアは，①廃用性の筋萎縮，無重力など活動性低下が原因のもの，②飢餓やエネルギー摂取量不足など栄養の低下が原因のもの，③急性疾患や炎症などの侵襲，慢性疾患や炎症による悪液質，筋萎縮性側索硬化症・多発性筋炎・甲状腺機能亢進症など，疾患が原因のものに分けられる．加齢が原因の場合にはレジスタンストレーニングを行い，分岐鎖アミノ酸を含む栄養摂取を行う．二次性の場合には，それぞれの原因を改善することが重要である．周術期などの活動性低下が原因の場合には早期離床・早期経口摂取を開始し，飢餓が原因の場合には適切なエネルギー摂取や歩行程度の軽い運動を行うとよい．

3）フレイル

フレイルとは，「加齢と共に心身の活力（運動機能や認知機能等）が低下し，複数の慢性疾患の併存などの影響もあり，生活機能が障害され，心身の脆弱性が出現した状態であるが，一方で適切な介入・支援により，生活機能の維持向上が可能な状態像」とされており，健康な状態と日常生活でサポートが必要な介護状態の中間を意味する**【図7】**[6]

フレイルの基準の一つとして Fried の基準があり，以下の5項目のうち3項目にあてはまるとフレイルと診断される．①体重減少：意図しない年間4.5kg または5%の体重減少，②疲れやすい：何をするのも面倒だと週に3～4日以上感じる，③歩行速度の低下，④握力の低下，⑤身体活動量の低下．

フレイルになると身体能力が低下したり，死亡率が上昇したりする．疾病などのストレスに対して弱い状態になっているため，早くフレイルの状態に気付き適切な対応をすることで，身体機能の低下，要介護状態を防ぐことができる**【図8】**[7]．

整形外科疾患

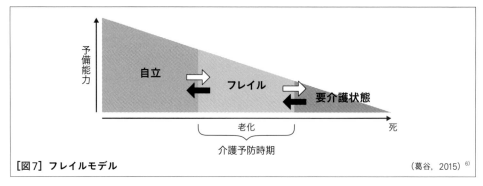

[図7] フレイルモデル　　　　　　　　　　　　　　　　　　　　　　　　　　　　　　　（葛谷，2015）[6]

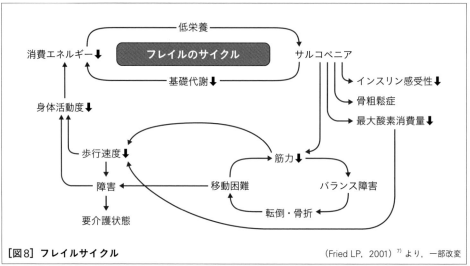

[図8] フレイルサイクル　　　　　　　　　　　　　　　　　　　　　　（Fried LP，2001）[7] より，一部改変

Q1 変形性関節症について誤っているものを1つ選びなさい.

1. 関節軟骨がすり減ることで生じる.
2. 主な症状は関節の疼痛である.
3. 高齢者に多い.
4. 上肢に生じやすい.
5. 筋力トレーニングが重要である.

Q2 腰痛について誤っているものを1つ選びなさい.

1. 腰痛の原因として悪性腫瘍がある.
2. 坐骨神経痛の原因は腰椎にあることが多い.
3. 心因性に腰痛を生じることがある.
4. 非特異的腰痛では安静にすることが最も重要である.
5. 慢性腰痛には認知行動療法が有効である.

Q3 高齢者の運動器の障害について誤っているものを 1 つ選びなさい.

1. 原発性骨粗鬆症と診断された場合,投薬治療は必要ない.
2. 腰椎圧迫骨折を受傷し神経症状がない場合は,早期離床を目指す.
3. 大腿骨近位部骨折の術後は,早期離床を目指す.
4. 身体機能を維持するためには,栄養管理も重要である.
5. 身体機能を維持するためには,バランス訓練も重要である.

Q1 | **A**……4
解説
　変形性関節症は加齢性の変化によって,荷重関節(体重がかかる関節)に生じやすい.
関節の負荷を減らすための筋力トレーニングや減量が重要である.

Q2 | **A**……4
解説
　悪性腫瘍や感染,骨折など様々な原因によって腰痛を生じる.腰椎で神経が圧迫されることで下肢の疼痛やしびれ,麻痺を生じる.非特異的腰痛では活動性を維持することが重要である.慢性腰痛では心理社会的な背景が深く関与していることが多く,心理職の役割が重要である.

Q3 | **A**……1
解説
　原発性骨粗鬆症と診断された場合には,早期に骨粗鬆症治療薬を開始し,骨折によるADL低下を予防する必要がある.骨折を生じた場合には,原則として早期離床を目指すことが重要である.高齢者が健康寿命を延ばすためには,ロコモ,フレイル,サルコペニアの徴候を早期に発見し,栄養管理,筋トレ,バランス訓練など行っていくことが重要である.

整形外科疾患

文献
1) 平成27年度将来動向調査報告書「ロコモティブシンドロームの将来動向」,公益財団法人　ヒューマンサイエンス振興財団,2016.
2) 日本整形外科学会診療ガイドライン委員会／腰痛診療ガイドライン策定委員会編:腰痛診療ガイドライン2019,南江堂,2019.
3) 松平　浩:慢性腰痛(心理・社会的腰痛を含む)へのアプローチと現場での対応:第25回腰痛シンポジウム講演記録集,腰痛症　最近の進歩　難治性腰痛を含む各種腰痛にどのように対応するか,エーザイ,2016,p27.
4) 日本整形外科学会公認,ロコモティブシンドローム予防啓発公式サイト.
5) Chen LK, et al : Asian Working Group for Sarcopenia : 2019 Consensus Update on Sarcopenia Diagnosis and Treatment. J Am Med, 21 : 300-307, 2020.
6) 葛谷雅文:超高齢社会におけるサルコペニアとフレイル.日内会誌,104:2602-2607,2015.
7) Fried LP, Tangen CM, etal : Frailty in older adults : evidence for a phenotype. J Geront A Biol Sci Med Sci, 56 : 146-456, 2001.

(篠田裕介)　　165

国際生活機能分類（ICF）

1. **国際生活機能分類（ICF）とは**：2001 年の WHO（世界保健機関）総会において採択された国際生活機能分類（International Classification of Functioning, Disability and Health：ICF）は，**生活機能**と**障害**を系統的に捉えるための枠組みと，これらを記述するための手段を提供する分類法である．ICF は障害というマイナス面ではなく，生活機能という肯定的な面をプラスに捉えるという考え方に基づいており，障害のある人だけでなく，全ての人々に関する分類であるとされる．

生活機能とは，人体の生理的機能と解剖学的構造，さらに人間としての生活あるいは人生における課題や行為を実行，遂行する能力を指す概念である．生活機能は**心身機能**，**身体構造**，**活動**と**参加**という要素から構成されている．一方，障害とは生活機能に対する否定的な側面を示し，**機能障害**（構造障害を含む），**活動制限**，**参加制約**という，生活機能における構成要素のそれぞれと対をなす用語で表現される．また，ICF はこれらの生活機能に加えて，生活機能に影響を及ぼす**環境因子**もその分類の対象としている．各要素の具体的な定義を**表1**に示す．

2. **生活機能と障害のモデル**：健康状態は生活機能に影響を及ぼし，いわゆる精神機能を含めた心身機能の障害は，活動と参加に制限や制約を生じる，あるいは逆に活動と参加の制限・制約から心身機能は影響を受ける．そして，環境因子と生活機能との関係も同様であり，ICF における各構成要素は相互に，かつ複合的に作用し合っている．この関係を視覚化したものが**図1**である．

生活機能と障害のモデルには，環境因子に加えて**個人因子**（personal factors）が含まれている．個人因子とは個人の人生や生活の特別な背景であり，具体的には性別，人種，年齢，体力，ライフスタイル，習慣，生育歴，困難への対処方法，社会的

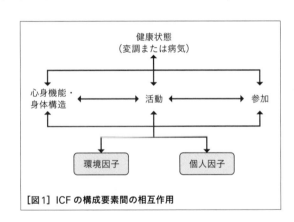

[図1] ICF の構成要素間の相互作用

[表1] ICF 構成要素の概観

- ・心身機能（body functions）：身体系の生理的機能（心理的機能を含む）．
- ・身体構造（body structures）：器官・肢体とその構成部分などの，身体の解剖学的部分．
- ・機能障害（構造障害を含む）（impairments）：著しい変異や喪失などといった，心身機能または身体構造上の問題．
- ・活動（activity）：課題や行為の個人による遂行．
- ・参加（participation）：生活・人生場面への関わり．
- ・活動制限（activity limitations）：個人が活動を行うときに生じる難しさ．
- ・参加制約（participation restrictions）：個人が何らかの生活・人生場面に関わるときに経験する難しさ．
- ・環境因子（environmental factors）：人々が生活し，人生を送っている物的な環境や社会的環境，人々の社会的態度による環境を構成する因子．

背景，教育歴，職業，過去および現在の経験（人生の出来事），全体的な行動様式，性格，個人の心理的資質などが含まれる．

　この枠組みに基づくと，心理的な介入は心身機能だけに働きかけるのではなく，環境因子や個人因子を含めた生活機能と障害の全体を視野に入れ，対応を考える必要があるといえる．

3. **言語としてのICF**：ICFでは個人の健康や健康に関連する様々な状況がリスト化され，それぞれにコードが付与されている．例えば，心身機能の一つである意識機能というカテゴリーには「b110」というコードが付与され，内容が下記のように定義されている．

　b110 意識機能：周囲への意識性，明瞭性の状態に関する全般的精神機能であり，覚醒状態の清明度と連続性を含む．

　ICFにはこのようなカテゴリーが1,400以上定義され，収載されている．なお，個人因子は社会的，文化的多様から分類が容易でなく，詳細なカテゴリーはこれまでのところ作成されていない．ICFの最新版はホームページ（https://icd.who.int/dev11/l-icf/en）から検索，閲覧することができる．また，日本語版の書籍[1]も2002年に出版されている．

4. **ICFの活用**：ICFは障害を有することで生じる精神・心理的な問題と背景因子の関連性を理解し，情報を共有する手段として有用である．ICFの概念的枠組みを利用した評価の一例を**図2**に示す．

　実際の臨床では心理的な視点からの様々な評価もふまえたうえで，多職種が連携してICFを活用できるとよい．

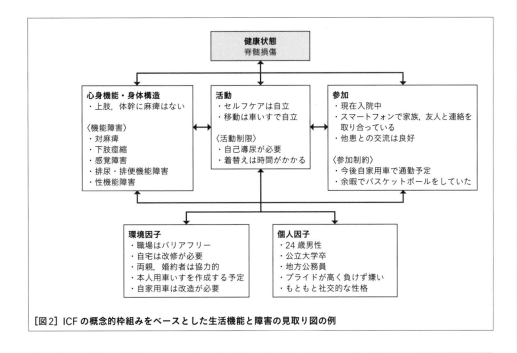

[図2] ICFの概念的枠組みをベースとした生活機能と障害の見取り図の例

文献

1）世界保健機構（WHO）：ICF　国際生活機能分類－国際障害分類改訂版，中央法規，2002.

（山田　深）

コラム

国際生活機能分類（ICF）

13章 周産期医療

到達目標 ···

● 妊娠・出産のプロセスを概説できる.
● 周産期に起こりやすい心理的問題およびその対応方法について概説できる.

アウトライン

　周産期医療の発展により，高齢出産が可能となり，妊産婦の死亡率が下がり，超低出生体重児の生育も可能となっている．こうしたなか，周産期においてメンタルヘルス不調を呈するリスクは高まっている．妊娠期も産後も最も高頻度にみられる精神疾患はうつ病であり，次いで，全般性不安障害や強迫性障害，パニック障害といった不安障害が多い．これらの心理的問題は，妊娠・出産・育児という，大きな生物学的変化や環境の変化を経験するプロセスにおいて生じるものであり，家族や医療・福祉など周囲のサポートにより重篤化を回避できることが多い．喜びに満ちたものであるはずの周産期において，メンタルヘルス不調は誰にも生じうるものであると認識したうえで，予防的対応や，早期にメンタルヘルス変調を捉えた対応，多職種や地域との連携に基づいた切れ目のない支援が必要である．

1. 周産期に関連する医学知識

1）現代における周産期メンタルヘルスの問題

　周産期とは，医学用語としての定義では妊娠22週から出産後7日目までを指すが，本章では特に心理的支援が必要な時期という観点から，妊娠判明後から乳児育児期までの期間について述べる．女性は，人生において周産期と閉経期にうつになりやすいとされ，妊娠から出産，産後のプロセスに生じうる心理的問題への対応は重要であるが，現状では助産師や保健師による介入が中心となっており，今後は心理職の介入がより重要になると考

〔キーワード〕マタニティブルーズ，産後うつ，出生前診断，不妊治療，特定妊婦，連携，グリーフ

えられる.

　2022 年度版「少子化対策白書」によると，第 1 子出生時の母親の平均年齢は 30.7 歳（2020年）と上昇傾向から近年横ばいになっており，1985 年と比較すると 4.0 歳上昇している[1]．周産期医療の発展により，高齢出産が可能となり，妊産婦の死亡率が下がり，超低出生体重児の生育も可能となっている．こうしたなか，周産期においてメンタルヘルス不調を呈するリスクは高まっている．東京 23 区で実施された調査では，2005 年から 2014 年の 10年間の妊産婦の異常死 89 人のうち，63 人が自殺であり，自殺者のうち妊娠中の約 4 割，産後の約 6 割がうつ病や統合失調症などと診断されていたことがわかった．後期妊産婦死亡を含めた産後 1 年までの死亡原因のトップも自殺である．このように，新しい命を迎える妊娠期や産後期は必ずしも幸せに満ちたものではないことが明らかになっている．また，周産期のメンタルヘルス不調は児の養育不全にもつながりうる．母子の健康水準を向上させるための取り組みを推進する国民運動計画である**健やか親子 21**（第 2 次）[*1]では，「妊娠期からの児童虐待防止対策」が重点課題の一つとしてあげられており，現代において，周産期のメンタルヘルス対策を充実させることは重要な課題の一つであるといえる.

2）妊娠・出産・産後のプロセス

(1) 妊娠の経過

　胎児は，卵子の受精とその後の着床を経て，子宮内で約 40 週成長した後に出生する．妊娠週数は，最終月経の第 1 日を 0 日目と数え，分娩予定日はその 40 週後となる．

　妊娠期は，**妊娠初期，妊娠中期，妊娠後期**に分けられる **[表 1]**.

①妊娠初期（妊娠 16 週未満）

　卵巣の成熟卵胞から排卵した卵子は，卵管内において膣，子宮腔，卵管と上昇した精子と融合し，受精卵となる（2 章，026 頁参照）．受精卵は分割を続け子宮腔内に輸送され，子宮内膜に着床し，胎芽（受精卵のヒト器官形成が不十分で外観をまだ完全に示さない状態）から胎児（ヒトの外観,生命機能を示した後の状態）およびその付属物（胎盤，卵膜，臍帯(さいたい)など）へと発達を遂げる．妊娠 6 週頃に心音が確認できて妊娠が確定する．胎芽・胎児は臍帯（臍の緒(へそのお)）で胎盤とつながっており，その母親の血液を介して，栄養素と老廃物，酸素・二酸化炭素の交換を行う．つわり（悪阻(おそ)）は妊娠 6 週頃から13 週頃まで続くことが多い．重症悪阻になると，食べ物を受け付けられなくなり，管理入院となることもある．

②妊娠中期（妊娠 16 週～ 28 週未満）

　16 週頃には胎盤が完成し，「安定期」に入ったと表現される．18 週から 19 週頃になると母体は胎動を感じ始める．22 週を過ぎると，胎児の肺は発達して胎外での生存が可能になってくる.

③妊娠後期（妊娠 28 週以降）

　子宮や胎児はますます大きくなり，妊婦はお腹の張りや身体的な不快感を抱くことが

---

*1　健やか親子 21：厚生労働省は，現代の少子高齢社会において国民が健康に生活できる社会を実現するための国民運動の「健康日本 21」のなかで，特に少子化対策に重点をおいた「健やか親子 21」を提唱している．「健やか親子 21（第 2 次）」では，すべての子どもが健やかに育つ社会を目指し，基盤課題として「切れ目ない妊産婦・乳幼児への保健対策」「学童期・思春期から成人期に向けた保健対策」「子どもの健やかな成長を見守り育む地域づくり」を設定し，なかでも特に重点的に取り組む必要のある課題として「育てにくさを感じる親に寄り添う支援」「妊娠期からの児童虐待防止対策」をあげている.

[表1] 妊娠の経過

妊娠週数		胎児の大きさ	胎児の成長	母体の変化
初期	胎芽期 5週末	約0.4cm	ほかの動物胎芽と区別しがたい. 明らかな臍帯はまだ生じていない.	変化は現れない.
	胎芽期 7週末	約1.3cm	ヒトらしい外観になってくる. 心臓, 手足, 呼吸器, 消化器, 中枢神経など体のあらゆる器官ができ始める. 頸部が形成され, 耳, 目, 口もできてくる.	つわりを感じ始める. 胸の張りを感じ始める.
	胎児期 11週末	約9cm 約20g	尾部を失いヒトとしての外形が完成する. すべての器官の基礎がほぼ完成する. 心拍動も確認できる. 外陰部による性区別が可能となる. 皮膚は硝子様透明で, 皮下血管や内臓などを透視できる.	乳腺が発達する.
	胎児期 15週末	約16cm 約100g	内臓はほぼ完成する. 皮膚はしだいに不透明になる. 筋肉の活動が始まり四肢を動かすようになる. 胎盤が完成する.	安定期に入り, つわりは収まり, 下腹部が膨らみ, 胎動を感じ始める.
中期	19週末	約25cm 約250g	脳神経が発達する. 皮膚は赤色だが脂肪の沈着により不透明になる. 産毛が全身に密生し, 頭髪や爪が発生し始める.	胎動を明瞭に感じるようになる.
	23週末	約30cm 約650g	骨格や筋肉がしっかりしてくる. 聴覚が発達する. 頭髪が明らかになり, 眉毛や睫毛が生じ, 眼瞼が分離する. 肺が発達して胎外での生育が可能になってくる.	腹部が大きくなることで, 腰痛や背部痛が出現する.
	27週末	約35cm 約1,000g	皺のある老人様顔貌. 把握反射がみられる. この時期に娩出されると浅い呼吸を続けるが, ほとんどが生育可能である.	血糖値が高くなることがある.
後期	31週末	約40cm 約1,500g	身体の主な器官がほぼ完成する. 全身に産毛. 明暗の区別がつく程度に視覚が発達する. 聴覚神経が内耳とつながり, 音を聞くことができるようになる. この時期に娩出されると啼き声を発し, 生育可能である.	お腹の張りを感じるようになることがある. 身体的不快感, 切迫早産, 妊娠高血圧などのリスクが高まる.
	35週末	約45cm 約2,000g	肺や腎臓をはじめ, 体の機能がほぼ完成する. 皮下脂肪の増加によって身体は丸みを帯びる. 顔面や腹部の産毛は消失する. 子宮のなかで頭を下にした位置に落ち着いてくる.	前駆陣痛がみられる.
	39週末	約50cm 約3,000g	心臓や呼吸器が成熟し, いつ生まれても良い状態になる成熟児の兆候を備える.	子宮は下がり, 規則的な陣痛, 子宮口の拡大とともに出産を迎える.

多くなる. 母体のリスクも高くなり, 切迫早産や妊娠高血圧などから, 高い安静度が必要とされる状態で長期の入院を余儀なくされることもあり, さらに胎児や母体にリスクがある場合には母体胎児集中治療室（MFICU）で治療を行うこともある.

(2) 分娩の経過

　分娩とは, 胎児およびその付属物を母体から完全に娩出することをいう. 妊娠の時期により, **流産**, **早産**（妊娠22週以降妊娠37週未満）, **正期産**（妊娠37週以降42週未満）,

過期産（妊娠 42 週以降）に分類される．また，分娩方法により，**自然分娩**（自然の娩出力によって自然産道から娩出するもの），**人工分娩**（帝王切開，薬剤，理学的処置などを加えることによる分娩）に，分娩の経過により**正常分娩**（正期産で自然分娩，胎位・胎勢に異常がなく母児ともに健康），**異常分娩**（分娩時期，胎位・胎勢に異常があり母児に危険を伴うものや人工分娩）に，胎児数により**単体分娩**，**多胎分娩**などに分類される．

正常な分娩では，子宮の収縮に伴って陣痛（不随意に，周期的に反復して起こる子宮体筋の収縮．胎児を娩出する原動力）が始まり，胎児が旋回しながら産道を通過し，頭部より娩出される．陣痛周期が 10 分程度になってからの分娩所要時間は，正常分娩では初産婦（出産経験なし）で 30 時間未満，経産婦（出産経験あり）で 15 時間未満である．

(3) 新生児期

ほぼ生後 4 週目までの，子宮内環境から子宮外環境への生理的適応過程が完了するまでの期間を新生児期という．このうち 1 週目までを早期新生児期，それ以降を後期新生児期という．出生時の児の健康状態は，**アプガー指数**[*2] で示される．児は通常 3,000g 程度で出生するが，体重により，**巨大児**（体重 4,000g 以上），**低出生体重児**（2,500g 未満），**極低出生体重児**（1,500g 未満），**超低出生体重児**（1,000g 未満）と分類される．

(4) 産褥期

分娩後，母体が妊娠前の状態に戻っていく期間を**産褥**といい，ほぼ 6 〜 8 週間を要する．子宮をはじめとする性器の復古，循環器系や呼吸器系，消化器系，内分泌系など全身の復古がみられる．また産褥期には，乳汁の分泌が始まる．授乳は産褥婦に母親としての実感を与え，子どもに栄養を与えるのみでなく母子の絆形成を促す一方で，母乳育児へのこだわりや授乳困難が育児不全感につながる場合もある．産後には，産科による母子の 1 カ月健診が行われ，異常がなければ産科通院は終了する．

3）周産期における地域とのつながり

妊娠すると，**母子健康手帳**が交付される．母子健康手帳の様式は厚生労働省令で定められ，各市町村で作成される．記載される主な内容は，妊娠中の経過，乳幼児期の健康診査の記録，予防接種の記録，乳幼児身体発育曲線などである．その他，妊娠中や産後の生活や育児について教える母親（両親）学級も開催される．

産後には，**乳幼児家庭全戸訪問事業**（こんにちは赤ちゃん事業）で保健師による自宅訪問，産後ケア事業などが行われる．その後，3 〜 4 カ月健診，1 歳半健診，3 歳健診などが行われ，児の発達・成長および親の子育てについて保健師などが母子と接して必要であれば支援につなぐことができる．その支援の場で，心理職は児の発達や親の育児不安，メンタルヘルス不調を見極めて医療につなげたり，実際に児の療育や親の心理面接を行ったりする．

4）胎児の存在の母親への影響

妊娠・出産・産後のホルモン変化は，母体に様々な影響を及ぼす．母体が胎児の存在を

[*2] アプガー指数：出産直後の新生児の健康状態を「心拍数」「呼吸」「筋緊張」「刺激に対する反射」「皮膚色」の 5 項目で採点したもので，10 点満点で新生児仮死の状態や後遺症のリスクを予測するための指標である．誕生 1 分後と 5 分後に測定し，0 〜 3 点が重症仮死（第 2 度新生児仮死），4 〜 6 点が軽症仮死（第 1 度新生児仮死），7 〜 10 点が正常と判断される．

意識するようになる自覚的な現象として，妊娠悪阻（つわり），乳房の緊満，腹部の増大，胎動の自覚，子宮の周期的な収縮などがある．さらに，近年妊婦検診時にみられる超音波画像は，心拍動や胎児の動きが可視化されることで母親に胎児の存在を知らしめる．4D 超音波画像（3D 超音波画像が動画になったもの）**[図1]** では，胎児像が立体的に動画で，よりリアルに可視化される．こうした環境は，本来の診断目的に加えて，母親に児の受け入れを促すよう働く．これらの児の成長は，母親になることへの心理的移行を促す一方で，身体的・環境的変化や想定外の出来事への不適応が，妊産婦のメンタルヘルス不調につながることもある．

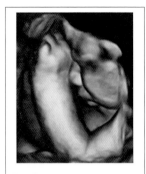

[図1]
38 週胎児の 4D 超音波画像

5）母親の子どもへの影響

ウイルス感染（トキソプラズマ，風疹など），化学物質への曝露，薬物，アルコール，ニコチンの摂取など，妊婦の生活環境は，胎児の器官形成の阻害，発育不全などの要因となりうる．加えて，妊婦が抱える不安やストレスは，出生後の子どもの情緒や行動にも影響を与える可能性があることがわかっている．

DOHaD 仮説では，児の発達過程（胎児期や生後早期）における様々な環境は，その後の環境を予測した適応反応を起こし，その環境とその後の環境との適合の程度は将来の疾病リスクに関与すると考えられている．すなわち，胎児期の環境への身体の適応は，児の出生後から成人後の栄養代謝の基本的パターンを決め，成人期の慢性疾患リスクに影響を与えるという．たとえば，子宮内で低栄養に曝された胎児には，出生体重減少だけでなくその環境に適合するためにエネルギーをため込みやすい体質への変化がみられる．出生後に児の栄養環境が改善すると相対的な過栄養状況となるため，成人期に糖尿病や高血圧，高脂血症など，いわゆるメタボリックシンドロームを発症するリスクが高くなるという．また，胎児がストレスによって過剰に分泌されるなど母親のコルチゾールに長期間さらされることによって，出生後の子どもに過活動，情緒過敏性，関係性の障害などが生じることが指摘されている．これらの変化は遺伝子の発現部位を調節するエピジェネティック変化（DNA の配列変化にならない遺伝子発現のオン・オフ）を介して起こるという．これらより，胎児期からの成育環境をより良くするように働きかけることの重要性が示唆される．

産後の母親のメンタルヘルス不調は，子どもの認知的・情緒的・社会的・行動的発達に対してだけでなく，パートナーの精神状態にも短期的・長期的悪影響を及ぼす恐れがある．産後うつ病に伴う自殺や虐待につながることも懸念されるため，早期発見・早期介入が必要である．

2. メンタルヘルスへの周産期特有のリスク

妊娠・出産を経て，母子ともに健康な乳児期・育児期を迎えるのは，当たり前のことではない．妊娠中の母体では，様々な合併症（心疾患，甲状腺機能亢進症，糖尿病，妊娠高

[表2] 周産期に心理的問題が生じる可能性がある要因の例	
環境の要因	母子分離，社会的孤立，配偶者からの暴力，生活上のストレス，精神的に大きな負担のかかるライフイベント（夫，実母などの身近な人との死別・離別体験など）
母親の要因	精神障害既往（双極性障害，統合失調症，産褥精神病の既往は特に注意が必要），人工妊娠中絶歴，流産歴，死産歴，重い妊娠悪阻，現在過去の妊娠合併症，望まない妊娠，辛い妊娠・出産体験，被虐待歴，アルコールなどの物質乱用歴，若年妊娠，高齢妊娠，母親が自身の被養育体験をいかに捉えているか，悲観的思考，育児方法への極端なこだわり
子どもの要因	病気，障害，多胎，癇の強さや反応の悪さなど子どもの気質・器質的問題

血圧症候群，肺や脳の血管内での血栓症や塞栓症など）が生じる可能性がある．妊娠年齢の高齢化に伴い，これらの合併症に罹患する妊婦数は今後も増加すると予測されるが，こうした合併症による妊娠継続への不安は，妊婦のメンタルヘルス不調にもつながりうる．

また家庭的・経済的に大きな支障を抱えながら妊娠している場合，妊婦検診を定期的に受診せず，母体に危険が迫ってから，または分娩開始時の飛び込み受診・分娩がみられることがあり，こうした場合には児の死亡率が高く母体合併症も多くなり，出産後には医療ネグレクトなど，虐待につながる可能性もある．

出産自体も，母子ともにリスクの高いイベントであり，辛い出産体験，児の低体重出生や疾患などが，母親のメンタルヘルス不調につながることもある．

周産期に心理的問題が生じる可能性がある要因は，**環境の要因**，**母親の要因**，**子どもの要因**に分けることができる［**表2**］．以下に，こうした要因のいくつかを取り上げ，説明する．

1）不妊・不育治療

子どもを望むカップルが生殖補助医療を含む不妊治療を受けることは，珍しいことではなくなっている．**不妊**とは，挙児を希望し通常の性生活を送りながら1年以上経過しても挙児が得られない場合をいう．生殖年齢人口の15～20%，夫婦およそ5組に1組の割合で不妊がみられるという．2019年には，年間5万人を超える児が生殖補助医療により誕生しており，これは全出生児14人のうちの1人にあたる．不妊の一番の要因は，晩婚化に伴う卵子の老化であり，将来の妊娠をふまえ，卵凍結・受精卵凍結が選択されることもある．

不妊治療は，医学的介入の程度，生殖医療を受ける対象者により，以下のように分類される．

(1) 医学的介入の程度による分類

①**タイミング法**：排卵日の2日前から排卵日までの期間に妊娠しやすいことを利用して，その時期に合わせて性交をもつ方法．

②**人工授精**：男性に精液を採取してもらい，精液中から運動している精子を洗浄・回収して，妊娠しやすい時期に子宮内に注入し精子と卵子が出会う確立を上げる方法．

③**体外受精**（生殖補助医療；ART）：卵子を体外に取り出して（採卵）精子と受精させ，培養した胚（受精卵）を子宮に戻す（胚移植）方法．顕微授精では，1個の精子を卵子に細い針で注入して受精を試みる．凍結胚・融解胚移植では，体外受精によって得られた胚を凍結保存し，後の生理周期に融解して胚移植する．

（2）生殖医療を受ける対象者による分類

①配偶者間生殖医療（大半がこれ）

②非配偶者間生殖医療：非配偶者間人工授精（AID），卵子提供体外受精，代理妊娠・出産などがある．こうした場合には，出生した児が出自に関する複雑な背景を背負うという問題が生じうる．

　わが国は現在，生殖補助医療の実施件数も出生児数も世界一の生殖医療大国である．2022年度より，不妊治療は公的医療保険適応となり，今後も不妊治療を受けるカップルは増加すると予測される．しかし，不妊治療をすれば必ず妊娠するわけではない．妊娠・出産に至ったとしても，出産までをゴールとして捉え，その後の育児や家族関係が見えていない場合もあり，支援が必要になることがある．

2）出生前診断

　出生前診断の進歩により，胎児疾患が診断されることが増えた．

　出生前診断は，以下のように分類できる．

【侵襲的かつ確定的検査】

①**羊水検査**：妊娠15〜16週以降に羊水を採取して，羊水中に含まれている胎児の細胞を検査し，胎児に染色体異常があるかどうかを調べる．

②**絨毛検査**：妊娠10〜14週に胎盤の一部となる絨毛組織中に含まれている胎児の細胞を調べ，胎児に染色体異常があるかどうかを調べる．

【非侵襲的・非確定的検査】

③**母体血清マーカー検査（クアトロテストなど）**：妊娠15週以降に妊婦の血液中に含まれる成分を測定して，胎児が21トリソミー（ダウン症）や18トリソミー，開放性神経管欠損症である確立を出す．

④**超音波検査**：超音波で，胎児の首の後ろのむくみ，静脈管血流量，心臓の三尖弁逆流，鼻骨低形成・無形成などをみて，染色体異常の可能性をみる．

⑤**妊娠初期コンバインド検査**：妊婦の血液中に含まれる成分と胎児の首の後ろのむくみの値を組み合わせて，胎児が21トリソミー，18トリソミーである確立を出す．妊娠11週から13週に行う．

⑥**新型出生前診断（NIPT）**：妊娠10週以降に，妊婦の血液中に含まれる胎児のDNAを検出して，胎児が21トリソミー，18トリソミー，13トリソミーであるかどうかを推測する．従来の採血による検査よりも精度が高い．

　児が何らかの先天性疾患をもって生まれる割合は3〜5％であり，特に出産年齢の高齢化により胎児にダウン症（21番目の染色体が1本多い21トリソミー）などの染色体異常による障害がみられる可能性が高まることから，出生前診断が選択されることがある．染色体異常確定のための羊水検査は，腹部に針を刺す侵襲的な検査であり，流産につながる可能性もあることが受検への抵抗につながっていた．しかし，2013年4月に血液検査による精度の高い**新型出生前診断（NIPT）**の受検が高齢妊婦を対象に可能となった．2021年3月までには，累計10万人がNIPTを受け，そのうち1.8％が陽性との結果を受けた．児の先天異常は，妊娠年齢の高齢化によって増加傾向にあり，出生前診断により異常が明らかになった場合には，母体保護法上妊娠中絶が可能な妊娠21週までに人工妊娠中絶が選択されることもある．検査結果が陽性と出た場合の人工妊娠中絶率は77.8％であったが，

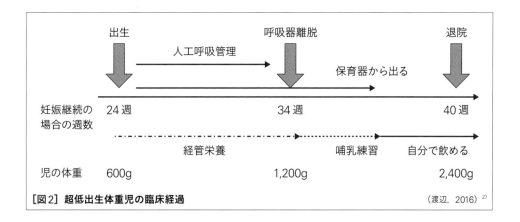

	出生	呼吸器離脱	退院

妊娠継続の
場合の週数　　24週　　　　　　　34週　　　　　　　40週

人工呼吸管理　　　　保育器から出る

経管栄養　　　　　哺乳練習　　自分で飲める

児の体重　　600g　　　　　　1,200g　　　　　　2,400g

[図2] 超低出生体重児の臨床経過　　　　　　　　　　　　　　　　（渡辺，2016）[2]

命の選別の問題とも関連して中絶後に罪悪感に苦しむこともある．NIPT 受検のプロセスでは遺伝カウンセラーが十分な説明を行うことが求められるが，心理面への対応を心理職が担うことがある．

3）NICU

　低出生体重児は，全出生児の約10％に推移している．そのうち超低体重児や重症疾患児は NICU（**新生児集中治療室**）で24時間体制で治療管理される．低出生体重児の出生数は，1980年代では全出生の5％であったのが，最近では10％近くにまで増加している．わが国の新生児医療は高い技術を有しているため，児の死亡率はかなり低下しているものの，児に様々な合併症や発達に関する障害がみられる場合がある．NICU に入院となった子どもの退院までの平均的な経過は**図2**のとおりである．母親は，NICU での児の人工呼吸管理中などに，子どもを失う恐怖，親としての無力感や罪悪感，育児への不安などを味わっており，こうした母親の育児について支援していく必要がある．児が保育器に入り，分離を余儀なくされる母子の絆の構築を促すために，裸の母親の胸に児をのせる**カンガルーケア**などが取り入れられている．

4）流産・死産

　流産とは，生育限界といわれる22週未満で妊娠が中断することをいう．受精後の胎児（胎芽）の染色体異常などの先天異常による妊娠初期の自然流産は2～3割の確率で生じうる．妊娠12週までの初期流産の確立は高く，全流産の80％を占める．連続3回以上の自然流産を繰り返した状態を**習慣流産**という．妊娠は成立するが流産や死産を繰り返して生児が得られない場合を**不育症**という．また，妊娠期間を問わず，子宮内で胎児生存が確認されたあと，母体，胎児，胎児付属物の何らかの原因で胎児発育が停止し，胎児の心拍動，運動などの生命現象が全く消失し，死亡したものを**子宮内胎児死亡**という．これらの体験は，**グリーフ**の問題とも関連して女性のメンタルヘルス不調につながるだけでなく，次の妊娠時の妊娠継続や出産への大きな不安につながり，心理的支援が必要となることがある．

3. 周産期に起こりやすい心理的問題

1）周産期の精神疾患

　周産期は，女性の人生において心理的問題が特に発現しやすい時期である．妊娠・分娩後の生理機能（特に内分泌環境）の著しい変化や，母親になったことからくる環境の変化，育児や授乳に対する不安・疲労などが主な要因と考えられている．妊娠期も産後も最も高頻度にみられる精神疾患は，うつ病であり，次いで，全般性不安障害や強迫性障害，パニック障害といった不安障害が多い．しかし，精神科の既往をもたない周産期の女性の多くは精神的不調があってもその自覚に乏しく，自ら周囲に助けを求めたり精神科を受診したりしない傾向にある．薬物療法への抵抗も強く，その結果，育児能力や自己肯定感の低下を招き，不調がさらに増悪するという悪循環が生じる可能性がある．

　周産期にみられる主な精神疾患は，以下のとおりである．

（1）マタニティブルーズ

　産褥3～10日に発症する一過性の軽い抑うつ状態をいう．産褥婦の30～50％に生じる．症状は約2週間程度で軽快消失するが，産後うつにつながりうるため注意が必要である．主な症状は軽度の抑うつ感，涙もろさ，不安感，集中力の低下である．分娩後の急激な女性ホルモンの変化（プロゲステロン，エストロゲンの急激な低下），環境の激変への適応困難など，生物社会的要因に関連があると考えられる．

（2）周産期うつ病

　妊娠期や産後数週間から数カ月間に気分が沈み，周囲に対する興味や喜びが感じられない，不安，緊張，集中困難，不眠，罪責感，無価値感などの症状が一定期間続く．周産期うつ病では一般的なうつ病の症状と比較して，悲哀感に乏しい一方で罪悪感や無価値感，楽しみへの興味の喪失，過剰な不安が目立つ．易疲労感や不眠，食欲低下などの身体症状は妊娠中・産後や育児の疲れと解釈されて見落とされやすい．発現時期は，精神疾患の診断・統計マニュアル（Diagnostic and Statistical Manual of Mental Disorders 5th edition；DSM-5）[3]では，抑うつ障害群において，妊娠中または出産後4週間以内に気分症状が始まっている場合，「周産期発症」と特定される．精神および行動の障害 臨床記述と診断ガイドライン（The ICD-10 Classification of mental and Behavioural Disorders: Clinical descriptions and diagnostic guidelines；ICD-10）[4]では，「産褥に関連した精神および行動の障害，他に分類できないもの（F53）」を分娩後6週間以内に始まったものとしているが，このうち「産褥に関連した軽度の精神および行動の障害，他に分類できないもの（F53.0）」に「特定不能の分娩後うつ病」「特定不能の産褥うつ病」が含まれる．発症率は，産後では10～15％程度とされ，その約半数は妊娠期からうつ症状が出現しており，妊娠期の抑うつ状態は産後うつ病のリスクを高めるという．一般に，経産婦よりも初産婦のほうが抑うつの程度は高いが，産後3カ月ぐらいにはほぼ同程度になるとされている．近年は，10％程度の男性に産後うつがみられることも指摘される．

（3）産褥期精神病

　分娩後1～2カ月以内，特に3週以内に発症することが多い内因性精神病である．産褥期精神病は，DSM-5では独立した疾病として分類されていない．ICD-10では，「産褥に関連した重症の精神および行動の障害，他に分類できないもの（F53.1）」に「特定不能

の産褥精神病」が含まれる．入院を要するものは褥婦の 0.1 ～ 0.7% 程度であり，幻聴，幻視，妄想などの幻覚妄想状態を主体とする．また，緊張症状を含め多彩な症状を呈する．妊娠前から発症している場合，産褥期に悪化することが多い．

(4) 不安障害

周産期は，妊娠継続・出産への不安，育児や子どもの育ちに関する不安などが強くなる時期である．その不安が高じて全般性不安障害，パニック障害，強迫性障害などの不安障害がみられることがある．

2）ボンディング（bonding）障害[5]

子どもの安定したアタッチメントの形成には，親が子どもに対して抱く愛情の絆が必要であり，これを親から子どもへの**ボンディング（bonding）**という．このボンディングがうまく築かれないことにより育児不全が生じる場合，**ボンディング障害**が疑われる．ボンディング障害は，子どもへの無関心，拒絶，怒りといった症状が母親にみられ，母親から子どもへの情緒的絆が欠如している状態を指す．こうした母親の状態について，現在独立した精神科診断カテゴリーはないが，母親役割の機能不全が子どもの発達不全につながるのみならず，児童虐待につながる恐れもあるため，特に周産期においては，子どもの生死とも関わる重要な障害であるといえる．こうしたことから，周産期の心理的支援において，母子の関係性に着目することは重要である．

3）虐待の問題

乳幼児育児期特有の虐待に，**乳幼児揺さぶられ症候群**（Shaken Baby Syndrome；SBS）がある．これは，乳児が泣き止まないことによるイライラから，乳幼児を強く揺さぶることが頭部外傷につながる虐待である．

妊娠期間中の**胎児虐待**の存在も指摘される．胎児虐待とは，胎児の生命を脅かしたり深刻な健康被害をもたらしたりする恐れのある行為を指す．日本の現刑法では，胎児虐待を罰する法律はないが，胎児の生命や成長・発達を守り，出産後の母子への支援につなげることをふまえた介入が必要である．

2016 年の児童福祉法一部改正で，要支援児童等と思われる者を把握した場合には，当該者の情報を現在地の市町村に提供するよう努めなければならないこととされており，これには**要保護児童，要支援児童**のみでなく，**特定妊婦**[*3] も含まれる．妊娠期からの支援は，養育不全や虐待の予防に寄与すると考えられる[6]．

4. 周産期における心理的問題の早期発見のための ツール

周産期の心理的支援においては，リスク因子を考慮して関わる必要があるが，以下に紹

---

*3 特定妊婦：出産後の養育について出産前において支援を行うことが特に必要と認められる妊婦．児童福祉法において，養育支援訪問事業を行う対象者のなかに定義されている．具体的には，「不安定な就労等収入基盤が安定しないことや家族構成が複雑，親の知的・精神障害などで育児困難が予測される場合で，妊娠届が未提出であったり妊婦検診が未受診であったりする場合がある」．児童虐待防止や要支援児童の家庭に対する支援強化のために，特定妊婦に対して地域行政機関と連携支援する必要がある．

介する 3 つの質問票は，母親の心理社会的リスク要因，精神状態，児への愛情を簡便にアセスメントすることができる．これらの質問票は，主に保健師による全戸訪問などで，母親に困っていることや悩んでいることを語ってもらうためのツールとして用いられる．

(1) 日本版エジンバラ産後うつ病質問票（Edinburgh Postnatal Depression Scale；EPDS）[図3][7]

妊産婦のうつ病のスクリーニングとして国内外で最も広く使用されている自己記入式質問票で，10 項目から構成され，0 点から 3 点までの 4 件法で最高 30 点である．過去 1 週間の気分について，落ち着いた環境のなかで質問票に回答を記入してもらい，その結果を用いて母親と面談する．産後 1 カ月の時点での産後うつの区分点は，国内では 9 点以上である．本尺度は，産後うつの重症度評価ではなくスクリーニングとして用いる．

(2) 赤ちゃんへの気持ち質問票（Mother to Infant Bonding Scale；MIBS[8]）

ボンディング障害と関連する，母親から子どもへの気持ちを聞く自己記入式質問票である．「赤ちゃんのことが腹立たしく嫌になる」「赤ちゃんに対して何も特別な気持ちがわかない」「赤ちゃんをとても身近に感じる（逆転項目）」など 10 項目からなり，0 点から 3 点までの 4 件法で，わが子をかわいいと思えずに苦しんでいる母親を見出す一助となりうる．

(3) 育児支援チェックリスト

母親の妊娠の背景，ライフイベント，身近な人からのサポート状況や養育環境の要因を把握し，支援していくためのチェックリストである．九州大学病院児童精神医学研究室と福岡市保健所が共同作成した．

5. 周産期の心理的問題への対応

精神的不調が認められる母親に対しては，多職種による妊娠期から産後育児期への切れ目のない支援が必要である．周産期から就学前子育て期において継続的に子育て支援を行うような個別の継続的なサポートシステムが望まれる．

分娩機関内では，産婦人科医師，新生児科医師，精神科医師，助産師，看護師，ソーシャルワーカー，心理職などが情報を共有し，**チーム医療**というかたちで一貫した対応をとれる体制を整える必要がある[*4]．

分娩機関外においては，地域の保健師や保健センターとの連携が必要である．保健師や助産師の家庭訪問による妊娠・育児・母子関係に関する情報提供・心理教育，産後ケアセンターやヘルパーの紹介など地域支援の提供は，環境因によるメンタルヘルス低下を予防・改善しうる．また，母親に精神疾患の既往がある場合や，母親に自殺念慮を認めたり，幻覚や妄想があったりする場合には，早めに精神科医療機関につなげることも必要となる[9-11]．児童虐待が疑われる場合には，児童相談所や子ども家庭センターに連絡を入れることになるが，総合病院などでは，医療ソーシャルワーカーが医療機関側の連携のハブになる．一方，地域側の連携のハブは，保健師が担うことになる．

出生前診断による治療との関連では，遺伝カウンセラーとの連携，グリーフに関連して

---

*4　2022 年度より生殖補助医療管理料，総合周産期特定集中室管理料も診療報酬に含まれるようになり，周産期の現場での相談支援を行う要員として公認心理師が位置づけられた．

母氏名 ＿＿＿＿＿＿＿＿＿＿＿＿＿　　実施日　　年　　月　　日（産後　　日目）

産後の気分についておたずねします。あなたも赤ちゃんもお元気ですか。

最近のあなたの気分をチェックしてみましょう。今日だけでなく、**過去 7 日間**にあなたが感じたことに最も近い答えに○をつけて下さい。必ず 10 項目全部答えて下さい。

1）笑うことができたし、物事のおもしろい面もわかった。
（　　）いつもと同様にできた。
（　　）あまりできなかった。
（　　）明らかにできなかった。
（　　）全くできなかった。

2）物事を楽しみにして待った。
（　　）いつもと同様にできた。
（　　）あまりできなかった。
（　　）明らかにできなかった。
（　　）ほとんどできなかった。

3）物事が悪くいった時、自分を不必要に責めた。
（　　）はい、たいていそうだった。
（　　）はい、時々そうだった。
（　　）いいえ、あまり度々ではなかった。
（　　）いいえ、全くなかった。

4）はっきりした理由もないのに不安になったり、心配したりした。
（　　）いいえ、そうではなかった。
（　　）ほとんどそうではなかった。
（　　）はい、時々あった。
（　　）はい、しょっちゅうあった。

5）はっきりした理由もないのに恐怖に襲われた。
（　　）はい、しょっちゅうあった。
（　　）はい、時々あった。
（　　）いいえ、めったになかった。
（　　）いいえ、全くなかった。

6）することがたくさんあって大変だった。
（　　）はい、たいてい対処できなかった。
（　　）はい、いつものようにうまく対処できなかった。
（　　）いいえ、たいていうまく対処した。
（　　）いいえ、普段通りに対処した。

7）不幸せなので、眠りにくかった。
（　　）はい、ほとんどいつもそうだった。
（　　）はい、時々そうだった。
（　　）いいえ、あまり度々ではなかった。
（　　）いいえ、全くなかった。

8）悲しくなったり、惨めになったりした。
（　　）はい、たいていそうだった。
（　　）はい、かなりしばしばそうであった。
（　　）いいえ、あまり度々ではなかった。
（　　）いいえ、全くそうではなかった。

9）不幸せなので、泣けてきた。
（　　）はい、たいていそうだった。
（　　）はい、かなりしばしばそうだった。
（　　）ほんの時々あった。
（　　）いいえ、全くそうではなかった。

10）自分自身を傷つけるという考えが浮かんできた。
（　　）はい、かなりしばしばそうだった。
（　　）時々そうだった。
（　　）めったになかった。
（　　）全くなかった。

（岡野・他，1996 による日本語版）[7]

［図3］エジンバラ産後うつ病質問票（EPDS）

亡くなった子どものきょうだい支援が必要であればチャイルドライフスペシャリストとの連携も必要になる.

13章 Q and A

Q1 産後うつについて正しいものを1つ選びなさい.
1. 産後うつになる人は,妊娠中からうつである.
2. マタニティブルーズと産後うつとは別のものであり,マタニティブルーズが重症化して産後うつになることはない.
3. 産後うつは,妊産婦が経験する生物学的・心理社会的変化により誰にも生じうると認識したうえで,予防的・早期に介入することが必要である.
4. 産後の入院中,元気な患者だったので,退院後にも産後うつの心配はないと考えた.
5. 産後うつは,子どもの精神・認知・身体などの発達に影響を及ぼすことはない.

Q2 以下のうち,周産期メンタルヘルス不調のリスクとなりうるものをすべて選びなさい.
1. 繰り返す流産
2. 配偶者からの暴力
3. 社会的孤立
4. 精神障害既往
5. 悲観的思考

Q3 周産期のメンタルヘルス不調への対応について正しいものを1つ選びなさい.
1. 妊娠期・産後期のメンタルヘルス不調は,プライベートな問題なので,医療機関は地域に情報を教えてはならない.
2. 分娩機関では,心理職は専門性を活かして心理的問題に焦点を当てて対応し,産婦人科医師や看護師と協力せず単独で妊産婦に対応したほうがよい.
3. 中絶・流産・死産などにより子どもを亡くした母親には,子どものことを早く忘れるように促す必要がある.
4. 妊産婦の心理的問題は子育ての問題に関わるため,地域につなぐ切れ目のない支援を念頭におくことは重要である.
5. 産後に疲労感や不眠,食欲低下の訴えがあったが,産後には当然の症状なので様子を見た.

Q1 | **A**……3
解説
1. 妊娠中のうつは産後うつのリスク要因とはなるが,必ずしも妊娠中から継続してうつであるとは限らない. 2. マタニティブルーズは,産後うつに移行しうる. 4.

産科退院後の環境などによって産後うつが生じることはある. 5. 母親のうつは子どもの精神・認知・身体などの発達に影響を及ぼしうる.

Q2 | **A**……すべて

解説

すべて, 周産期メンタルヘルス不調の要因となりうる.

Q3 | **A**……4

解説

1, 2 周産期メンタルヘルスへの支援では, 多職種・地域との連携は重要である. 情報の共有は, 必要に応じて, なるべく本人の承諾を得て行う. 3 子どもを亡くした母親のグリーフ対応では, 母親の希望に沿い, 母親がゆっくり時間をかけて気持ちを表出するプロセスに寄り添うことは重要である. 5. これらの症状は, 産後うつの症状である可能性もあり, 見極めが必要である.

文献

1) 内閣府：平成 30 年版少子化社会対策白書, 2018.

2) 渡辺とよ子：NICU の環境とディベロップメンタルケア. 別冊発達, 32（永田雅子編）：ミネルヴァ書房, 2016, pp127-135.

3) American Psychiatric Association：DSM-5 精神疾患の診断・統計マニュアル（高橋三郎, 大野　裕監訳）, 医学書院, 2014.

4) World Health Organization：ICD-10 精神および行動の障害. 臨床記述と診断ガイドライン（融　道男他監訳）, 医学書院, 1993.

5) 周産期メンタルヘルス学会：CQ17　ボンディング障害（母親から子どもへの情緒的絆を築くことの障害）への対応は？　周産期メンタルヘルスコンセンサスガイド, 2016.

6) 周産期メンタルヘルス学会：CQ6　メンタルヘルス不調で支援を要する妊産褥婦についての, 医療・保健・福祉の情報共有及び同意取得・虐待や養育不全の場合の連絡の仕方は？　周産期メンタルヘルスコンセンサスガイド, 2016.

7) 岡野禎治, 村田真理子・他：日本版エジンバラ産後うつ病自己評価票（EPDS）の信頼性と妥当性. 精神科診断学, 7：525-533, 1996.

8) 鈴宮寛子, 山下　洋・他：出産後の母親にみられる抑うつ感情とボンディング障害. 精神科診断学, 14：49-57, 2003.

9) 立花良之：母親のメンタルヘルス サポートハンドブック 気づいて・つないで　支える 多職種地域連携, 医歯薬出版, 2016.

10) 周産期メンタルヘルス学会：CQ5　メンタルヘルス不調の妊産褥婦に対する, 緊急度／育児　家庭環境／児の安全性確保に留意した医療・保健・福祉の具体的な連携と対応の仕方は？　周産期メンタルヘルスコンセンサスガイド, 2016.

11) 立花良之：妊産婦のメンタルヘルスケアについてのエビデンス　ー気づいて・つないで・支える多職種連携に関連してー, 母子保健情報誌（2019）.

（水本深喜, 立花良之）

14章 緩和ケア・終末期ケア

到達目標 ....

● 緩和ケアの概要について概説できる.
● サイコオンコロジー（精神腫瘍学）の概要について概説できる.
● がん領域のチーム医療と心理職の役割について概説できる.

アウトライン

　緩和ケアは生命を脅かす重篤な疾患に罹患した患者と家族の様々な苦痛の予防と緩和を行う．苦痛は身体的苦痛，精神的苦痛，社会的苦痛，スピリチュアルな苦痛に分類され，これらを総称して全人的苦痛と呼ぶ．緩和ケアを提供する際には疾患の特徴をふまえて経過や予後を予測し，多様な苦痛に対処するためにチームアプローチを行う．患者と家族の関係性や家族が抱えるつらさを見出して支援するのも緩和ケアの重要な役割であり，心理職は患者と家族の関係性や心理面の情報を収集して評価し，精神的苦痛をはじめ，様々な苦痛の軽減において重要な役割を果たす．

1. 緩和ケア

1）緩和ケアとは

　WHO（世界保健機関）は，そのガイドラインのなかで緩和ケアを「生命を脅かす病に関連する問題に直面している患者と家族の痛み，その他の身体的，心理社会的，スピリチュアルな問題を早期に同定し適切に評価し対応することを通して苦痛を予防し緩和することにより，患者と家族の Quality of Life（QOL）を改善する取り組み」であると定義している[1]．このように緩和ケアとは必ずしも看取りの医学ではなく，その対象はがんに限らず生命を脅かすような重篤な疾患に罹患した患者と家族であり，彼らの様々な**苦痛の予**

（キーワード）緩和ケア診療加算，切れ目ない緩和ケア，全人的苦痛，スピリチュアルペイン，サイコオンコロジー（精神腫瘍学），チーム医療

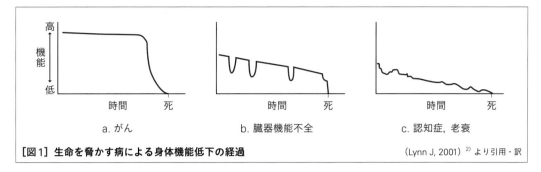

[図1] 生命を脅かす病による身体機能低下の経過　　　　　　　　　　　　　　（Lynn J, 2001）[2] より引用・訳

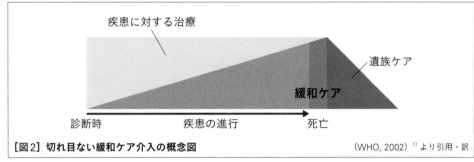

[図2] 切れ目ない緩和ケア介入の概念図　　　　　　　　　　　　　　　　　（WHO, 2002）[1] より引用・訳

防と緩和を行う.「**生命を脅かす病**」は, がんのほかに心不全, COPD（慢性閉塞性肺疾患）, 慢性腎不全, AIDS（後天性免疫不全症候群）, 認知症など様々な疾患が対象となる.

　緩和ケアの対象となるような生命を脅かす疾患の経過には, それぞれ特徴がある**[図1]** [2, 3]. 終末期のがん患者の身体機能はある程度まで保たれるが, 状態が悪化し始めると死亡までは週単位でなだらかに悪化し, 回復することは難しい**[図1-a]**. 心不全, 呼吸不全, 腎不全のような臓器機能不全の場合は, 全体的な身体機能は年単位で徐々に低下していく. その経過のなかで急変のような状態悪化のイベントが不定期に起こる. このイベントから回復できれば元に近い状態まで回復するが, 全体的な状態が悪化し, 急変のイベントから回復できずに死に至る場合がある**[図1-b]**. 認知症や老衰の場合は, 年単位で不可逆的に徐々に身体機能が低下していき, 最終的に死に至る**[図1-c]**. 緩和ケアを提供する際には, このような疾患の経過の特徴を理解したうえで今後の経過や予後について予測し, 身体症状の予防・予測・軽減に加え, 患者や家族の意思決定支援を行っていく必要がある.

　日本ではこれまで, 保険診療において緩和ケアを提供する対象疾患はがんとAIDSに限られていた. しかし, 2018年の診療報酬改定では末期心不全に対する**緩和ケア診療加算**が可能になり, 緩和ケアの対象となる疾患は増えていく傾向にある. 国内の緩和ケアはがん診療のなかで発展してきた一面があり, 過去には終末期医療や痛みのコントロールと緩和ケアが同義と考えられていた時代があった. 近年では, がん患者を対象とした早期からの緩和ケア介入が, QOLだけでなく全生存期間の延長効果もあると示した臨床試験の結果[4, 5]が報告され, 緩和ケアは終末期医療や痛みのコントロールという枠組みを超え, がんの診断時から治療と並行して提供されるべきものであり, 病状の悪化に伴って提供するケアのウェイトが次第に高くなっていくような, **切れ目ない緩和ケア**の概念が提唱されている**[図2]** [1].

　そのためには, 緩和ケアの提供者は特別な専門家に限られるものではなく, がんを診療するすべての医療従事者が基本的な緩和ケアを提供することができる必要があり, 患者の

苦痛が取り切れず，症状緩和が困難な場合には，専門家による専門的緩和ケアを提供できる体制が理想である．

２）緩和ケアが行うこと

　米国のがん診療ガイドラインである「NCCN ガイドライン」では，緩和ケアのゴールは，患者・家族が経験する苦痛の予測・予防・軽減であるとされている[6]．苦痛とは単に身体的な痛みのみを指すのではない．苦痛は**身体的苦痛**（Physical pain），**精神的苦痛**（Psychological pain），**社会的苦痛**（Social pain），**スピリチュアルな苦痛**（Spiritual pain）に分類され，これらを総称して**全人的苦痛**（Total pain）と呼ぶ[1]．

　それぞれの例をあげると，身体的苦痛は痛みのほかに倦怠感，食欲不振，悪心，呼吸困難のような身体症状や，歩けなくなった，目が見えなくなった，話ができなくなった，というような身体機能の障害がある．がん以外の重篤な疾患に罹患した患者も痛み，呼吸困難，倦怠感，食欲不振，悪心，嘔吐，便秘，口渇感，不安，抑うつ，不眠など多様な身体・精神症状を経験する[7, 8]ことが報告されている**【図3】**．

　精神的苦痛は不安，いらだち，せん妄，不安，うつ状態，気分がすぐれないなどの精神症状や気分の変化があげられる．社会的苦痛は治療費が支払えるかどうか，残された家族はどうやって生活していくか，これまでやってきた仕事は一体どうなるのか，など人間関係や経済面のような社会生活に関する苦痛を指し，スピリチュアルな苦痛は自分の存在や意味を問うことに伴う苦痛であり，生きる意味への問い，死への恐怖，自責の念といった苦悩が含まれる．このような苦痛は患者や家族が直接訴えることもあれば，病気の治療とは関係ないからと患者が自身で抱え込むこともある．したがって，緩和ケアを提供する際には多様な苦痛の有無を包括的に評価し（スクリーニング），これを定期的に再評価していくこと，痛み以外の苦痛，特に家族や社会のなかでの関係性の変化にも日ごろから目を向けること，拾い上げた苦痛を医療チームのなかで共有し，多様な苦痛に対処するためにチームアプローチを行うことが重要である．

　医療機関において，医療の目的は患者の身体・精神面の治療やケアが主体になりがちだ

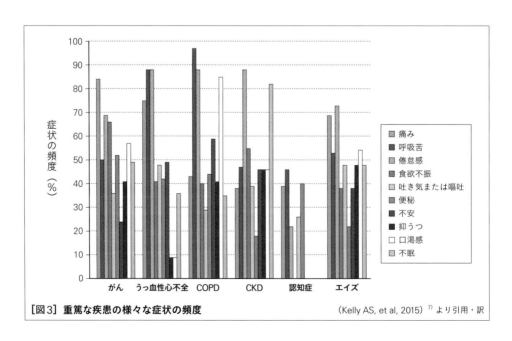

[図3] 重篤な疾患の様々な症状の頻度　　　　　　　　　　　　（Kelly AS, et al, 2015）[7] より引用・訳

が，患者と家族の関係性や家族が抱えるつらさを見出して支援するのも緩和ケアの重要な役割になる．例えば家族の予期悲嘆，経済的な問題，介護力の不足，家庭内不和，子ども支援，遺族ケアといった問題点は，病気や治療に関連する形で，あるいは病気とは別個の問題として発生し，ときに医療者からは見えづらい．このような問題にも気を配り，必要なケアを提供する．

さらに，**専門的緩和ケア**は医療チーム内の状況にも注意深く目を向けて活動する．身体面以外にも様々な問題を抱える患者には，医師，看護師，薬剤師，心理職，リハビリテーションスタッフ，ソーシャルワーカーなど多診療科，多職種が関与する．専門職の間に情報伝達エラーや葛藤が発生していないか，治療方針の認識がずれていないか，倫理的な問題が生じていないか，バーンアウトに陥りそうな医療者がいないか，と多職種医療チームが円滑に機能しているかどうかに配慮し，問題点がある場合には医療者に対する介入も検討する．このように専門的緩和ケアの目標は患者家族の苦痛の予測・予防・軽減であるが，その活動内容は非常に多岐にわたり，医学的な知識のみならず，社会的，倫理的，法的な広く深い知識や経験が求められる領域である．

3）チーム医療

後述するサイコオンコロジー領域で働く心理職は，チーム医療のメンバーとしての働きが前提とされる．多職種チーム医療のなかで緩和ケアを提供するにあたり，心理職は心理学の専門家として患者・家族に直接的な支援を行うだけでなく，患者・家族と医療者の間に入って"橋渡し"をする役割，患者・家族の見立てや関わり方について他の医療者にアドバイスをする役割（**コンサルテーション**）など，状況に応じた役割を担う必要がある．これによって精神的苦痛だけではなく，身体的苦痛，社会的苦痛，スピリチュアルな苦痛の軽減にも深く寄与することができ，心理職が果たす役割は極めて大きい．患者・家族との面談を通して得られる患者の成育歴，社会背景，現在の精神・身体的状態や認知機能，人生観についての情報は，医師や看護師が収集する病歴から得られないものが多く含まれている．これらを多職種チームで共有することや，精神・心理症状が身体症状に影響を及ぼし，逆に身体症状によって精神・心理症状が悪化するといった心身相関についての見立てを共有することにより，解決が困難と思われた患者・家族に関する問題が解決に向かうということを少なからず経験する．

一方，緩和ケアが対象とする患者集団は多くが重篤な疾患に罹患しており，全身状態が悪い，または予後が不良な患者が多い．長時間の面談や侵襲的な質問に答えることが難しい場合もあるため，患者や家族の全身状態をよく観察し，必要に応じて担当医や担当看護師に患者との面談の可否についてあらかじめ情報収集をしたうえで臨むのがよい．また，短期間で全身状態が悪化したり，それまで全身状態が落ち着いていた患者が急変して突然死亡したりすることもあり，対象とする重篤な疾患の一般的な経過について知り，自らの専門性を十分に理解したうえで，患者家族の状態に見合う最適な支援はどのようなものかを他職種と話し合いながら考えていくことが求められる．

2. 終末期ケア

1）終末期患者の QOL

　終末期とは，病気などの進行により余命がわずかになった状態のことである．終末期患者に対する緩和ケアの目標は，患者の QOL をできる限り最善の状態に保つことにある．**回復が望めない（死が避けられない）状態での QOL**（quality of death and dying や good death とも表現される）とはどのようなものだろうか．国内で実施された調査[9]によると，日本人にとっての good death は 18 の領域から成り立っていることが示されている [表1]．

　病気から回復することを前提とした QOL では，おそらく個人差はそう大きく生じないだろう．一方で，「死が避けられないとしたら，何を望むのか」は個人による差が大きい．表1で示した「多くの患者が共通して希望するもの」はもちろんのこと，「希望するか個人によって分かれるもの」に特に注意をはらう必要がある．終末期患者に対してケアを行う際，目の前の患者一人ひとりが，それぞれ何を大事にしているのかについて知ることが不可欠である．

2）終末期患者に生じる苦痛

　患者の苦痛は，身体的苦痛，精神的苦痛，社会的苦痛，スピリチュアルな苦痛（スピリチュアルペイン）の4つに大きく整理することができ，互いに影響し合うことで全人的苦痛を形成する．特に，終末期患者にとって重要な問題になるのが**スピリチュアルペイン**である．WHO は，スピリチュアルについて，「人間として生きることに関連した経験的一側面であり，身体的・心理的・社会的因子を包含した人間の『生』の全体像を構成する一因として見ることができ，生きている意味や目的についての関心や懸念と関わっていることが多い．特に人生の終末に近づいた人にとっては，自らを許すこと，他の人々との和解，価値の確認などと関連していることが多い」と定義している[1]．森田[10] は終末期のがん患者が表出したスピリチュアルペインとして「迷惑をかけている，邪魔になっている」「絶望している，何の希望も見出せない」「自分でするべきことができず，他者に依存していることは尊厳がない」など複数の例をあげており，少なくとも約半数の終末期がん患者が，

[表1] 日本人の good death の領域	
多くの患者が共通して希望するもの	**希望するか個人によって分かれるもの**
● 苦痛がない ● 望んだ場所で過ごす ● 医療者を信頼できる ● 希望や楽しみがある ● 負担にならない ● 家族と良い関係でいる ● 自分のことが自分でできる ● 落ち着いた環境である ● 人として大事にされる ● 心残りがない	● 自然なかたちである ● 伝えたいことが伝えられる ● 生きている価値を感じる ● 病気や死を意識しないで過ごせる ● できる限りの治療を受けられる ● 他人に弱った姿を見せたくない ● 先々のことを自分で決められる ● 信仰に支えられる

(Miyashita M, et al, 2007)[9]

明らかなスピリチュアルペインをもっていることを示唆している．また，村田[11]はスピリチュアルペインについて，「時間性」「関係性」「自律性」の3本柱で人間の存在は支えられ，いずれかの柱が失われると苦痛が生じると述べている．具体的には，時間性の喪失は「先がないのに生きる意味があるのか」「努力してきた今までの人生はなんだったのか」などとして患者から表出される．関係性の喪失は「死んだら何も残らない」「自分ひとりが取り残された感じだ」などである．自律性の喪失は「迷惑をかけるばかりで，生きる価値がない」「何の役にも立たない」などである．このように，終末期患者のスピリチュアルペインは死の接近により将来を失い，他者との関係を失い，自立と生産性を失うこと，すなわち自己の存在と意味の消滅から生じる苦痛と考えられる．

3）スピリチュアルケア

　スピリチュアルペインを緩和するためにはどのようなケアを提供できるのか．まず，国内外で実施されている構造化されたスピリチュアルケアを紹介する．

　一つめは，Chochinov[12]によって提示された，**尊厳**をキーワードにした短期個人介入法である**ディグニティセラピー**である．ディグニティセラピーは，自分自身の意味を捉え直すこと，遺すことになる大切な人々に伝えておきたいことなどが意図されたインタビュー項目が定式化されている．具体的には，「あなたの人生において，特に記憶に残っていることや最も大切だと考えていることはどんなことでしょうか」「あなた自身について，大切な人に知っておいてほしいことや，憶えておいてもらいたいことが，何か特別にありますか」などの質問を含む30〜60分のインタビューを行う．その後，その内容をふまえ，患者と治療者の共同作業で世代継承生成性文書（遺す人々に知ってほしい内容を表現されたもの）を編集するというものである．カナダ，米国，オーストラリアの進行がん患者を対象としたランダム化比較試験では，ディグニティセラピーは通常のホスピスケアや精神療法と比べ，有用性が高いという結果が示されている[13]．

　二つめは，Andoら[14]によって開発された2回で完結する簡便な**短期回想法**である．1回目の面接では，患者に「人生で大切にしていること」「人生で一番楽しかった時期」「人生で果たした役割」などの質問に解答する形で回想してもらう．面接者は面接後に質問の回答となる言葉を抽出して患者の自分史を作成する．2回目の面接では，患者と自分史を見ながら内容の確認を行い，現在からみた患者の人生の評価を促すことで患者の人生の再統合を図っていく．この短期回想法はランダム化比較試験でもその効果が検証されており，終末期がん患者の抑うつ・不安と苦痛の改善が見られたことが報告されている[15]．

　これらの構造化されたスピリチュアルケアのほかに重要な方法となるのが，**支持的精神療法**である．支持的精神療法の中心は，傾聴する姿勢と理解に基づく共感である[16]．進行・再発がん患者を対象に行われた研究[17]では，スピリチュアルペインの緩和に役立っていることとして「病気以外のこともよく聞いてくれる」「ほがらかで親切である」「気持ちをわかって一緒に考えてくれる」などがあげられた．つまり，患者が「わかってもらえた」と思えることを目的とした関わり方が重要であり，これは支持的精神療法の基本ともいえる．目の前の患者をひとりの人として尊重し，何を大切にし，どのように生きてきたのか，相手の気持ちを理解しようとする姿勢そのものがスピリチュアルケアにつながるのではないだろうか．

　また，五十嵐[18]は，スピリチュアルペインを直接的なテーマとして扱う以外に，日常

的なケアを行うなかで，結果的にスピリチュアルペインにも取り組んでいく方法を整理している．具体的には，患者に何かをやってもらうように働きかけることで患者が「貢献できた」と思える工夫をしたり，薬剤調整の選択肢を提示して自律性を尊重したり，限られた身体機能と患者の希望を照らし合わせてリハビリテーションを行ったりすることなどである．つまり，終末期患者へのケアは，特別な文脈で特別な専門家のみが担当するものではなく，様々な職種がそれぞれの立場でできることを持ち寄り，真摯に対応することでこそ総合的な終末期のケアが可能になる．

4）終末期患者の家族に対するケア

患者が様々な苦痛を感じるように，患者の家族も，家族員を失うことの不安，悲しみ，混乱や喪失感を経験する．患者の死が近いことが予期されるとき，実際の死別を経験する以前から家族が悲嘆を感じるとする**予期悲嘆**という概念がある．予期悲嘆の特徴として，①患者と家族の両方によって通常経験される，②死によって必ず終わる，③時間が経つにつれ増大する，④否認される傾向がある，⑤希望を含む，の5点がある[19]．予期悲嘆をきたした家族に対するケアの基本は，家族のつらい気持ちを傾聴したり感情を表出できる場を提供する，患者を支えてきたことを労う言葉かけをする，今後の治療や病状の変化に関する適切な情報を共有し不安を和らげる，などがある．患者の死別過程に直面した家族の悲嘆の現れ方は個人差が大きい．抑うつ症状といった心理・精神症状を呈することもあれば，頭痛や動悸などの身体症状，医療者への攻撃的態度など行動面の症状のこともある．そのため，患者を含めた家族の様子を観察し，必要に応じて**多職種で対応**することが大切である．

5）医療者のケア

死を目前にした患者に対して，医療者自身も無力感，絶望感，焦りや悲しみなど様々な感情が生じる．これらの感情により，患者にとって良くない知らせを伝えることをためらったり，治療方針や今後の療養場所についての話し合いが思うように進まなかったりすることがある．患者の部屋から足が遠のいたり，患者家族に対して陰性感情を抱くこともある．また，患者や家族もそれぞれの立場でそれぞれの思いがあるため，医療者・患者・家族の間ですれ違いや葛藤が生じる場面も少なくない．本来であれば，患者本人の希望に沿って，医療チームと患者家族が相談しながら治療や療養場所などの決定がなされるべきであるが，現実には一筋縄ではいかないことも多い．

このようなとき，患者・家族・医療チームの間で生じていることを，心理学的観点を背景に俯瞰的に整理するとよいだろう．患者家族と医療者の間で生じている転移・逆転移なども含め，現状を整理し理解を共有することで，見通しを立てることができる．もちろん複雑な状況で打開することが難しい場合もあるが，「難しい状況である」という認識が共有されることにより医療者の負担の軽減につながることもある．患者が感じる苦痛のうち，スピリチュアルペインに対するケアは最も曖昧で医療者の苦悩を伴いやすいものである．だからこそ，ときに医療者自身の感情も吐き出しながら，多職種で支え合い，終末期患者や家族のケアを行っていくことが望まれる．

3. サイコオンコロジー（精神腫瘍学）

サイコオンコロジーは，精神医学，心理学をはじめ腫瘍学，免疫学，内分泌学，社会学，倫理学，哲学など，あらゆる科学的手法を駆使してがんの人間学的側面を明らかにすることを目的としており，特に，すべての病期にある患者やその家族・介護者の情緒的な反応，発症率や死亡率に影響を与える心理的・行動的・社会的因子を扱う領域であると定義されている[20]．

1）がん患者において遭遇する知っておきたい病態と対応

がん告知などの悪い知らせを告げられると，誰もが大きな衝撃を受けて落ち込み，否認，絶望感，怒りなど様々な感情が生じる．その後，しばらくは強い抑うつ症状を呈するが，通常はおおよそ2週間～数カ月程度で回復し，日常生活を取り戻すことができるようになる．しかし，それ以上経過しても回復が認められないケースもあり，うつ病や適応障害などの精神疾患に該当する患者も少なくない **［図4］**[21]．以下に，がん患者における代表的な精神症状を中心に，がん患者において遭遇する知っておきたい病態をあげる．

（1）適応障害

がん患者の精神症状として最も高率なのが適応障害である．わが国におけるがん患者を対象とした調査においても，8~35％の患者に適応障害が認められている[22]．がんへの罹患，病名告知，治療に伴う苦痛，社会生活や家族役割の変化など，がん患者は多種多様なストレスを抱えている．通常よりも心理的反応の程度が強い，長期化している，日常生活に支障が出ている，などの場合に適応障害という診断が用いられる．適応障害は，正常な反応と連続した反応であり，大うつ病性障害の診断はつかないが，専門的な対応が必要とされる病態であり，「うつ病ではないので軽症である」と考えてはならない．自死の転帰をたどる患者もいる．サイコオンコロジー領域において，心理職に対応を求められる頻度が高いのが適応障害の患者であるといえるだろう．

（2）うつ病

うつ病は，抑うつ気分・興味や喜びの減退のいずれかもしくは両方と，食欲低下，睡眠障害，焦燥感，倦怠感，自責の念，思考力・集中力の低下，希死念慮のうち5つ以上が2

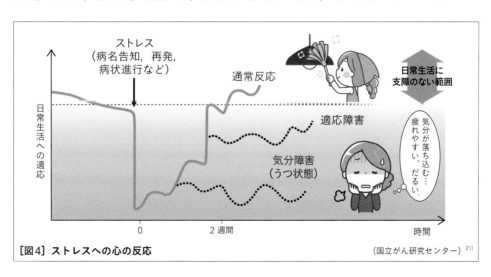

［図4］ストレスへの心の反応

（国立がん研究センター）[21]

週間以上，ほとんど毎日，1日中持続した場合に診断される．わが国の調査でも，がん患者の4～9%にうつ病が認められることが報告されている．

　がん患者の場合，食欲低下，睡眠障害や倦怠感などの身体症状項目は，疾患自体，あるいは，治療によって引き起こされる身体症状の一部である可能性があるため，患者家族だけでなく医療者からも「がんだから仕方ない」「治療の影響だろう」とみなされ，見過ごされてしまうことも少なくない．うつ病を見過ごしたり，過小評価を防ぐために，症状が認められれば，病因の如何を問わずに診断基準に含めて考える（inclusive approach）ことが望ましい．また不定愁訴として捉えられている症状がうつ病の身体症状であることもあり，説明のつかない身体症状がある場合には，うつ病の1症状として考えてみる視点も必要である．

（3）せん妄

　せん妄は，がんの治療中や終末期に多く見られる病態であり，背景には身体疾患の増悪や薬物の影響がある．注意の集中・維持が困難になる注意障害と見当識の低下などの意識の障害が短期間のうちに出現し，一日の経過中で重症度が変動する（特に夕方以降に増悪しやすい）．さらに，錯覚や幻覚など認知の障害を伴う．せん妄は，興奮，錯乱状態，夜間徘徊などを伴う**過活動型せん妄**と，無気力，無表情，傾眠などを伴う**低活動型せん妄**，その両者の特徴をもつ**混合型せん妄**がある．せん妄の有病率は，身体状態が悪くなり終末期になるにつれ上昇する．また，せん妄はその症状からうつ病や認知症を疑われることも多い．元来の性格や人柄についての情報収集，数日単位という急激な発症かどうか，身体疾患や薬剤が影響していないかなど，包括的に評価しながら鑑別を行う必要がある．

（4）認知症

　わが国は超高齢化社会を迎えており，65歳以上の高齢者人口は3,621万人，総人口に占める割合も28.9%となっている[23]．さらに，2036年には国民の3人に1人が65歳以上，5人に1人が75歳以上になると推定されている．認知症もがんも高齢になるほど有病率は上昇するため，高齢者が増えるということは，がんと認知症の両方を有する患者が増えるということになる．また，住み慣れた環境で習慣化された生活を送っているときには問題にならなくても，治療や検査，入院など普段と異なる環境におかれることで，初めて認知症に気づく場合もある．認知症により，がん治療や入院生活が妨げられることも少なくないため，認知症のアセスメント，治療や患者への関わり方などの対応が求められる．

（5）発達障害

　発達障害のなかでも軽度の自閉スペクトラム症（ASD）や注意欠如／多動症（ADHD）は知的に遅れがなく，平均値以上の知力をもつ場合も多い．このため「困った患者」扱いをされることが多く，患者と医療者の対立構造が生じるリスクがある．臨床場面では，口頭で説明してその時は理解を得ても，後から「聞いていない」と怒り出されることがあるため，紙に書いて（視覚化して）渡しておくとよいケースや，「ちょっと待ってください」「後で来ます」の“ちょっと”や“あとで”の解釈の違いが生じやすいため，「何分後」と説明するなどの配慮を必要とする．これらを心理職が多職種カンファレンスで提案することで，他の医療スタッフの学びとなり，対応方法も統一できるなどのメリットとなるため，心理職のリーダーシップが期待される．

（6）心身症および身体症状症

　心身症は「発症や経過に心理社会的因子が密接に関与する**身体疾患**」であり，過敏性腸

症候群，機能性ディスペプシア，緊張型頭痛などが代表的病態である．自分の感情や葛藤に対する言語化が困難（アレキシサイミア）な傾向が強く，感情が身体症状として表出されやすく，患者の苦痛は見た目以上に大きい．社会適応が悪いわけではないので，手のかからない患者として見落とされやすい．

また，身体症状症は，「身体症状に関連した過度な思考，感情または行動に関連があり，その苦痛を伴う身体症状が長期に持続する**精神疾患**」である．推定疾患頻度が非常に高いにも関わらず見逃されている病態であり，特に成育歴におけるストレスの大きいライフイベントや否定的感情のパーソナリティ特性は発症の危険因子である．

両者の明確な鑑別は難しいこともあるが，特に痛みを主訴とする場合は患者の要望（「治してほしい（痛みを0にしてほしい）」）に医療者が応えられない場合が多く，治療に難渋しやすい．身体症状を傾聴したうえで，身体診察を行い，治療目標を共有する姿勢が求められる．

2）がん患者家族の心のケア

イギリスの National Institute for Health and Clinical Excellence（NICE）のがん患者の支持療法・緩和ケアマニュアル[27]では，がん患者の心の評価とサポートについて4段階にまとめられている．心理職が対応を求められるのはレベル3〜4とされており，より専門的な心理学的技法を用いて支援を行う必要がある**［表2］**．

がん患者に対する心理療法については，支持的心理療法，認知行動療法，問題解決療法，リラクセーションとイメージに基づいた療法，マインドフルネス心理療法，実存心理療法など様々なアプローチがあり，その有効性が実証的に検討されている．がん患者家族の抱える問題やニーズに応じた心理的支援を提供していく必要があるだろう．

［表2］がん患者の心理アセスメントとサポートのための専門職モデル

レベル	グループ	アセスメント	介入
1	すべての医療スタッフ	心理的ニードの評価	適切な情報提供，共感的コミュニケーションなど
2	精神保健従事者（MSW，専門看護師など）	心理的苦痛のスクリーニング	問題解決技法などの心理学的技法
3	訓練・認定された専門家（心理職など）	心理的苦痛の査定と精神学的診断	カウンセリング，理論的根拠のある専門的な心理学的技法
4	精神保健の専門家（精神科医，心理職など）	精神医学的診断	精神医学的介入，認知行動療法など専門的な心理学的技法

（NICE，2004）[24]

Q1 がんに罹患した患者が経験する苦痛を分類する「全人的苦痛」に含まれないものを1つ選びなさい．
1. 精神的苦痛
2. 社会的苦痛
3. スピリチュアルな苦痛
4. 経済的苦痛
5. 身体的苦痛

Q2 終末期ケアについて間違っているものを1つ選びなさい．
1. 終末期患者の緩和ケアの目標は，患者のQOLをできる限り最善の状態に保つことにある．
2. スピリチュアルペインに対して構造化された精神療法が開発されている．
3. 終末期ケアにおいて，医療者自身の感情は気にしなくてよい．

Q1 **A**……4
解説
　全人的苦痛は「身体的苦痛」「精神的苦痛」「社会的苦痛」「スピリチュアルな苦痛」からなる．

Q2 **A**……3
解説
　終末期患者に対して医療者も無力感や絶望感などさまざまな感情を抱きやすく，ケアに影響が生じることも少なくない．医療者は自分自身に生じている感情を俯瞰しながら患者に対応していく必要がある．

文献
1) World Health Organization. National Cancer Control Programmes - Policies and managerial guidelines, 2002, pp1–175.
2) Lynn J : Serving Patients Who May Die Soon and Their Families. *JAMA*., 285（7）: 925, 2001.
3) Lunney JR, Lynn J, et al : Patterns of functional decline at the end of life. *JAMA*., 289（18）:2387–2392, 2003. http://www.ncbi.nlm.nih.gov/pubmed/12746362
4) Bakitas M a., Tosteson TD, et al : Early Versus Delayed Initiation of Concurrent Palliative Oncology Care: Patient Outcomes in the ENABLE III Randomized Controlled Trial. *J Clin Oncol*, 2015. http://jco.ascopubs.org/cgi/doi/10.1200/JCO.2014.58.6362
5) Temel JS, Greer J a, et al : Early palliative care for patients with metastatic non-small-cell lung cancer. *N Engl J Med*. 363（8）:733–742, 2010.

6) NCCN.org : NCCN Clinical Practice Guidelines in Oncology Palliative Care. *NCCN*. 105（version 1）:372–374, 2016.

7) Kelley AS, Morrison RS : Palliative Care for the Seriously Ill. Campion EW（ed）: *N Engl J Med*, 373（8）:747–755, 2015.

8) Teunissen SCCM, Wesker W, et al : Symptom prevalence in patients with incurable cancer: a systematic review. *J Pain Symptom Manage*, 34（1）:94–104, 2007.

9) Miyashita M, Sanjo M, et al : Good death in cancer care: a nationwide quantitative study. Ann Oncol, 18（6）: 1090-1097, 2007.

10) 森田達也：終末期癌患者の実存的苦痛に関する Pilot study. 精神科診断学, 10：329-332, 1999.

11) 村田久行：終末期がん患者のスピリチュアルペインとそのケア．日本ペインクリニック学会誌, 18（1）, 1-8, 2011.

12) Chochinov HM : Dignity-conserving care-a new model for palliative care. Helping the patient feel valued. JAMA, 287 : 2253-2260, 2002.

13) Chochinov HM, Kristjanson LJ, et al : Effect of dignity therapy on distress and end-of-life experience in terminally ill patients: a randomized controlled trial. Lancet Oncol, 12 : 753-762, 2011.

14) Ando M, Tsuda A, et al : Life review interview on the spiritual well-being of terminally ill patients. Supportive Care Cancer, 15 : 225-231, 2007.

15) Ando M, Morita T, et al : Efficacy of short-term life review interviews on the spiritual well-being of terminally ill cancer patients. J Pain Symtom Manage, 39 : 993-1002, 2010.

16) 堀川直史：緩和ケアを受けるがん患者の実存的苦痛の精神療法−支持的対応の中で患者を支える−. 精神科治療学, 26：815-820., 2011.

17) 森田達也, 赤澤輝和・他：がん患者が望む「スピリチュアルケア」−89名のインタビュー調査．精神医学, 52：1057-1072., 2010.

18) 五十嵐友里：終末期患者のケア−緩和ケアチームの日々の関わりから−. 鈴木伸一（編著）からだの病気のこころのケア, 北大路書房, 2016.

19) 坂口幸弘：悲嘆学入門　死別の悲しみを学ぶ, 昭和堂, 2010.

20) Holland J, Rowland J : Handbook of psycho-oncology. New York: oxford University Press, 1989.

21) 国立がん研究センターがん情報サービス：第1部 " がん " と言われたとき https://ganjoho.jp/public/qa_links/book/public/pdf/4_013-034.pdf

22) Akechi T, Okamura H, et al : Major depression, adjustment disorders, and post-traumatic stress disorder in terminally ill cancer patients: Associated and predictive factors. Journal of Clinical Oncology, 22（10）: 1957-1965, 2004.

23) 内閣府：令和4年版高齢社会白書　https://www8.cao.go.jp/kourei/whitepaper/w-2022/zenbun/pdf/1s1s_01.pdf

24) NICE : National Institute for Clinical Excellence : Guidance on cancer service: Improving supportive and palliative care for adults with cancer, 2004.
https://www.nice.org.uk/guidance/csg4/resources/improving-supportive-and-palliative-care-for-adults-with-cancer-pdf-773375005.

（石木寛人，柳井優子，松岡弘道）

14
章

緩和ケア・終末期ケア

スキルス胃がんに罹患して24歳で亡くなった青年の語りを紹介する.

「今までは輝かしい未来が自分には待っていると信じて頑張って来た. それが突然がん宣告を受け, 自分の余命がわずかだと言われてしまった. 何を目標に日々を過ごして良いかわからないし, 死ぬのも怖い. 自分はどうしたら良いのだろうか?」

もし冒頭の青年が自身のクライアントだったとしたら, どのような言葉をかけるであろうか? また, その際に自分のなかに去来する感情はどのようなものだろうか?

終末期ケアにおいても, 心理的支援の基本は変わらないと言われる. すなわち, 困難な状況に向き合っているクライアントの力を信じて関与していくなかで, クライアント自身が進む方向を見つけていくというモデルである. しかし, たとえ方法論はオーソドックスなものであったとしても, 終末期ケア, つまり死にゆく患者に関与することに難しさを感じる専門職は多い. それは, 恐らく私たち自身の「死」に対するあり方と関連するからであろう.

社会学的視点からは, 産業革命以降に宗教的な価値観が相対的に弱まった. 一方で, 科学は「人間が死んだらどうなるか」という問いについて回答することができないため, 現代社会は「死」を忌まわしいものとして日常から遠ざけることで対処してきたと言われる. 心理的支援の基本となる共感的理解を試みるためには, クライアントの立場にセラピストも積極的に身を置いてみる必要があるが, もしセラピストが自らの死について考える経験をしてこなければ, クライアントのおかれている状況を想像することを恐れるであろう. あるいはたとえ恐怖を感じなかったとしても, 実感を伴ってクライアントの世界を想像することを難しいと思うかもしれない.

それでは, その恐怖を超えて, 「死」について考えるとどうなるか? 実はこのことは自分の人生を豊かにする力をもっている. 『誕生から死に至るタイムスパンを思い描くことで, 「このままではいけない」と感じ, これからどのように生きてゆくべきなのかを見つめ始めることになる』というのはハイデガーの言葉である. 実際, 「死」を意識したクライアントの多くは, 一日一日がとても貴重に感じるようになり, 貴重な時間をどう過ごしたらよいのかを真剣に考え, 真に納得のできる過ごし方を選択するようになる.

クライアントと共に歩むセラピストも, クライアントのあり方から多くのことを学ぶことができる. そして自らの人生について深く考え, 自分にとってほんとうに大切なものは何なのかを意識するようになる. 初めて終末期ケアの領域の入り口に立ったときは難しく感じるかもしれないが, しばらく取り組んでいると, 奥には豊饒な世界が待っているのである.

清水　研

15章 健康と健康増進

到達目標 ···

● 健康の定義と概念を概説できる.
● 出生, 死亡, 寿命, 疾病に関する代表的な指標を概説できる.
● 疾病の一次予防, 二次予防, 三次予防の違いを概説できる.
● ヘルスプロモーションの定義と活動の概念を概説できる.

アウトライン

　健康とは身体的にも, 精神的にも, 社会的にも満たされた状態を表し, 人生の目的ではなく, より良い生活を可能にするための手段である. 高齢になっても, 疾病や障害を抱えながらも幸福感や満足感を得てより良く生きるために, 生活の質 (QOL) が重視され, 平均寿命ばかりでなく, 健康寿命の延伸が求められている. わが国では, 心身の疾病予防と健康づくりに関わる政策が次々と施行され, 心身両面への健康増進が取り組まれている. 今日の社会において, 心理職が心の健康づくりに果たす役割の重要性は増している.

1. 健康の定義と概念

　健康とは, 人々の心身の状態を表す用語である. 健康を損なった状態に対して病気という用語が充てられるが, 心身の状態を説明するうえでは, 健康と病気の概念, 人生や生活に対する満足感をふまえることが大切である.

1) 健康の定義と病気の概念

　WHO (World Health Organization:**世界保健機関**) が定める**世界保健機関憲章**は, 1948 年より効力をもち, わが国では 1951 年に条約の第 1 号として公布された. 本憲章の前文に記されている**健康の定義**は "Health is a state of complete physical, mental

---

【キーワード】健康, 病気, QOL (生活の質), 疾病予防, ヘルスプロモーション

and social well-being and not merely the absence of disease or infirmity." である．和文では「健康とは，病気ではないとか，弱っていないということではなく，肉体的にも，精神的にも，そして社会的にも，すべてが満たされた状態にあること」と表す．その後，1998年に開催されたWHOの執行理事会において，スピリチュアル（spiritual：霊や心のほか，宗教的な意味に限定されず広い意味がある）な側面を加えることが提案されたが，WHO総会では審議に入らないまま採択は見送られ，当初の定義が維持されている．

　学術用語の**健康**とは，諸器官が病気や異常の形跡がなく機能する状態，変化に対処して日々の生活のバランスを保っている状態，家庭や社会のなかで役割を果たしている状態，物理的，生物的，精神的および社会的なストレスを処理する能力を持ち合わせている状態を表す．

　他方，全身の調子がすぐれない状態は，「**疾病**」「**病**」「**病気**」といった用語で表現する．「疾病（disease）」は器官や組織の構造あるいは機能の異常を医学的に示し，「病（illness）」は個人の体調に対する知覚や経験に基づく主観的な感覚を表す．そして「病気（sickness）」は，「疾病」や「病」の両者を包括した状況が社会的に認識された状態を表している．

　健康と病気という用語に代表して表現される人々の心身の状態は，いずれも，個人の主観から他者や社会の認知，あるいは医学的な所見に及び，幅広い視点によって捉えることができる．これらをふまえて，健康や病気の状態を理解したい．

2）健康と生活の質（QOL）

　健康は，人生の「目的」ではなく，自分の意志で活動できる生活を可能にするための「手段」であり，よりよく生きるうえでは，生活や人生における満足感や幸福感を得られることが望ましい．一方で，高齢化の進展，疾病構造の変化，高度な医療の発展に伴う死亡率の低下により，高齢者や慢性疾患あるいは障害を抱えながら暮らす人々が増加し，保健，医療，福祉，看護などの場では，生活や人生の質を表す**Quality of Life**（QOL）を重視した対人支援が行われるようになった．

　QOLは，寿命の長短や疾病・障害の有無にかかわらず，人間として尊重され良い人生を生ききるという，人間が本来探求してきた考え方に通じる概念である．QOLの概念は多分野に渡り，統一した単独の概念や定義の確立には至っていないが，WHOは「個人が生活する文化や価値観のなかで，目標や期待，基準または関心に関連した自分自身の人生の状況に対する認識」と定義している．保健や医療の領域では，QOLの概念を，健康と直接関連する**健康関連QOL**（health-related QOL）と健康と直接関連のない**非健康関連QOL**（non health-related QOL）に大別して整理している．健康関連QOLは，人々の健康と直接的に関連する身体的・心理的・社会的状態や役割機能などを表し，医療の領域で重視される．非健康関連QOLは，政治や経済状況による公共政策や，健康を支援する環境整備の状態を表し，保健の領域で健康政策を評価する際に着目される[1]．このように，QOLは人の価値観や判断による主観的側面と，経済状態や各種公共施設の状況などの客観的側面に着目する特徴がある．

　QOLの測定と評価に用いられる尺度は数多く存在するが，たとえば健康関連QOLを測定する尺度として，**SF-36**（MOS 36-Item Short-Form Health Survey）や**WHO QOL26**がある．SF-36は，様々な疾患の健康関連QOLを測定するものであり，身体機能，

日常役割機能（身体），体の痛み，全体的健康感，活力，社会生活機能，日常役割機能（精神），心の健康の8つの領域からなる指標である．また，WHO QOL26は，前述したWHOが定義するQOLの概念に沿って，身体的領域，心理的領域，社会的関係，環境領域の4領域に加えて，QOL全体を問う指標である．これらの指標は，医療や保健領域の調査や研究において，人々のQOLの状態を把握する手段として広く活用されている．

2. 集団の健康状態を表す指標

国や都道府県あるいは市町村といった集団の健康状態は，**出生，死亡，寿命，疾病に関する指標**によって客観的に示す．特定の集団における出生と死亡はその集団の人口変動を，寿命は生存期間を，疾病の頻度に関わる値は疾病による健康問題を表す．

1）出生
出生の状況は人口動態統計として月報および年報により公表される．人口統計（人口静態統計）によって得られた人口（年央人口）に対する割合として，出生率，合計特殊出生率，総再生産率，純再生産率などの指標がある．

(1) 出生率（粗出生率）
当該年の人口1,000人に対する出生数の割合を表す．2021年の場合，当年の人口（1億2,278万487人）に対して出生数が81万1,622人であり，出生率は6.6であった[2]．

(2) 合計特殊出生率
15〜49歳までの女性について，各年齢の出生率を合計した値であり，1人の女性が15〜49歳までに何人の子どもを産むかを表す．2005年に過去最低値となる1.26を記録して以降は微増の傾向にあり2015年には1.45となったが，2016年より再び低下し，2021年は1.30であった[2]．

(3) 総再生産率
15〜49歳までの女性について，各年齢の女性人口に対する女児出生数の割合を合計した値であり，1人の女性が15〜49歳までに何人の女子を産むかを表す．2021年は0.64であった[3]．

(4) 純再生産率
出生した女児について，さらに各年次の死亡率を考慮し，生存して次世代の母となる女

児の数を示す. 2021 年は 0.63 と総再生産率と近似していた[3]. 総再生産率と純再生産率は, 値が1より大きいと約 20 年から 30 年後の将来の人口が増加に向かうことを, 値が1未満であると将来の人口が減少に向かうことを予測する数値である.

2）死亡

死亡の状況は, 出生の状況と同様に人口動態統計として公表される. 人口統計によって得られた人口に対する割合として, 死亡率, 年齢調整死亡率, 死因別死亡率などの指標がある.

(1) 死亡率（粗死亡率）

当該年の人口 1,000 人に対する死亡数の割合を表す. 2021 年の場合, 当年の人口に対して死亡数が 143 万 9,856 人であり, 死亡率は 11.7 であった[2].

(2) 年齢調整死亡率

粗死亡率は, 高齢者が多い集団では高くなり, 若年者が多い集団では低くなる傾向がある. したがって, 集団間で粗死亡率を比較する際には, その差が真の死亡率の差であるのか, あるいは集団の年齢構成の違いによる差であるのか区別がつかない. そこで, 年齢構成が異なる集団間で死亡率を比較する場合や, 同じ集団で死亡率の年次推移を把握する場合に年齢調整死亡率を用いる. 年齢調整死亡率は, 基準となる年齢構成（基準人口）に対して, 集団全体の死亡率を求める.

(3) 死因別死亡率

死因は, WHO が定める「**疾病及び関連保健問題の国際統計分類**」（International Statistical Classification of Diseases and Related Health Problems；**ICD**）に基づいて分類する. ICD は疾病や死因の記録, 分析, 比較を行うために国際的に承認された基準であり, わが国の死亡診断書（死体検案書）の作成にも用いられている. 人口動態の死因統計では, 死亡診断書をふまえ, WHO の規則に沿って特定した原死因が反映されている.

主要死因別にみた死亡率の推移を**図1**[4]に示す. 2021 年の主な死因別の死亡率（人口10 万人に対する値）は, **がん**（**悪性新生物**）, **心疾患**, **老衰**, **脳血管疾患**, **肺炎**の順に高かった. 年次推移をみると, がんは一貫して上昇を続け, 1981 年以降は死因の1位となっている. 心疾患は 1985 年に第2位となり, その後も上昇している. 1994 年から 1995 年にかけての低下は, 死亡診断書の改正（疾患の終末期の状態としての心不全や呼吸不全は記載しない）によると考えられている. 肺炎は 1973 年以降に上昇傾向に転じ, 近年は脳血管疾患を抜いて第3位となった時期もある. わが国における肺炎の死亡率上昇の傾向は, 高齢者において著明である. なお, 老衰は高齢者で他に記載すべき死亡原因がない, いわゆる自然死の場合に用いる死因である. 近年の高齢化の進行に伴い, 老衰の死亡率は年々上昇している.

3）寿命

(1) 平均寿命

平均寿命は, 0歳の者がその後生存すると期待される年数（0歳の平均余命）である. 戦前は男女ともに 50 年を下回っていた平均寿命は, 1947 年にいずれも 50 年を上回った. その後の推移は**図2**[5]に示すように, 男性で 1955 年に 60 年, 1975 年に 70 年, 2015 年

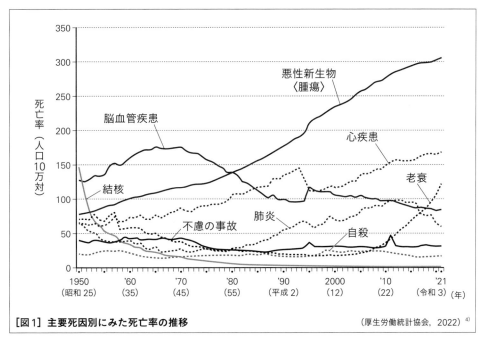

[図1] 主要死因別にみた死亡率の推移　　　　　　　　　　　　　　　　（厚生労働統計協会，2022）[4]

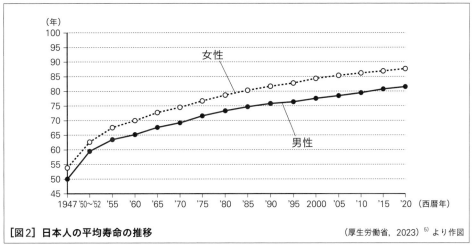

[図2] 日本人の平均寿命の推移　　　　　　　　　　　　　　　　（厚生労働省，2023）[5] より作図

に80年を上回り，女性で1950年に60年，1960年に70年，1985年に80年を上回り，男女とも延伸している．2022年の平均寿命は男性81.05年，女性87.09年であった[5]．平均寿命の国際比較では，日本の男性はスイス，スウェーデン，オーストラリアに続く第4位，女性は第1位であった[5]．

(2) 健康寿命

　健康寿命は2000年にWHOが提唱し，わが国でも2013年から施行された健康日本21（第二次）において，健康増進の目標を示す指標の1つとして位置づけている．健康寿命とは，「健康上の問題で日常生活が制限されることなく生活できる期間」であり，平均寿命と健康寿命の差は日常生活に制限のある期間を意味する．わが国の健康寿命は，2019年に男性72.68年，女性75.38年であり，2016年と比較して男性0.54年，女性0.59年延びた[6]．また，2019年の平均寿命と健康寿命の差は，男性8.73年，女性12.06年であり，2016年と比較して男性0.11年，女性0.28年改善した[6]．

4）疾病

疾病の罹患状況を表す代表的な指標には，**罹患率**，**有病率**，**受療率**がある．

（1）罹患率

罹患率は，ある集団の一定期間における特定の疾病への新たな罹患数を，その集団の1年間の人口に対する割合で表す．年齢調整をしていない**粗罹患率**と，年齢構成が異なる集団間で比較したり同一集団の年次推移を把握したりするために用いる**年齢調整罹患率**とがある．一定の追跡期間中に対象者が転出，死亡，調査拒否などにより集団から脱落することがあるため，罹患率の分母は，観察された対象者と各対象者の観察期間を考慮し，「人年」という単位を用いて表す．2019年のわが国のがん罹患率は，人口10万人に対して男性922.4，女性668.1であった[7]．

（2）有病率

有病率は，ある一時点において，特定の疾病を有している人の割合である．特定の疾患の全患者数を，その疾患を患う可能性のある人口に対する割合で求める．罹病期間が短い急性疾患などは罹患率によって罹患の蔓延状況を観察することができるが，罹病期間が長い慢性疾患などは，有病率によって罹患の推移を観察することが重要となる．たとえば，2020年のわが国の65歳以上の高齢者における認知症患者の有病率は推計で17.5%であった[8]．

（3）受療率

受療率は，1日に全国の医療施設で受療した推計患者数を人口10万人に対する割合で表す．病院あるいは診療所に入院または外来患者として治療のために通院した患者の全国推計値を用いて算出する．受療率を性および年齢別にみると，入院の割合は男女ともに10代以降に年齢に応じて高くなる傾向にある．外来の割合は男女ともに0歳で高く，その後は低下するものの，20代以降に年齢に応じて高まる傾向がみられ，男性は80〜84歳に，女性は75〜79歳にそれぞれ最も高くなり，低下に転じる **[図3]**[4]．

3. 疾病の予防と健康の増進

健やかな心身の状態は，疾病予防と健康増進の双方を図ることによって導かれる．疾病の予防対策や心の健康対策，健康づくりの行動指針である**ヘルスプロモーション**などの施策が重要であり，近年のわが国の健康政策は**予防**を重視している．

1）疾病の予防対策

疾病の予防は，発病を防ぐだけでなく，発病後の病態の悪化を防ぐことや，後遺症あるいは機能障害を最小限に抑えること，さらに，社会生活への復帰を促すことを含む．予防医学の見地から，疾病の各段階に応じた予防対策を整理する **[図4]**．

（1）一次予防

一次予防は発病前に行う対策であり，抵抗力を高め，疾病のリスク要因にさらされないようにすることで発病を防止することを目的とする．**健康増進**と**特異的予防**の2つの手段をとる．

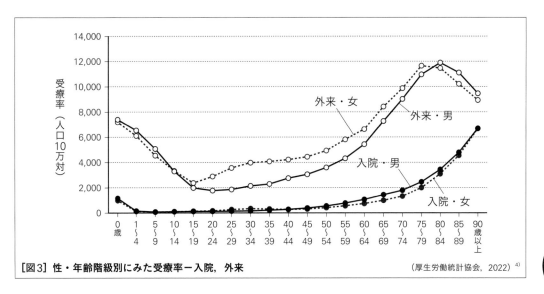

[図3] 性・年齢階級別にみた受療率一入院，外来 （厚生労働統計協会, 2022)[4]

	発病前				発病後	
	一次予防		二次予防		三次予防	
身体面	《健康増進》 ・生活習慣の改善 ・生活環境の改善 ・健診による確認	《特異的予防》 ・予防接種 ・公害対策	《早期発見・早期治療》 ・合併症や機能障害の防止 ・検診による評価と対処		《機能障害防止》 ・早期の理学療法	《リハビリテーション》 ・社会生活復帰 ・公的支援の活用
心理面	・ストレスの管理 ・ストレスチェック制度の実施 （就業上の措置，職場環境の改善）		・専門家への相談 ・検診による評価と対処		・治療による回復 ・社会生活復帰への環境整備	

[図4] 身体面・心理面での疾病予防と健康対策

①健康増進

疾病に対する抵抗力を高めるために，栄養の補給，体力の増進，好ましい生活習慣や生活環境への改善などを行うこと，すなわち日常的な健康の保持増進である．これらの対策に関する知識と手段を得るために，健康教育や健康相談，健康診断[*1]を受けることを含む．

②特異的予防

病因が明らかな疾病の発病を予防することであり，感染症に対する予防接種を受けること，予防的に薬を内服することなどがあげられる．また，公害による健康障害を防ぐために環境対策を講じることも含む．

(2) 二次予防

二次予防は，**早期発見**と**早期治療**によって疾病の進行を抑える対策である．疾病の症状が現れていない無症候状態の時期や発症の初期に疾病を発見したり治療したりすることにより，疾病の治癒を早め，より重篤な症状への進展と合併症や機能障害を防ぐことができる．循環器疾患やがんなどの疾病は，初期症状を自覚することが難しいため，検診[*1]に

---

*1 健診と検診

健診（健康診断）は，自治体や学校あるいは職場で1年に1回ほどの頻度で定期的に行い，健康状態を診断することを目的とした一次予防の手段である．健診によって，疾病のリスク要因を早期に見つけることができる．他方の検診とは，特定の疾患を早期に発見し，早期に治療することを目的とした二次予防の手段である．

より早期発見に導くことができる．感染症の場合は，早期治療により，本人の病態の重症化を防ぐだけでなく，他者への感染を予防する一次予防の側面も持ち合わせている．

（3）三次予防

発病した病態の悪化を防ぎ，機能障害を最小限に止める対策である．**機能障害防止**と**リハビリテーション**の2つの手段をとる．

①機能障害防止

身体の機能や形態の永久的な欠損あるいは後遺症がまだ生じていない状態において，欠損や後遺症を防ぐ対策である．たとえば，四肢の麻痺を防ぐために行う早期の理学療法が該当する．

②リハビリテーション

疾病の治癒あるいは進行の停止とともに障害を抱えた状態において，社会生活への復帰を促す対策である．残存している能力を最大限に活用できるよう，医学的側面に加えて心理的，社会的な側面から働きかける．また，物的あるいは人的サービスを受けることや，公的な支援を受けることができるようにすることも必要である．

一次予防は集団を対象とした公衆衛生学的な方策が，二次予防と三次予防は個人を対象とした臨床医学的な方策がより重要であり，いずれも，地域や社会などの組織的な取り組みにより効率的に行うことができる．

2）心の健康対策

良好な心の健康状態は，自分の感情への気づき，状況に応じた適切な問題解決，他者や社会との建設的な関係構築，主体的な人生の選択が可能な状態を表し，いきいきと自分らしく生きるうえで重要である．心の不健康状態は，早期には不安感，気力低下，うつ気分などの心理的症状，生活の乱れ，暴言・暴力，遅刻・欠勤などの行動的症状，肩こり，疲労感，めまいなどの身体的症状として現れる特徴があり，これらの進行が自分らしく生きることを困難にしたり，精神疾患をもたらしたりする．このような心の不健康状態への対策にも一次予防，二次予防，三次予防が考えられる．

一次予防は，個人の取り組みと環境づくりによる心の健康増進および不調予防への対策である．個人では，ストレスや生活習慣を管理し，ストレス対処法，諸症状，相談窓口や健診に関する知識を得ることがあげられる．環境づくりは，家庭，地域，教育機関，職場でストレスの原因となる問題点や課題点を積極的に減らすことである．労働者に対する一次予防として，労働安全衛生法に基づき，常時50人以上の労働者を抱える事業場には，心理的な負担の程度を把握するための検査とその結果に基づく面接指導や就業上の措置を含む**ストレスチェック制度**の実施が2015年12月から義務づけられた．また，集団の傾向から職場環境の改善を図ることが努力義務として付された．ストレスチェックの実施者は，法令で定められた医師，保健師，所定の研修を修了した歯科医師，看護師，精神保健福祉士，公認心理師に限定される．

二次予防は，心の不健康状態を早期発見して疾患の発症を防ぐことや，疾患に対する早期治療を開始して重症化を防ぐ対策である．相談や検診により適切な評価を受け，カウンセラーや産業医らの専門家とともに対処することが重要である．

三次予防は，発症後の重篤化を予防することと，再発を防止するための対策である．医学的あるいは心理的な治療を受けて回復を導くことや，治癒後に家庭，地域，教育機関，

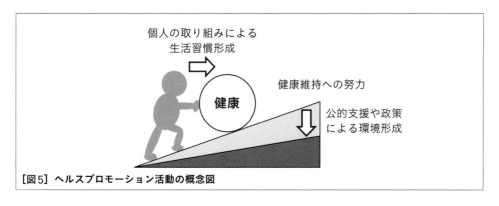

[図5] ヘルスプロモーション活動の概念図

個人の取り組みによる
生活習慣形成

健康

健康維持への努力

公的支援や政策
による環境形成

職場に復帰できるように環境を整えることが必要となる．企業では，休職者が治癒したあとに離職することもあり，復帰後の受け入れ態勢を構築しておくことが望ましい．

3）ヘルスプロモーション

(1) ヘルスプロモーションの定義

ヘルスプロモーションとは，健康づくりの行動指針としてWHOが提唱した概念であり，健康は目的ではなく手段であることをふまえ，QOLの向上を目指すアプローチである．1986年にオタワでの会議にて採択され，「人々が自らの健康をコントロールし，改善することができるようにするプロセス」と定義された．その後，2005年にバンコクの会議にて定義の見直しが図られ，「人々が自らの健康とその決定要因をコントロールし，改善することができるようにするプロセス」と定義された．

(2) ヘルスプロモーション活動のアプローチ

ヘルスプロモーションの概念では，**①個人の取り組みによる生活習慣の形成**と，**②公的な支援や政策による環境の形成**によって健康づくりを考える．これら2つのアプローチは，1974年にカナダのラロンドが，健康を左右する4要因を**遺伝**，**ライフスタイル**，**環境**，**ヘルスサービス**に集約し，とりわけ，ライフスタイルと環境に重要性を見出したことをふまえている．**図5**は，ヘルスプロモーションの概念に沿って健康の維持を目指すイメージを示している．一人の人間が坂道を登るようにして健康の球を動かす力は，個人の生活習慣の形成によって生み出されることを示し，一方で球を動かしやすくするために坂道の傾斜を緩めることは，人々の健康を支援する環境の形成を表している．

生活習慣の形成について，ブレスローらは，喫煙，飲酒，身体的運動量，睡眠，朝食，間食，体重管理といった習慣が健康度と死亡率に関与することを立証した．ブレスロー[*2]が示す望ましい生活習慣は，「喫煙をしない」「飲酒を適量にする」「定期的にかなり激しい運動をする」「適正体重を保つ」「7～8時間の睡眠をとる」「毎日朝食をとる」「不必要な間食をしない」というものであり，7つの健康習慣として広く知られている．

4）わが国の健康政策

(1) 国民健康づくり対策

わが国の健康政策は，1978年の「国民健康づくり対策」施行に始まり，約10年ごとに

---

*2　ブレスロー（Breslow L）
　　カリフォルニア大学教授．1972年に7000人の住民を対象に生活習慣と身体的健康度との関係を調査した結果に基づき，7つの健康習慣を提唱した．

対策の評価と見直しが図られてきた．1978 年からの 10 年間は「第 1 次国民健康づくり対策」として，市町村に保健センターを設置することや，保健師や栄養士といった専門職者のマンパワーを確保することを推し進めてきた．また，健康づくりの 3 要素（栄養，運動，休養）について，とりわけ栄養面に関する健康増進事業に重点が置かれていた．

1988 年にはアクティブ 80 ヘルスプランとして「第 2 次国民健康づくり対策」が施行され，80 歳になっても身の回りのことができ，社会参加ができることを目指す対策として位置づけられた．本対策では，延伸する平均寿命に応じて，高齢者がいきいきと生活し社会活動に参加できるよう，運動習慣の普及に重きが置かれた．

そして 2000 年には，「第 3 次国民健康づくり対策」として「21 世紀における国民健康づくり運動（通称：健康日本 21）」が施行された．健康日本 21 では，これまでの健康づくり対策の課題点や改善点をふまえ，一次予防を重視し，科学的根拠に基づいて生活習慣に関する 9 つの領域（栄養・食生活，身体活動・運動，休養・こころの健康づくり，たばこ，アルコール，歯の健康，糖尿病，循環器病，がん）について測定可能な目標を設定し，数値による評価を徹底するように定めた．以後，2003 年に健康増進法が施行され，2008 年に特定健康診査・特定保健指導が開始するなど，健康政策の拡充が図られてきた．

2013 年には，「第 4 次国民健康づくり対策」となる「健康日本 21（第二次）」が，新たな対策として開始した．国民の健康増進に関する基本方針は，健康寿命の延伸と健康格差の縮小（健康寿命の都道府県格差の縮小）である．健康格差とは，地域や社会経済状況の違いによる集団間の健康状態の差を指している．2022 年の最終評価では，健康寿命の延伸は目標を達成した一方，健康格差については改善がみられなかった[9]．健康日本 21（第二次）の対策期間は 1 年間延長され，今後は新型コロナウイルス感染症の流行に伴って生じた生活習慣の変化等もふまえ，2024 年から新たな健康づくり対策が開始される予定である[10]．

(2) 健康増進法

健康増進法は，「健康日本 21」を中核とする国民の健康づくりと疾病予防を積極的に推進するため，医療制度改革の一環として 2003 年に施行された法律である．第一章の総則において，本法律の目的は "（前略）国民の健康の増進の総合的な推進に関し基本的な事項を定めるとともに，（中略）国民の健康の増進を図るための措置を講じ，もって国民保健の向上を図ること（後略）" であると説明されている．国民に対しては，"国民は，健康な生活習慣の重要性に対し関心と理解を深め，生涯にわたって，自らの健康状態を自覚するとともに，健康の増進に努めなければならない．" という責務があることが明記されている．また，自治体や医療機関などの連携や協力についても明示されている．さらに，受動喫煙対策を講じた改正健康増進法が 2020 年 4 月に全面施行された．

わが国の健康政策は，疾病の予防対策やヘルスプロモーションの概念に基づいて構築されている．人々の健やかな生活を導くうえで，疾病の予防と健康の促進の両側面から個人および集団に対する心身両面への健康支援が必要である．

Q1 健康指標の説明である．誤っているのはどれか1つ選びなさい．
1. 平均余命とは，ある特定年齢の人々が平均してあと何年生きるかの期待値である．
2. 平均寿命とは，0歳の平均余命である．
3. 健康寿命とは，健康上の問題で日常生活が制限されることなく生活できる期間である．
4. 平均寿命と健康寿命の差は，介護を受けずに暮らせる期間を意味する．
5. 健康寿命は2000年にWHOが提唱した．

Q2 疾病予防と健康増進の説明である．正しいものはどれか1つ選びなさい．
1. 生活習慣を改善することは一次予防である．
2. ストレスを上手に発散する方法を習得することは，二次予防である．
3. 検診を受けたり，ストレスについて相談することは，三次予防である．
4. 治癒後の対象者を受け入れる環境を整えることは，一次予防である．
5. 職場で1年に1回健診を受けることは，二次予防である．

Q3 わが国の国民健康づくり対策の説明である．正しいものはどれか1つ選びなさい．
1. 国民健康づくり対策は，約5年ごとに見直しが図られてきた．
2. 第一次の対策では，運動面に関する健康事業が推進された．
3. 第二次の対策では，栄養面に関する健康事業が推進された．
4. 第三次の対策では，生活習慣の改善について主観的な評価が重視された．
5. 第四次の対策では，健康格差の縮小に関する対策が講じられている．

Q1 **A**……4
解説
　平均寿命と健康寿命の差は日常生活に制限のある期間を意味する．言い換えると，介護を受けて生活する期間ともいえる．

Q2 **A**……1
解説
　ストレスを上手に発散して深刻な状態に陥らないようにすることや，職場で健診（健康診断）を受けることは一次予防である．検診を受けたり，ストレスについて相談することは二次予防である．治癒後の対象者を受け入れる環境を整えることは三次予防である．

Q3 | A……5

解説

　国民健康づくり対策は，約10年ごとに評価と見直しが図られてきた．第一次の対策では栄養面，第二次の対策では運動面に関する健康事業がそれぞれ推進された．第三次の対策では，生活習慣について測定可能な目標を設定して数値で評価すること，すなわち客観的な評価が徹底された．

引用文献

1) 土井由利子：総論－QOLの概念とQOL研究の重要性．保健医療科学，53: 176-180, 2004.
2) 厚生労働省：令和3年（2021）人口動態統計（確定数）の概況．
　 https://www.mhlw.go.jp/toukei/saikin/hw/jinkou/kakutei21/dl/15_all.pdf（2023.10.25）
3) 国立社会保障・人口問題研究所：人口統計資料集，2023年改訂版　Ⅳ．出生・死産，表4－8女性の年齢（各歳・5歳階級）別人口，出生率，生残率ならびに人口再生産率：2021年．
　 https://www.ipss.go.jp/syoushika/tohkei/Popular/P_Detail2023RE.asp?fname=T04-08.htm（2023.10.25）
4) 厚生労働統計協会：国民衛生の動向 2022/2023, 厚生の指標，69(9), 2022.
5) 厚生労働省：令和4年簡易生命表の概況．
　 https://www.mhlw.go.jp/toukei/saikin/hw/life/life22/dl/life22-15.pdf（2023.10.25）
6) 厚生労働省：第16回健康日本21（第二次）推進専門委員会，健康寿命の令和元年値について．
　 https://www.mhlw.go.jp/content/10904750/000872952.pdf（2023.10.25）
7) 公益財団法人がん研究振興財団：がんの統計 2023.
　 https://ganjoho.jp/public/qa_links/report/statistics/pdf/cancer_statistics_2023.pdf（2023.10.25）
8) 二宮利治，他：厚生労働科学研究費補助金（厚生労働科学特別研究事業）日本における認知症の高齢者人口の将来推計に関する研究 総括研究報告書．
　 https://mhlw-grants.niph.go.jp/system/files/2014/141031/201405037A_upload/201405037A0003.pdf（2023.10.25）
9) 厚生労働省：健康日本21（第二次）最終評価報告書 概要．
　 https://www.mhlw.go.jp/content/10904750/000999445.pdf（2023.10.25）
10) 厚生労働省：第43回厚生科学審議会地域保健健康増進栄養部会，次期国民健康づくり運動プランの策定時期及び今後の検討の進め方（案）．
　 https://www.mhlw.go.jp/content/10904750/000722233.pdf（2023.10.25）

参考文献

1) 久住眞理，久住武　監修：かがやく生き方 心身健康科学，第3版，人間総合科学大学，2020.
2) 公益社団法人日本WHO協会：世界保健機関（WHO）憲章とは．
　 https://japan-who.or.jp/about/who-what/charter/（2023.10.25）
3) 田崎美弥子，中根允文：健康関連「生活の質」評価としてのWHOQOL. 行動計量，25: 76-80, 1998.
4) 辻一郎，上島通浩（編）：シンプル衛生公衆衛生学 2022, 南江堂，2022.
5) 島内憲夫，鈴木美奈子：ヘルスプロモーション―WHO: バンコク憲章，垣内出版，2012.
6) 園田恭一：社会的健康論，東信堂，2010.
7) Qualitest株式会社：健康関連QOL SF-36®. https://www.qualitest.jp/qol/sf36.html　（2023.10.25）
8) 世界保健機関・精神保健と薬物乱用予防部編：WHO QOL26，金子書房．

（鈴木はる江，朴峠周子）

索 引

207

公認心理師カリキュラム準拠

人体の構造と機能及び疾病　第2版　　ISBN978-4-263-26672-4

2019 年 5 月 10 日　　第 1 版第 1 刷発行
2022 年 10 月 5 日　　第 1 版第 6 刷発行
2024 年 1 月 10 日　　第 2 版第 1 刷発行

編　者　武　田　克　彦
　　　　岩　田　　　淳
　　　　小　林　　　靖
発行者　白　石　泰　夫

発行所　医歯薬出版株式会社

〒113-8612　東京都文京区本駒込1-7-10
TEL.（03）5395-7628（編集）・7616（販売）
FAX.（03）5395-7609（編集）・8563（販売）
https://www.ishiyaku.co.jp/
郵便振替番号 00190-5-13816

乱丁，落丁の際はお取り替えいたします　　　　　　　　　印刷／製本・第一印刷所